『十三五』国家重点图书出版规划项目

中国针灸

Zhongguo
Zhenjiu
Dacheng

大成

Jiufajuan

灸法卷

COMPENDIUM OF
Chinese
Acupuncture
and Moxibustion

备急灸法
清光绪十六年影宋本

灸法要穴
日本江户抄本

灸焫要览
日本享保九年刻本

灸草考
日本延享五年刻本

名家灸选大成
日本文化十年刻本

灸法秘传
清光绪九年刻本

总主编／石学敏　执行主编／王旭东　陈丽云　梁尚华

湖南科学技术出版社

序

　　岁在庚子，瘟疫横行，年末将近，拙著初成。新冠疫情，日渐偃伏，国既昌泰，民亦心安。天晴日朗，朋辈相聚酒酣；笑逐颜开，握手道故纵谈。谈古论今，喜看中医盛况；数典读书，深爱针灸文献。针矣砭矣，历史班班可考；炳焉燊焉，成就历历在目。针灸之术，盖吾一生足迹之所跬步蹒跚；集成先贤，乃吾多年夙愿之所魂牵梦绕。湖南科学技术出版社，欲集历代针灸文献于一编，甚合我意，大快我心。吾素好书，老而弥笃，幸喜年将老而体未衰，又得旭东教授鼎力相助，陈丽云、梁尚华诸君共同协力，《大成》之作，蒐材博远，体例创新，备而不烦，详而有体。历代针灸著述，美不胜收；各种理论技法，宛在心目。吾深知翰墨之苦，寻书之难；珍本善本，岂能易得？尤其影校对峙，瑕疵不容，若无奉献精神，哪能至此？吾忝列榜首，只是出谋划策；出版社与诸同道，方为编书栋梁。夫万种医书，内外妇儿皆有；针灸虽小，亦医学宝库一脉。《针经》之《问难》，《甲乙》之《明堂》，皇甫谧、王惟一，《标幽赋》《玉龙经》，书集一百零九种，论、图、歌、文，连类而相继。文献详备，版亦珍奇，法国朝鲜，日本越南，宋版元刻，明清官坊，见善必求，虽远必访。虽专志我针灸，亦合之国策，活我古籍，壮我中华；弘扬国粹，继承发展。故见是书，已无憾。书适成，可以献国家而备采择，供专家而作查考，遗学子而为深耘。吾固知才疏学浅，难为针灸之不刊之梓，尚需方家润色斧削。盼师长悯我诚恳，实乃真心忧，非何求，赐我良教，点我迷津，开我愚钝，正我讹误，使是书趋善近美，助中医药学飞腾世界医学之巅，则善莫大矣！

中 国 工 程 院 院 士
国　医　大　师　石学敏
《中国针灸大成》总主编

重新认识针灸学

20世纪初，笔者于欧洲巡医，某大赛前一日，一体育明星腰伤，四壮汉抬一担架，逶迤辗转，访遍当地名医，毫无起色。万般无奈之下，求针灸一试，作死马活马之想。笔者银针一枚，刺入人中，原本动则锥心、嗷嗷呼痛之世界冠军，当即挺立行走，喜极而泣。随行记者瞠目结舌，医疗团队大惊失色——在西方医生的知识储备里，穷尽所有聪明才智，也想不出鼻唇沟和腰部有什么关系，"结构决定功能"的"真理"被人中沟上的一根银针击碎了！

这在中医行业内最平常的针灸技术，却被欧洲人看成"神操作"，恰恰展示了中国传统医学引以为豪的价值观："立象尽意"。以人类的智慧发现外象与内象的联系，以功能（疗效）作为理论的本源。笔者以为，这是针灸学在诊治疾病之外，对于人类认知世界的重大贡献。亦即：针灸学远远不只是诊疗疾病，更是人类发现世界真理的另一个重要途径。

2018年3月28日，*Science Reports*杂志发表一篇科学报告，证明了笔者上述观点。国内外媒体宣称美国科学家发现了人体内一个未知的器官，而且是人体中面积最大的一个器官。这一发现能够显著地提高现有医学对癌症以及其他诸多疾病的认知。而这一器官体内的密集结缔组织，实际上是充满流体的间质（interstitium）网络，并发挥着"减震器"的作用。科学家首次建议将该间质组织归为一个完整的器官。也就是说它拥有独立的生理作用和构成部分，并执行着特殊任务，如人体中的心脏、肝脏一样。

基于上述发现是对人体普遍联系方式的一种描述，所以研究中医的学者认为经络就是这样一种结构。人体的十四经脉主要是由组织间隙组成，上连神经和血管，下接局部细胞，直接关系着细胞的生死存亡。经络与间质组织一样无处不在，所有细胞都浸润在组织液中，整体的普遍联系就是通过连续在全身的"水"来实现的。事实上，中药就是疏通经络来治病的，这与西药用直接杀死病变细胞的药理有着根本的不同。可以这样说，证明了经络的存在，也就间接证明了中药药理的科学性，可以理解为什么癌症在侵袭某些人体部位后更容易蔓延。

穷神极变出针砭 万壑春云一冰台
——代前言

笔者认为，中医学者对美国科学家的发现进行相似性印证，或许不那么贴切和完全对应，但是，从整体观念而言，这种发现无疑是西方医学的进步。这也佐证了针灸学知识领域内，古老而晦涩的语言文字里，隐含着朦胧而内涵深远的知识，有待我们深入挖掘研究。

应用现有的科学认知来评价针灸的科学性，我们已经吃尽苦头。"经络研究"进行了几十年，花费无数人力、物力、财力，最终却是一无所获。因为这些研究一直是以西方科学的知识结构、价值观和思维方式来检验古代的成果，犯了本质的错误。"人中"和腰椎、腰肌的关系，任何现代医学知识都是无法证实的，但是我们却硬要在实验室寻找物质基础和有形的联系，终究是没有结果的。古代针刺合谷催产，谁能找到合谷和子宫的关联？若是我们以针灸学的认知为线索，将会获得无数新启示，能找到人中与腰部的联系通道的人，获得诺贝尔生理学或医学奖将是一件很容易的事。因此，包括中医药学界的学者专家，并未能完全认识到针灸学术的深邃和伟大。我们欠针灸学术一个客观的评价。

不过，尽管科学在不断证实着针灸学的伟大和深奥，但是，在中国传统医学的版图上，无论是古代还是现代，针灸学术的地位，一直处于从属、次要的地位。笔者只有在外国才从事针灸工作，回到中国境内，便重归诊脉开方之途。其中种种隐曲不便展开，但业内视针灸为带有劳作性质的小科的潜意识，却是业内真实的存在。

再以现存古籍为例，现代中医古籍目录学著作如《中国中医古籍总目》《中医图书联合目录》，收录古籍都在万种以上，但1911年以前的针灸类著作数量却不到200种。郭霭春先生、黄龙祥先生等针灸文献学家都做过类似的统计，如郭先生《现存针灸医籍》129种，黄先生《针灸名著集成》180种（含日本所藏）。且大多是转抄、辑录、类编、汇编、节抄之类，学术含量较高的也就30多种。

如今，"中医走向世界"已成为业内的共识，但是，准确的说法应该是"针灸走向世界"，遍布欧美、东南亚，乃至非洲、大洋洲的"TCM"，其实都是针灸诊所。由于用药受到种种限制，中药方剂至今未被世界各国广泛接受。中医对世界人民的贡献，针灸至少占90%以上。因此，全方位审视针灸学的历史地位和医学价值，是中医界必须要做的工作。

此次湖南科学技术出版社策划，针灸学大师石学敏院士领衔，收集现存针灸古籍，编纂一套集成性的针灸文献丛书，为医学界提供相对系统的原生态古典针灸文献，虽然达不到集大成的要求，但至少能满足针灸学者们从事文献研究时看到古原貌的愿望，以历史真实的遗存来实现针灸文献的权威性。

历尽坎坷的针灸发展史

从针灸文献的数量和质量上，可以看出针灸学术的地位。其实轻慢针灸技术，这不是现代才有的问题，历史上也曾多次发生类似问题。有高潮也有低谷。

针灸学术最辉煌的时期，莫过于历史的两头：即中医学知识体系的形成阶段和20世纪美国总统尼克松访华至今。

一、高光时刻：春秋战国至两汉

春秋战国到西汉时期，是中医学初步成形的时期，药物和药剂的应用还没有成熟，对药物的不良反应的认识也不充分，因此，药物的使用受到极大的限制，即便是医学经典著作，《黄帝内经》中也只有 13 首方剂。而此时的针灸技术相对成熟得多，《灵枢》中针灸理论和技术的内容竟多达 4/5，文献记载当时针灸主治的疾病几乎涉及人类的所有病种。从现有文献来看，这一时期应该是针灸技术最为辉煌的时期。

汉代，药物学知识日渐丰富，在《黄帝内经》理论指导下，药物配伍知识也得到长足的发展。东汉末年，医圣张仲景著成《伤寒杂病论》，完善了《黄帝内经》六经辨治理论，形成了外感热病诊疗体系。该书也是方剂药物运用比较纯熟的标志。仲景治疗疾病的主要方法是方药、针灸，属于针、药并重的态势。至于魏晋皇甫谧之《针灸甲乙经》，则是先秦两汉针灸学辉煌盛世的全面总结。

此后，方药的发展突飞猛进，势不可挡。诚如笔者在《中医方剂大辞典》第 2 版"感言"中所述："《录验方》《范汪方》《删繁方》《小品方》，追随道家气质；《僧深方》《波罗门》《耆婆药》《经心录》，兼修佛学思想……《抱朴子》《肘后方》，为长寿学先导，传急救学仙方。《肘后备急》，成就诺奖；《巢氏病源》，医道大全。《食经》《产经》《素女经》，《崔公》《徐公》《廪丘公》，录诸医经验，载民间验方，百花齐放，蔚为大观……"方药学术，一片繁荣，逐渐成为治疗疾病的主流技术。到了唐代，孙思邈、王焘等人在强盛国力和社会文明的催促下，对方药治疗的盛况进行了总结，《千金要方》《外台秘要》等大型方书是方药技术成为医学主流的写照。

二、初受重创：中唐以降

方药兴起，一段时间内与针灸并驾齐驱，针灸技术在初唐时期还在学术界具有一定地位。杨上善整理《黄帝明堂经》，著《黄帝内经太素》，孙思邈推崇针灸，《千金要方》《外台秘要》中也载录了不少针灸学著作，但都是沿袭前人，未见新作。不仅没有创新，而且出现了对针灸非常不利的信号：王焘在《外台秘要》卷三十九中对针刺治病提出了质疑，贬低针刺的疗效，"汤药攻其内，以灸攻其外，则病无所逃。知火艾之功，过半于汤药矣。其针法，古来以为深奥，今人卒不可解。经云：针能杀生人，不能起死人。若欲录之，恐伤性命。今并不录《针经》，唯取灸法"。这里，王焘大肆鼓吹艾灸，严重质疑针刺，明确提出：我的《外台秘要》只收《黄帝明堂经》，不收《针经》，因为针刺会死人！《外台秘要》这样一部权威著作，竟然提出这样的观点，对社会的负面影响可想而知！以至于中唐之后很长一段时间内，社会上只见艾灸，少见针刺，针灸学文献只有灸学著作而无针灸之书。这种现象甚至波及日本，当时的唐朝，在日本人心目中可是神圣般的国度，唐风所及，日本的灸疗蔚然成风。

三、再度辉煌：两宋金元

宋代确是中国历史上文化最为繁荣的时代，人文科技在政府的高度重视下得到全面发展。笔者认为，北宋医学最醒目的成就，除了世人熟知的校正医书局对中医古籍的保存和整理之外，王惟一铸针灸铜人，宋徽宗撰《圣济经》，成为三项标志性的成果。

其一，宋代官方设立校正医书局，宋以前所有医学著作得到收集整理，其中包括《针灸甲乙经》等珍贵针灸著作。同时，政府组织纂修的大型综合性医学著作《太平圣惠方》《圣济总录》等，也保留了大量珍贵针灸典籍。

其二，北宋太医院医官王惟一在官方支持下，设计并主持铸造针灸铜人孔穴模型两具，撰《铜人腧穴针灸图经》与之呼应。该书与铜人模具完成了对宋以前针灸理论及临床技术的全面总结，对我国针灸学的发展具有深远而重大的影响。

其三，宋徽宗亲自撰述《圣济经》，将儒家思想、伦理秩序全面注入医学知识体系，促进整体思想和辨证论治法则在中医学理论和临床运用等全方位的贯彻运用。在中国五千年历史中，除了《黄帝内经》托黄帝之名外，这是唯一由帝王亲自撰稿的医学书籍。

宋代是中国历史上商品经济、文化教育、科学创新高度繁荣的时代。陈寅恪言："华夏民族之文化，历数千载之演进，造极于赵宋之世。"民间的富庶与社会经济的繁荣实远超盛唐。虽然重文轻武的治国方略导致外族侵略而亡国，但是这个历史时期为人类文明创造了无数辉煌而不朽的文化遗产，其中就包括针灸技术的中兴。

两宋时期，针灸学术的传承和发展是多方位的，不仅有针灸铜人之创新，更有《太平圣惠方》《圣济总录》之存古，更有《针灸资生经》之集大成。

时至金元，窦默（汉卿）在针灸领域独树一帜，成为针灸史上一位标志性人物。其所著《标幽赋》《通玄指要赋》等，完成了对针刺手法的系统总结，印证了《黄帝内经》对手法论述的正确性。并且采用歌赋的形式把幽冥隐晦、深奥难懂的针灸理论表达出来，文字精练，叙述准确，对后世医家影响很大。

由于金元时期针灸书散佚较多，虽然大多内容被明清针灸著作所引录，但终究不利于后世对这一历史时期针灸学成就的认知。就现有文献的学术水平来看，当时对针灸腧穴、刺灸法的研究程度，已经达到了历史最高水平，腧穴主治的内容都已定型，可以作为针灸临床的规范和标准，且高度成熟，一直影响到现在。

因此，可以毫不夸张地说，两宋金元时期是中国针灸从中兴走向成熟的时代，创造了针灸学术的又一个盛世景象。

四、惯性沿袭：明代

明代，开国皇帝朱元璋出身草莽，颇为亲民，对前朝文化兼收并蓄，故针灸术在窦汉卿的总结和普及下，成为解除战火之余灾病之得力手段，而在民间盛行。尤其在临床技艺、操作手法等方面越来越纯熟。

例如，明初泉石心在《金针赋》中提出了烧山火、透天凉等复式补泻手法，以及青龙摆尾、白虎摇头、苍龟探穴、赤凤迎源等飞经走气法。此后又有徐凤、高武等针灸名家闻名于世，并有著作传世。尤其是杨继洲、靳贤所撰《针灸大成》，是继《针灸甲乙经》《针灸资生经》以后又一集大成者，内容最为详尽，具有较高的学术价值和实用价值。该书被翻译成德文、日文等文字，在世界范围内受到推崇。

明代的针灸学术具有鲜明的特色，即临床较多，理论较少；文献辑录较多，理论创新较少。明代雕版印刷技术发达，书坊林立，针灸书得以广泛传播，但也因此造成了大量抄袭，或抄中有改，抄后改编，单项辑录，多项类编等以取巧、取利、窃名为目的的书籍。大部分存世针灸书都是抄来抄去。从文献的意义上来说，确实起到了存续及传播的作用，但是，就学术发展而言，却缺乏发皇古义之推演、融会新知之发挥。

五、惨遭废止：清代

时至清代，统治在政权稳固后，对中华传统文化的传承和践行，较之前朝有过之而无不及。针灸学术在清代前期尚可延续，乾隆年间的《医宗金鉴》集中医药学之大成，其间的《刺灸心法要诀》等内容，系统记录了古代针灸医学的主要内容，是对针灸学术的最后一次官方总结。道光二年（1882），皇帝发布禁令：废止针灸科。任锡庚《太医院志职掌》："针刺火灸，终非奉君之所宜，太医院针灸一科，着永远停止。"这一禁令，将针灸科、祝由科逐出医学门墙。此后，针灸的学术传承被拦腰斩断，伴随着"嘉道中衰"，针灸医生完全没有了社会地位，只是因为疗效和廉价，悄悄地转入民间。

从本书收录的文献来看，情况也确实如此，《医宗金鉴》之后，几乎没有像样的针灸类刻本传世，大多是手录之抄本、辑本、节本，再就是日本的各种传本。清晚期，针灸有再起之象，业界出现了公开出版物，但是，比起明代的普及，清代针灸学术几乎没有发展。针灸医生的社会地位彻底沦为下九流，难登大雅之堂，而正是这些民间针灸医生的存在，才使得传统针灸并没有完全失传。

六、现代复兴：近代以来

晚清至民国时期，针灸学开始复兴，民间的针灸医生崭露头角，医界的名家大力提倡，出版书籍，成立学校，开设专科，编写教材……各种针灸文献如雨后春笋，层出不穷。晚清以前数千年流传下来的针灸古籍只有100多种，而同治以后铅字排版、机器印刷迅速普及，仅几十年时间，到1949年新中国成立前的文献综述已达到400多种。

个人以为，晚清以后的针灸复兴，与西学东渐的时代潮流密切相关，当西方的解剖学、生理学理论，临床诊断、外科手术之类的技术成为社会常态时，针灸操作暴露身体就完全不值一提。加之针灸学术的历史积淀和现实疗效，更因为其简便实用和价格优势，自然成为中西医学家青睐的治疗技术。

综上所述，针灸学术发展并非一帆风顺，而是多灾多难。这与使用药物的中医其他分支有很大区别。金代阎明广注何若愚《流注指微赋》言："古之治疾，特论针石，《素问》先论刺，后论脉；《难经》先论脉，后论刺。刺之与脉，不可偏废。昔之越人起死，华佗愈躄，非有神哉，皆此法也。离圣久远，后学难精，所以针之玄妙，罕闻于世。今时有疾，多求医命药，用针者寡矣。"反复强调前代的针药并用，夸耀名医针技之神奇，而后世的针灸越来越不景气，以至于患者只能"求医命药"，以药为主。其实，金代的针灸学术氛围并不消沉，还是个不错的历

穷神极变出针砭　万壑春云一冰台
—— 代前言

史时期，阎明广尚且如此慨叹，可见其他朝代更加严重。究其原因，不外乎以下三个方面。

医生：针灸的操作性很强，需要工匠精神和手工劳作。在中国古代文化传统的"重文轻技"的观念下，凡是能开方治病的，当然不愿动手劳作。俗语"君子动口不动手"就是这种观念的世俗化表述。除了出自民间，且为了提高疗效的大医之外，大多数医生多少是有这样的想法。南宋王执中在《针灸资生经》卷二中言："世所谓医者，则但知有药而已，针灸则未尝过而问焉。人或诘之，则曰是外科也，业贵精不贵杂也。否则曰富贵之家，未必肯针灸也。皆自文其过尔。""自文其过"，正是这种心态的真实写照。

患者：畏惧针灸是老百姓的普遍心理。《扁鹊心书·进医书表》："无如叔世衰离，只知耳食，性喜寒凉，畏恶针灸，稍一谈及，俱摇头咋舌，甘死不受。"说是社会上的人只知道道听途说，只要听说施用针灸，死都不肯。除了怕疼怕苦以外，不愿暴露身体，也是畏惧针灸的原因之一。

官府：道光皇帝废止针灸科，理由只有一个，"非奉君之所宜"。也就是中国传统文化中的"忠君""奉亲"，儒家理学强调"身体发肤，受之父母，不敢毁伤"，针要穿肤，灸要烂肉，这都有违圣人之道，对自己尚且如此，更不用说用这种技术来治疗"君""亲"之病。除了"不敢毁伤"外，"男不露脐，女不露皮"，暴露身体也是有违圣训的。所以，不惜用强制手段加以禁绝。

其实，无论是平民百姓，还是士者医官，乃至皇帝朝廷，轻视针灸的根本原因，都是根源于儒家伦理纲常。在"独尊儒术"之前，或者儒术不振之时，针灸术就会昌盛。春秋战国百花齐放，所以是针灸的高光时刻；北宋文化昌盛，包罗万象，儒学并未成为主宰，所以平等对待针灸学术；金元外族主政，儒学偃伏，刀兵之下，医学不继，自然推崇针灸。唯有南宋理学兴起，明代理学当道，孔孟之道统治社会，针灸学就会受到制约。这种情况在清代中期到了无以复加的地步，非禁绝不能平其意。

旧时代的伦理确实对针灸术的发展造成了一定的阻碍，但是正如本文标题所说，这是一门学问，是人类认识世界的丰硕成果，正如魏晋时期皇甫谧在《针灸甲乙经·序》中所总结的，"穷神极变，而针道生焉"。穷神极变并不是绞尽脑汁，而是在"内考五脏六腑，外综经络血气色候，参之天地，验之人物……"种种努力之后，方可达成。此类基于天地本质的生命活动，却不是人力所能阻挡。中国针灸，以其原生态的顽强，一直在延续中为人民服务。

200多年前，日本人平井庸信在《名家灸选大成》序言中，已经把药物、针刺、艾灸的适应范围说得很清楚了，对针灸在医学领域中的地位，也有中肯的评价："夫医斡旋造化，燮理阴阳，以赞天地之化也。盖人之有生，惟天是命，而所以不得尽其命者，疾病职之由。圣人体天地好生之心，阐明斯道，设立斯职，使人得保终乎天年也，岂其医小道乎哉！其治病之法，则有导引、行气、膏摩、灸熨、刺焫、饮药之数者，而毒药攻其中，针、艾治其外，此三者乃其大者已。《内经》之所载，服饵仅一二，而灸者三四，针刺十居其七。盖上古之人，起居有常，寒暑知避，精神内守，虽有贼风虚邪，无能深入，是以惟治其外，病随已。自兹而降，风化愈薄，适情任欲，病多生于内，六淫亦易中也。故方剂盛行，而针灸若存若亡。然三者各有其用，针之所不宜，灸之所宜；灸之所不宜，药之所宜，岂可偏废乎？非针、艾宜于古，而不宜于今，抑不善用而不用也。在昔本邦针灸之传达备，然贵权豪富，或恶热，或恐疼，惟安甘药补汤，是以针灸之法，寖以陵迟。"而最后所述，是针灸之术在当时日本的态势。鉴于日本社会受伦理纲常的约束较少，所以针灸发展中除了患者畏痛外，实在要比中国简单得多，正因为如此，所以如今我们要跑到日本去寻访针灸古籍。

针灸文献概览

回望历史，中医药古籍琳琅满目，人们常以"汗牛充栋"来形容中医宝库之丰富，但是，针灸文献之数量，只能以凋零、寒酸来形容。如前所述，在现存一万多种中医古籍中，针灸学文献占比还不到百分之二。就本书收载的109种古籍而论，大致有以下几种类型。

一、最有价值的针灸文献

最有价值的针灸文献指原创，或原创性较高，对推进针灸学术发展作用巨大的著作，如《十一脉灸经》《针灸资生经》《灵枢》《针灸甲乙经》《十四经发挥》《黄帝明堂经》《铜人腧穴针灸图经》《针灸大成》等。

（一）《十一脉灸经》

《十一脉灸经》由马王堆出土帛书《足臂十一脉灸经》《阴阳十一脉灸经》组成，是我国现存最早的经络学和灸学专著，反映了汉代以前医学家对人体生理和疾病的认知状态，与后来发达的中医理论比较，《十一脉灸经》呈现的经脉形态非常原始，还没有形成上下纵横联络成网的经络系统，但是却可以明确看出其与后代经络学说之间的渊源关系，是针灸经络学的祖本，为了解《黄帝内经》成书前的经络形态提供了宝贵的资料。

（二）《黄帝明堂经》

《黄帝明堂经》又名《明堂》《明堂经》，约成书于西汉末至东汉初（公元前138年至公元106年），约在唐以后至宋之初即已亡佚。书虽不存，但却在中国针灸学历史上开创了一个完整的学术体系——腧穴学，是腧穴学乃至针灸学的开山鼻祖。

"明堂"，是上古黄帝居所，也是黄帝观测天象地形和举行重要政治经济文化活动的场所，具有中国文化源头的象征性意义，在远古先民心目中的地位极其崇高。随着文明的发展进步，学术日渐繁荣，人们发现了经络、腧穴，形成对人体生理功能的理性认知，建立了针灸学的基础理论：经络和腧穴。黄帝居于明堂，明堂建有十二宫，黄帝每月轮流居住，与十二经循环相类。黄帝于明堂观察天地时令，又与腧穴流注的时令节律类似。基于明堂功用与经络、腧穴的基本特性的相似性，将记载经络、腧穴特性的书籍命名为《明堂经》。沿袭日久，不断演变，但"明堂"作为腧穴学代名词和腧穴学文献的象征符号，却被历史固定了下来。

《黄帝明堂经》的内容，是将汉以前医学著作中有关腧穴的所有知识，如穴位名称、部位、取穴方法、主治病症、刺法灸法等，加以归纳、梳理、分类、总结，形成了独立的、完整的知识体系。因此，该书是针灸学术发展的标志性成果，也是宋以前最权威的针灸学教科书和腧穴学行业标准。晋皇甫谧编撰综合性针灸著作《针灸甲乙经》，其中腧穴部分即多来源于该书。

盛唐时期，政府两次重修该书，形成了两个新的版本，一是甄权的《明堂图》，一是杨上善的《黄帝内经明堂》，又名《黄帝内经明堂类成》。后者较好地保留了《黄帝明堂经》三卷的内容。唐末以后，明堂类著作迅速凋零，几乎荡然无存，所幸本书曾随鉴真东渡时带至日本，然至唐景福年间（893年前后）亦仅残存一卷，内容为《明堂序》和第一卷全文。目前日本保存多个该残本的抄本，其中永仁抄本、永德抄本为较早期之抄本，藏于日本京都仁和寺，被日本政府定为"国宝"。清末国人黄以周到日本访书时，得永仁抄本，此书得以回归。本书影印校录了仁和寺的两个版本，这两个版本的书影在国内流传不广，故弥足珍贵。

（三）《针经》和《灵枢》

先秦至汉，我国先后流传过多种名为《针经》的著作，如《黄帝针经》九卷、《黄帝针灸经》十二卷、《针经并孔穴虾蟆图》三卷、《杂针经》四卷、《针经》六卷、《偃侧杂针灸经》三卷、《涪翁针经》、《赤乌神针经》……这些著作现在都已经失传了，在现代中医人心目中，凡是说到《针经》，那一定是指《灵枢》。几乎所有的工具书都称《灵枢》为《针经》。如，今人读张仲景《伤寒论·序》"撰用《素问》《九卷》"，注《九卷》为《灵枢》；读孙思邈《千金要方·大医习业》"凡欲为大医，必须谙《甲乙》《素问》《黄帝针经》、明堂流注……"，注《黄帝针经》为《灵枢》……现今已是定规，固化为中医学的思维定式。

回望历史，这里存在一个难解的历史之谜：在现存历史文献中，《灵枢》作为书名，最早出现在王冰注《素问·三部九候论篇第二十》，此时已是中唐，此前再无痕迹。王冰在《素问》两处不同地方引用了同一段文字，一处称"《针经》曰"，另一处却称"《灵枢经》曰"，全元起《新校正》认为这是王冰的意思：《针经》即《灵枢》。北宋校正医书局则据此将《针经》《灵枢》认定为同一本书而名称不同，并大力推崇，到了南宋史崧编订，《灵枢》已与《素问》等同，登上中医经典的顶峰地位。

更加诡异的是，直到宋哲宗元祐八年（1093）高丽献《黄帝针经》，此前中国从未见到《灵枢》或者相同内容书名不同者。1027年王惟一奉敕修成《铜人腧穴针灸图经》，国家级的纂修而未见到的书，道理上说不过去。而高丽献书之后的《圣济总录》，也不认这部伟大的巅峰之作，"凡针灸腧穴，并根据《铜人经》及《黄帝三部针灸经》参定"。高丽献书后，《宋志》著录既有《黄帝灵枢经》九卷，也有《黄帝针经》九卷，恰好证明此前将《灵枢》《针经》视作同一著作是有疑问的。

后世史论著述和史家评述，均对《灵枢》存疑多多。如晁公武《读书志》、李濂《医史》以及周学海等，或认为是冒名之作，或认为是后人补缀，或认为即使存在其价值也不如《甲乙经》甚至《铜人经灸经》，而更多人则认为王冰以前即便有《灵枢》，也不能将其认作《黄帝针经》。亦有人认为是南宋史崧对《灵枢》进行了大量增改然后冒名顶替《针经》……

最典型的例证，莫过于历代文献学家均不重视《灵枢》。明代《针灸大成》卷一的《针道源流》可谓是针灸历史考源之作，其中对 28 种重要针灸著作进行了评述，唯独没有《灵枢》。只是在论述《铜人针灸图》三卷时，称该书穴位："比之《灵枢》本输、骨空等篇，颇亦繁杂也。"说明至少在明代针灸学家心目中，《灵枢》地位并不崇高。

以上存疑，尚需我中医学界深入研究。

（四）《针灸甲乙经》

《针灸甲乙经》成书于三国魏甘露元年（256）至晋太康三年（282）之间，是我国现存最早的针灸学经典著作。作者将前代《素问》《针经》《黄帝明堂经》等针灸经典中的文字汇辑类编，首次系统记载人体生理、经络、穴位、针灸法，以及临床应用，成为后世历代针灸著作的祖本。

（五）《铜人腧穴针灸图经》

《铜人腧穴针灸图经》可视为官修腧穴学，属针灸名著之一。

（六）《针灸资生经》

《针灸资生经》系综述性针灸临床著述，内容丰富，资料广博，且有腧穴考证和修正。

（七）《十四经发挥》

《十四经发挥》是经络学重要著作。

（八）《针灸大成》

《针灸大成》是明以前针灸著述之集大成者，也是我国针灸学术史上规模较大较全的重要著作。

二、保留已佚原创书的著作

唐《千金要方》《千金翼方》，保留了大量唐代以前已佚针灸书，如已佚之《甄权针经》，又如《小品方》所引《曹氏灸方》，原书、引书均亡（《小品方》仅剩抄本残卷），但书中内容被《千金要方》载录。尤其是《甄权针经》，作者为初唐针灸的大师级人物，临证实验非常丰富，该书即出自甄氏经验，强调刺法且描述明晰，穴位、刺法与主治精准对应，临床价值和学术价值都非常高。可惜早已亡佚，幸得孙思邈《千金翼方》记述了该书主要内容，这对宋以后针灸学术发展意义非常重大。

《外台秘要》保留了已佚崔知悌《骨蒸病灸方》。

《太平圣惠方》卷九十九保留了早已失传的《甄权针经》和已佚的隋唐间重要腧穴书内容，是宋王惟一《铜人腧穴针灸图经》乃至后世所有《针经》之祖本；卷一百则收录唐代失传之《明堂》，其中包括《岐伯明堂经》《扁鹊明堂经》《华佗明堂》《孙思邈明堂经》《秦承祖明堂》和已失传之北宋医官吴复珪《小儿明堂》，后世所有冠以《黄帝明堂灸经》的各种版本，均是从本书录出后冠名印行，故乃存世《明堂》之祖本。可知该两卷实际上是现存针灸典籍之源头。

《圣济总录》引述了已佚之《崔丞相灸劳法》《普济针灸经》。

《医学纲目》转录了大量金元亡佚的针灸书内容。如，完整保存了元代忽泰《金兰循经取穴图解》一书所附的全部四幅"明堂图"。

以上著作多是综合性医著，亦有针灸专门著作中存有失传古籍的，如《针灸集书》中的《小易赋》，可知前代在蒐集资料、保留遗作方面，建有卓越之功。

三、实用性著作

如前所述，针灸学在其发展过程中遭受颇多摧残，学术发展之路并不顺利，多处于民间实用层面，如《针经摘英》内容简要，言简意赅，是一本简易读本。《扁鹊神应针灸玉龙经》为针灸歌诀。《神应经》临床实用价值较大，颇似临床针灸手册。自明代以后直至晚清，针灸学文献多为循经取穴、临床应用、歌赋韵文等内容，基本上与《针灸大成》大同小异。如《针灸逢源》《针方六集》。另外，辑录、类编、抄录前代文献的著作较多，如《针灸聚英》《针灸节要》等。

再如《徐氏针灸大全》《杨敬斋针灸全书》《勉学堂针灸集成》等，虽然内容都是互相转抄，但是却起到了传播和普及针灸学术的作用。

四、值得研究的针灸文献

上述重要针灸文献都是需要后世深入研究的宝库，如前述《灵枢》的形成发展源流和真相。除此之外，还有一些貌似不重要，其实深藏内涵的文献。

《黄帝虾蟆经》，分9章，借"月中有兔与虾蟆"之古训，记述逐日、逐月、逐年、四时等不同阶段虾蟆和兔在月球上所处位置，与之相应，人体不同穴位、不同经络的血气分布亦不同，由此指出针灸禁刺、禁忌图解、补泻方式等与针灸推拿相关的基础知识。其中有较多费解之处，文字难读，术语生涩。虽列入针灸门类，但是与针灸临床的关系，尚需深入考证和研究。

《子午流注针经》，现代人认为子午流注属古代的时间医学、时间针灸学，但该书内容如何应用到临床，以及其客观评价，亦须深入研究。

《存真环中图》《尊生图要》《人体脏腑经穴图》等彩绘针灸图，可以从古代画师的角度，研究历史氛围下的古代身体观及相关文化。

关于灸学文献

本文标题有"万壑春云一冰台"之句，"冰台"，即艾草。《博物志》："削冰令圆，举而向日，以艾承其影则得火，故艾名冰台。"在相当长的一个历史阶段内，灸学在针灸领域内占据着统治地位。

现存最早的针灸文献《十一脉灸经》，便是以"灸"命名。有学者据此认为灸法早于针法。但这仅仅是灸法、针法两种医疗技术形成过程中的先后次序问题。待到针法成熟，与灸法并行，广泛运用于临床之后，针灸学术史上有过"崇灸、抑针"的历史现象，而此风至晋唐始盛：晋代《小品》，唐代《外台》，均大肆宣传"针能杀人"，贬针经，崇明堂，甚至以"明堂"作为艾灸疗法的专用定语。这一现象存续多年，历史上也留存有相当数量的灸学专著，或仅以"灸"

字命名的著作。最典型的就是《黄帝明堂灸经》，沿袭者如《西方子明堂灸经》，也有临床灸学如《备急灸法》，甚至单穴灸书，如《灸膏肓腧穴法》。此风东传，唐以后日本有专门的灸家和流派，灸学著作众多，如《名家灸选》《灸草考》《灸焫要览》等灸学专著。明清时期，也曾出现过艾灸流行的小高潮，出现了《采艾编》《采艾编翼》《神灸经纶》等著作。

其实，有识之士一直提倡多法并举，根据病人需要而采用不同疗法。约在公元前 581 年（鲁成公十年），《左传》记载医缓治晋侯疾，称"疾不可为也，在膏之上，肓之下，攻之不可，达之不及"，据杜预注，此处的"攻"即灸，"达"即针。《灵枢·官能》："针所不为，灸之所宜"。可见，一个全面的医生，应该针灸并重，各取所长。如果合理使用，效果很好，如《孟子·离娄·桀纣章》："今之欲王者，尤七年之病，求三年之艾。"

不过，文献记载中的艾灸，尽管有种种神奇疗效的宣传，但却和现代艾灸是完全不同的治疗方法。尽管现代针灸学著作上介绍艾灸有"直接灸""间接灸"两大类，但如今直接灸几乎绝迹，临床全都是温和舒适的间接灸。

古代多用直接灸、化脓灸，用大艾炷直接烧灼皮肤，结果是皮焦肉烂，感染化脓，然后等待灸疮结痂。灸学著作中还要告诫医患双方："灸不三分，是谓徒冤。"——烧得不到位，等于白白受罪。然而，此法无异于酷刑加身。为了减轻患者痛苦，古人只得麻醉患者，让他们服用曼陀罗花和火麻花制成的"睡圣散"，麻翻后再灸。

"睡圣散"之类的麻醉药只能减轻当时疼痛，灸后化脓成疮依旧难熬，因此，到了清代，终于有人加以变革，产生了"太乙神针"之法，此法类似于后世"间接灸"。这种创新，在崇古尊经的时代，容易遭受攻击，被指离经叛道，于是编造出种种神话故事，或称紫霞洞天之异人秘授，或称得之汉阴丛山之壁神授古方……都是时人假托古圣之名，标榜源远流长，以示正宗之惯用套路。尽管此法经过不断渲染，裹上神秘的面纱，但其本质却很简单：药艾条、间接灸而已。此类书籍有《太乙神针心法》《太乙神针》《太乙离火感应神针》等。

古代的直接灸（化脓灸）过于痛苦，现今已不再用，而是采用艾条、温针，更有为方便而设计出温灸器。即便用直接灸的方法，也不会让艾炷烧到皮肉，而是患者感觉热烫，即撤除正在燃烧的艾炷，另换一炷，生怕烫伤，有医院将烫伤起疱都要算作医疗事故。其实，古代的烧灼皮肉虽然痛苦，但真的能够治疗顽疾，诸如寒痹（风湿性关节炎、类风湿关节炎）、顽固性哮喘等，忍受一两次痛苦，可换取顽疾消除。如何取舍？我以为更应以患者意愿为主。

总之，古今艾灸文献中同样蕴含着无数值得探索的秘密，即便是温和的间接灸，也有无穷无尽的待解之谜。笔者常用艾灸治疗子宫内膜异位症所致顽固痛经，仅用足三里、三阴交两个穴位，较之西医的激素、止痛药更为有效，而现今流行的"冬病夏治"三伏药灸，防治"老寒腿""老寒喘""老寒泻"，更是另有玄机。

本书编纂概述

2016 年，石学敏院士领衔，湖南科学技术出版社组织申报，《中国针灸大成》入选"十三五"国家重点图书出版规划项目，距今已有 5 年。笔者在石院士的坚强领导下，在三所院校数十位师生的大力协助下，为此书工作了整整 4 年。至此雏形初现之时，概述梗概，以志备考。

一、本书的体例和版式

石院士、出版社决定采用影印加校录的体例，颇有远见卓识。但凡古籍整理者，最忌讳的就是这种整理方式，因为读者不仅能看到现代简体汉字标点校录的现代文本和相关校注，更能看到古代珍贵版本的书影，只要整理者功力不足，出现任何错漏，读者立马可以通过对照原书书影而发现。上半部分的书影如同照妖镜，要求录写、断句、标点、校勘不能出一点错误。因此，这种出版形式，对校订者要求极高。出版物面世后，一定会招致方家吹毛求疵，因此具有一定的风险。然而，总主编和出版社明知如此，仍然采用影校对照形式，一是要以此体现本书整理者和出版社编校水平，二是从长远计，错误难免，但是可以通过未来的修订增减，终将成为各种针灸古籍的最佳版本。

二、本书的版本访求和呈现

为体现本书作者发皇针灸古籍的初心，对版本选择精益求精，千方百计获取珍本善本图书。这在当前一些藏书单位自称珍秘、秘不示人，或者高价待沽、谋求私利的现状下，珍贵版本的访求难上加难。本书收录 109 种古籍书影，虽不能尽善尽美，但已经殚精竭虑，尽呈所能，半数以上都是行业内难以见到的古籍。将如此众多珍贵底本展示给读者，凸显了本书的特色。

学术研究到了一定水平，学者最大的心愿便是阅读原书，求索珍本。石院士、出版社倾尽心力，决心以版本取胜，凸显特色。特别是为了方便学者研究，对一些版本的选择独具匠心，如《针灸甲乙经》，校订者在拥有近 10 种版本的基础上，大胆选用明代蓝格抄本，就是为学界提供珍稀而不普及的资料。

此外，本书首次刊行面世的，有不少是最新发现的孤本或海外珍藏本，有些版本连《中国中医古籍总目》等目录学著作中都未曾收录。例如：

《铜人腧穴针灸图经》三卷，明正统八年（1443）刻本，该版本为明代早期刻本，仅存孤本，藏于法国国家图书馆。而国内现存最早版本为明代天启年间（1621 年后）三多斋刻本。

《神农皇帝真传针灸经》与《神农皇帝真传针灸图》合编，著者不详，成书于明代。此二书国内无传本，无著录，仅日本国立公文书馆内阁文库及京都大学图书馆各有一抄本，亦为本书访得。

《十四经穴歌》，未见著录，《中国中医古籍总目》等中医目录学著作亦无著录。本书收载底本为我国台湾图书馆所藏清代精抄本。

《针灸集书》，成书于明正德十年（1515）。书中"小易赋"则是已经失传的珍贵资料。卷下"经络起止腧穴交会图解"，以十四经为单位，介绍循行部位和所属腧穴。此与《针灸资生经》等前代针灸书以身体部位排列腧穴的方式有明显不同。本书国内仅存残本（明刻朝鲜刊本卷下）一册，足本仅有日本国立公文书馆藏江户时期抄本一部，故本书所收实际上就是孤本，弥足珍贵，亦为首发。

《十四经合参》，国内失传，《中医联合目录》《中国中医古籍总目》等目录学著作均未著录，现仅存抄本为当今孤本，藏于日本宫内厅书陵部。此次依照该本影印刊出。

《经络考略》，清抄孤本，《中医联合目录》《中国中医古籍总目》等目录学著作均无著录。原书有多处缺文、缺页、装订错误导致的错简，现均已据相关资料补出或乙正。

《节穴身镜》二卷，张星余撰。张氏生平里籍无考，书成何时亦无考。但该书第一篇序言作者为"娄东李继贞"，李氏乃明万历年间兵部侍郎兼右都御史，其余两篇序言亦多次提及"大中丞李公"，则此书必成于万历崇祯年间无疑。惜世无传承，现仅有孤抄本存世，抄年不详。本书首次整理出版。

《经穴指掌图》，湖南中医药大学图书馆藏有明崇祯十二年（1639）抄本残卷 18 页。现访得日本国立公文书馆内阁文库藏有明崇祯年华亭施衙啬斋藏板，属全帙。本书即以该版录出并点校刊印。

《凌门传授铜人指穴》未见文献著录，仅存抄本。本书首次点校。

《治病针法》是《医学统宗》之一种。《医学统宗》目前国内仅存残本一部。现访得日本京都大学图书馆藏明隆庆三年（1569）刊本，属全帙，今以此本出版。

《针灸法总要》，抄本，越南阮朝明命八年（1827）作品。藏越南国家图书馆。国内无著录，本书首次刊出。

《选针三要集》一卷，日本杉山和一著，约成书于日本明治二十年（1887）。国内仅有 1937 年东方针灸书局铅印本及《皇汉医学丛书》等排印本。今据富士川家藏本抄本影印。

《针灸捷径》两卷，约成书于明代正统至成化年间（1439—1487）。本书未见于我国古籍著录，亦未见藏本记载。书中有现存最早以病证为纲的针灸图谱，颇具临床价值，亦合乎书名"捷径"之称。此次刊印，以日本宫内厅藏明正德嘉靖间建阳刊本为底本，该藏本为海外孤本，有较高的针灸文献学价值。

《太平圣惠方·针灸》，本书采用宋代刻（配抄）本为底本，该版本极其珍贵，此次是该版本首次以印刷品形式面世。

以上所列书目，或首次面世，或版本宝贵，仅此一项，已无愧于学界，造福读者。

三、针灸文献的学术传承和素质养成

目前中医药领域西化严重，一切上升渠道都要凭借实验研究、临床研究，而文献整理挖掘研究的现状，只能用"惨不忍睹"来形容。俗语有"心不在马"之譬，原本形容不学无术之人，本书编纂之初，文献专业的研究生居然实证了这个俗语：交来的稿子中，所有的"焉"字全都录作"马"字！而且不是个别人！此情此景，看似搞笑，实则心酸。

通过 4 年多的工作，老师们不断审核，学生们不断修改，目前的书稿，至少在繁体字识读上，参与者的水平与 4 年前判若两人。实践出真知，实战锻炼人，本书编委会所有成员有共同体会：在当前的学术大环境下，此书并不能带来业绩，然而增长学问，养成素质，却是实验研

究和 SCI 论文中得不到的。

文献、文化研究的学术氛围，目前依然不是很景气。本书编纂一半之时，本人年届退休，因有重大项目在身，必须完成后方可离任，书记因此热情挽留，约谈返聘，然最终还是不了了之，其中因果未明。本书编纂也因此陷入困境。所幸上海中医药大学青睐，礼聘于我，在人力、物力上大力支持，梁尚华、陈丽云两位执行主编亲力亲为，彰显了一流大学重视人才的气度和心胸，也使得本书得以顺利完成。谨此向上海中医药大学致敬、致谢！

成稿之余，颇有感慨，现代人多称"医者仁心"，其实，仅仅靠"仁心"是当不好医生的。明代裴一中在《言医·序》中言："学不贯古今，识不通天人，才不近仙，心不近佛者，宁耕田织布取衣食耳，断不可作医以误世。"本书所收所有古籍，都可以让我们学贯古今，识通天人，有神仙之能，有慈悲之心，成为一名真正的医者。

上海中医药大学科技人文研究院教授

《中国针灸大成》执行主编　　王旭东

2020 年 12 月 20 日

目录

备急灸法

清光绪十六年影宋本

宋·闻人耆年 撰　孙炬卿 辑　梁尚华 校订

　　《备急灸法》，不分卷。灸法专著。南宋闻人耆年撰。作者尝谓："凡仓卒救人者，惟灼艾第一"，对灸法颇推崇，本书论述灸法颇详。宋淳佑乙巳（1245 年）孙炬卿将其与《骑竹马灸法》和《竹阁经验备急药方》合刊，以《备急灸法》为名刊行。现以清光绪十六年（1890）上杭罗家杰氏影宋刻本十瓣同心兰室藏板影印。

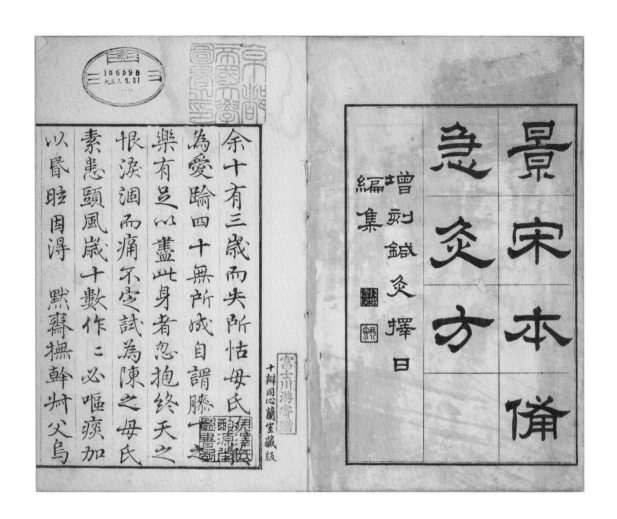

影宋本备急灸方

　　余十有三岁而失所怙，母氏以教为爱，逾四十无所成。自谓膝下之乐有足以尽此身者，忽抱终天之恨，泪涠而痛不定，试为陈之：母氏素患头风，岁十数作，作必呕痰，加以昏眩。因得默斋抚干叔父乌辛荼方，于是作少疏，雖作亦易愈。近時烏附不易得，每聞入京有便，必以買川烏為先；或它出，亦預合數服以進。前數年或鼻塞不通，或脾弱無味，隨證審方，儲材合劑，或丸或散，朝構暮成，未嘗敢求諸市肆。然頭風則年餘不作矣。覩又飲食頓忺但覺脚力微怯歲旦家常茹素飯則盡挽羹亦稱美。炬卿私謂吾母今年七十而胃府如此眉壽何疑者越八日忽有小紅粟粒發右耳旁次日右頰右目顑腫命醫

十辧同心蘭室藏版

辛荼方，于是作少疏，虽作亦易愈。近时乌附不易得，每闻入京有便，必以买川乌为先；或它出，亦预合数服以进。前数年或鼻塞不通，或脾弱无味，随证审方，储材合剂，或丸或散，朝构暮成，未尝敢求诸市肆。然头风则年余不作矣。覩又饮食顿忺①，但觉脚力微怯，岁旦家常茹素，饭则尽碗羹，亦称美。炬卿私谓：吾母今年七十，而胃府如此，眉寿②何疑者！越八日，忽有小红粟粒发右耳旁，次日右颊右目频肿，命医

①忺（xiān 先）：满意。
②眉寿：高寿。

視之。用藥敷貼膿毒漸出，謂可徐徐抽減，謹重太過，專守"頭面不可妄施針砭"之說。有令灸三里穴下抽者，醫持不可。未幾，其腫愈堅，似瘡而根則大，名疔而反無膿，外不熱而內不疼，旬日後始窨甚矣。吾母至，謂炬卿曰：汝抄方嗜藥，胡為不曉此證？倉忙中罔知所措，更醫亦云無策。母氏神識了然，以至不救。日月不居，俄至卒。哭客[1]有攜示蜀本《灸經》與《竹馬灸法》者，備述克驗，內有鬢疽、疔瘡，乃知咸有灸法，而

---

①哭客：吊丧者。

视之。用药敷贴，脓毒渐出，谓可徐徐抽减，谨重太过，专守"头面不可妄施针砭"之说。有令灸三里穴下抽者，医持不可。未几，其肿愈坚，似疮而根则大，名疔而反无脓，外不热而内不疼，旬日后始窨甚矣。吾母至，谓炬卿曰：汝抄方嗜药，胡为不晓此证？仓忙中罔知所措，更医亦云无策。母氏神识了然，以至不救。日月不居，俄至卒。哭客有携示蜀本《灸经》与《竹马灸法》者，备述克验，内有鬓疽、疔疮，乃知咸有灸法，而

視之。用藥敷貼膿毒漸出謂可徐徐抽減謹重太過專守頭面不可妄施針砭之說有令灸三里穴下抽者醫持不可未幾其腫愈堅似瘡而根則大名疔而反無膿外不熱而內不疼旬日後始窨甚矣吾母至謂炬卿曰汝抄方嗜藥胡為不曉此證倉忙中罔知所措更醫亦云無策母氏神識了然以至不救日月不居俄至卒哭客有攜示蜀本灸經與竹馬灸法者備述剋驗內有鬢疽丁瘡乃知咸有灸法而

视之。用药敷贴，脓毒渐出，谓可徐徐抽减，谨重太过，专守"头面不可妄施针砭"之说。有令灸三里穴下抽者，医持不可。未几，其肿愈坚，似疮而根则大，名疔而反无脓，外不热而内不疼，旬日后始窨甚矣。吾母至，谓炬卿曰：汝抄方嗜药，胡为不晓此证？仓忙中罔知所措，更医亦云无策。母氏神识了然，以至不救。日月不居，俄至卒。哭客[1]有携示蜀本《灸经》与《竹马灸法》者，备述克验，内有鬓疽、疔疮，乃知咸有灸法，而

---

①哭客：吊丧者。

竹馬一法則諸證無不治痛哉痛
哉何嗟及矣炬卿平時每慮風在頭
目猶謂老人脫有隱疾可以延壽
幸而頭風已瘥又孰知危證之竊
發善未幾而痛悶極哉此所以仰
天搥心而嘔血也世有此方吾不

存其方存而後之人有蚤得而見
之者庶幾乎吾母雖無及而猶及
人也遂與烏辛茶方併刊以傳焉
吾母山陰博古石氏也淳祐乙巳
五月朔孤學鄉貢進士孫炬卿序

蚤得而見之吾母不存而其方則

十瓣同心蘭室藏版

三

竹马一法则诸证无不治。痛哉，痛哉！何嗟及矣。炬卿平时每虑风在头目，犹谓老人脱有隐疾，可以延寿，幸而头风已瘥，又孰知危证之窃发，喜未几而痛闷极哉。此所以仰天捶心而呕血也。世有此方，吾不早得而见之，吾母不存而其方则存，其方存而后之人有早得而见之者，庶几乎吾母虽无及而犹及人也。遂与乌辛茶方并刊以传焉。吾母，山阴博古石氏也。

淳祐乙巳五月朔孤学①乡贡进士②孙炬卿序

①孤学：学识浅陋。乃自谦语。
②乡贡进士：参加进士科考试而未能擢第者。

十辮同心蘭室藏版

序

韩昌黎曰：善医者，不视人之瘠肥，察其脉之病否而已矣。脉不病，虽瘠不害；脉病，而肥者死矣。然世有痈疽发背之疾，其起也渐，其发也烈，人往往忽于微芒而昧于不自觉，一旦发暴盛肿，猝不及治。若再误于庸医，靡有不戕其生者。至如穷乡委巷，医药何求？奇疾乍婴，徒嗟束手。余愧不知医，每念及此，未尝不惄[1]焉伤之。贵阳陈衡山醝尹[2]嗜古笃学，尤喜搜石渠金匮之书，曾于

---

[1] 惄（nì 匿）：忧郁，伤痛。

[2] 陈衡山醝（cuó 痤）尹：陈衡山，贵阳人。1888 年随黎庶昌出使日本，1891 年回国。从使三年，搜集日本国金石遗文四千余种，各种遗书百余卷，宋元椠本二百余卷，名人著述未刊行者五百余卷。醝尹，盐务官员。醝，盐的别称。

扶桑都市得南宋孙炬卿旧刻、团练使张公涣[①]所著《备急灸法》一卷以畀余，曰：此灸法中国不甚概见，盖以世失其传；耳食者习焉不察，每易忽之。苟得此编，按图点穴，如法灺灸，则消患未然，化艰为易。其方药味无多，见功蓦速，诚为济世救人之宝筏。余尝考针灸科居十三科之一，宋熙宁、元丰间，特置提举判官，设科以教之。当时已信行如斯，其应效有可想见者。细绎此卷，觉男女老少童稚，内外杂症无不可疗，其中骑竹马灸法之良，更他人所未及论。《抱朴子》云：百家之言，与经一揆。譬操水者，器虽小，而救火同焉。犹施灸者，术虽殊，而救疾均焉。况返死回生，孰如灸法之神且速耶？良友针砭之投，何承自秘，爰将原本并余所得《针灸择日编》一并付梓，俾广流传，亦以副衡山济世深心。此二书流落东瀛垂数百载，几无知者，今复归之中国，遍起沉疴，庶知广陵散犹在人间也。

---

① 张公涣：即宋代医家张涣，里籍欠详。因治愈徽宗太子之痼疾而授翰林医正。

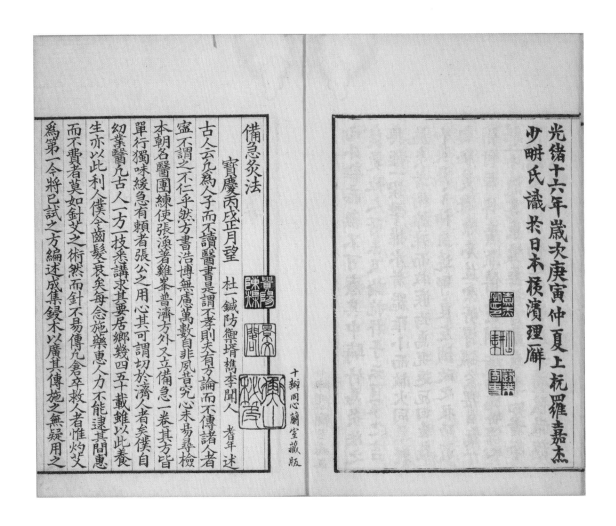

光绪十六年岁次庚寅仲夏

上杭罗嘉杰[1]少畊氏识于日本横滨理廨

备急灸法

宝庆丙戌正月望　杜一针防御壻槜李[2]闻人耆年述

　　古人云：凡为人子而不读医书，是谓不孝。则夫有方论而不传诸人者，宁不谓之不仁乎？然方书浩博，无虑万数，自非凤昔究心，未易寻检。本朝名医团练使张涣著《鸡峰普济方》外，又立《备急》一卷。其方皆单行独味，缓急有赖者。张公之用心，其可谓切于济人者矣。仆自幼业医，凡古人一方一技，悉讲求其要，居乡几四五十载，虽以此养生，亦以此利人。仆今齿发衰矣，每念施药惠人，力不能逮。其间惠而不费者，莫如针艾之术。然而针不易传，凡仓卒救人者，惟灼艾为第一。今将已试之方，编述成集，锓木以广其传。施之无疑，用之

---

①罗嘉杰：字少畊，福建上杭人。咸丰八年以前出仕，同治光绪年间任江苏粮道、驻日领事等职。
②槜李：今浙江嘉兴。

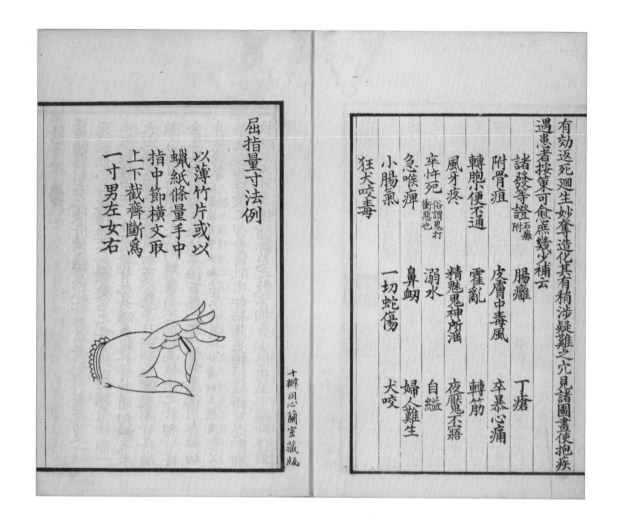

有效，返死回生，妙夺造化。其有稍涉疑难之穴，见诸图画，使抱疾遇患者，按策可愈，庶几少补云。

诸发等证石痈附　肠痈　疔疮　附骨疽　皮肤中毒风　卒暴心痛

转胞小便不通　霍乱　转筋　风牙疼　精魅鬼神所淫　夜魇不寤

卒忤死俗谓鬼打冲恶也　溺水　自缢　急喉痹　鼻衄　妇人难生

小肠气　一切蛇伤　犬咬　狂犬咬毒

屈指量寸法例（图见上）

以薄竹片或以蜡纸条量手中指中节横纹，取上下截齐，断为一寸。男左女右。

一、诸发等证

葛仙翁刻石江陵府紫极宫，治发背、发肩、发髭、发鬓、发肋，及一切恶肿法。以上数种，随其所发处名之也，其源则一，故灸法亦一本。然数种中，死人速者，发背也。其候多起于背胛间，初如粟米大，或痛或痒，色赤或黄，初不以为事，日渐加长，肿突满背，疼痛彻心，数日乃损人。至此，则虽卢扁不能治矣。惟治之于初，皆得全生。其余数种，皆依法早治，百无一死。凡觉有患，便用大蒜切片如钱厚 如无蒜，用净水和泥捻如钱样用之，贴在疮头上如疮初生便有孔，不可覆其孔，先以绿豆大艾炷灸之，勿令伤肌肉，如蒜焦，更换；待痛稍可忍，即渐放炷大；又可忍，便除蒜灸之；数不拘多少，但灸至不痛即住。若住灸后又肿又痛，即仍前灸之，直候不肿不痛即住。每患一个疮，或灸三百壮、五百壮，至一二千壮方得愈者。亦有灸少而便愈者。若患三五个疮，并须各个依法灸之，灸后不肿不痛则愈矣。男女同法。孙真人治石痈亦如此法灸之。石痈者，其肿发至坚，如石有根，故名之也。灸之，石子当碎，出即愈。

此系当头用大蒜灸法，议论互见后竹马灸法中。

二、肠痈

孙真人治肠痈法云：肠痈之证，人多不识，治之错则杀人。其证小腹重而硬，以手抑之，则小便如淋状，时时汗出而恶寒，一身皮肤皆甲错，腹皮鼓急，甚则转侧闻水声，或绕脐生疮，或脐孔

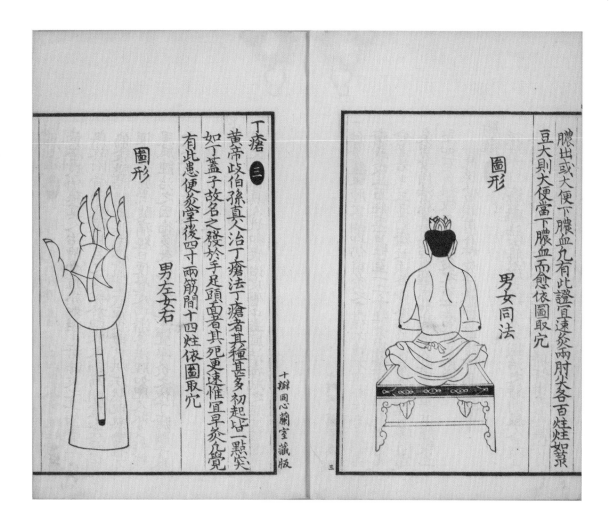

脓出，或大便下脓血。凡有此证，宜速灸两肘尖各百壮，炷如绿豆大，则大便当下脓血而愈。依图取穴。

男女同法。 （图形见上）

三、疔疮

黄帝、岐伯、孙真人治疔疮法：疔疮者，其种甚多，初起皆一点突如丁盖子，故名之。发于手足头面者，其死更速，惟宜早灸。凡觉有此患，便灸掌后四寸两筋间十四壮，依图取穴。

男左女右。 （图形见上）

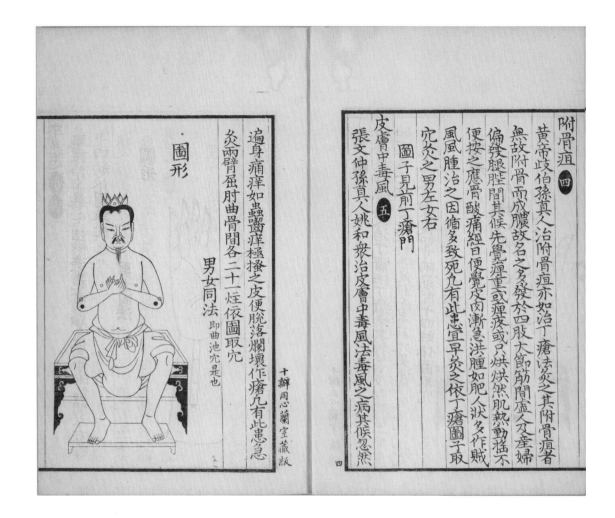

四、附骨疽

黄帝、岐伯、孙真人治附骨疽，亦如治疗疮法灸之。其附骨疽者，无故附骨而成脓，故名之。多发于四肢大节筋间，虚人及产妇偏发腿胫间。其候先觉痹重，或痹疼，或只烘烘然肌热，动摇不便，按之应骨酸痛，经日便觉皮肉渐急，洪肿如肥人状，多作贼风、风肿治之，因循多致死。凡有此患，宜早灸之，依疗疮图子取穴灸之。男左女右。

图子见前疗疮门

五、皮肤中毒风

张文仲、孙真人、姚和众治皮肤中毒风法：毒风之病，其候忽然遍身痛痒如虫噬，痒极，搔之，皮便脱落，烂坏作疮。凡有此患，急灸两臂屈肘曲骨间各二十一炷。依图形取穴。

男女同法即曲池穴是也。（图形见上）

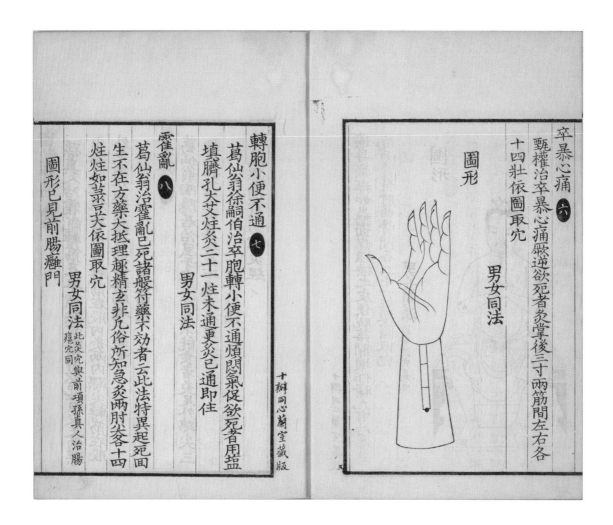

六、卒暴心痛

　　甄权治卒暴心痛，厥逆欲死者，灸掌后三寸两筋间，左右各十四壮。依图取穴。

　　男女同法。（图形见上）

七、转胞小便不通

　　葛仙翁、徐嗣伯治卒胞转，小便不通，烦闷气促欲死者，用盐填脐孔，大艾炷灸二十一壮，未通更灸，已通即住。

　　男女同法

八、霍乱

　　葛仙翁治霍乱已死、诸般符药不效者，云此法特异，起死回生，不在方药。大抵理趣精玄，非凡俗所知。急灸两肘尖各十四炷，炷如绿豆大。依图取穴。

　　男女同法此灸穴与前项孙真人治肠痈穴同

　　图形已见前肠痈门

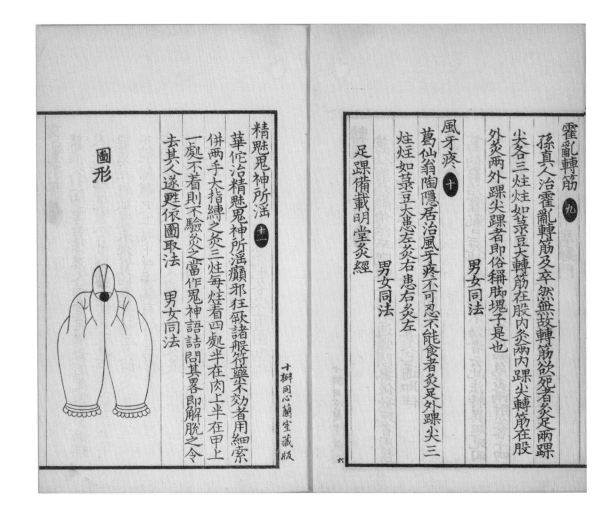

九、霍乱转筋

孙真人治霍乱转筋及卒然无故转筋欲死者，灸足两踝尖各三炷，炷如绿豆大。转筋在股内，灸两内踝尖；转筋在股外，灸两外踝尖。踝者，即俗称脚块子是也。

男女同法

十、风牙疼

葛仙翁、陶隐居治风牙疼不可忍，不能食者，灸足外踝尖三炷，炷如绿豆大，患左灸右，患右灸左。

男女同法

足踝，备载《明堂灸经》

十一、精魅鬼神所淫

华佗治精魅鬼神所淫，癫邪狂厥，诸般符药不效者，用细索并两手大指缚之，灸三炷，每炷着四处，半在肉上，半在甲上，一处不着则不验。灸之当作鬼神语，诘问其略，即解脱之，令去，其人遂苏。依图取法。男女同法。（图形见上）

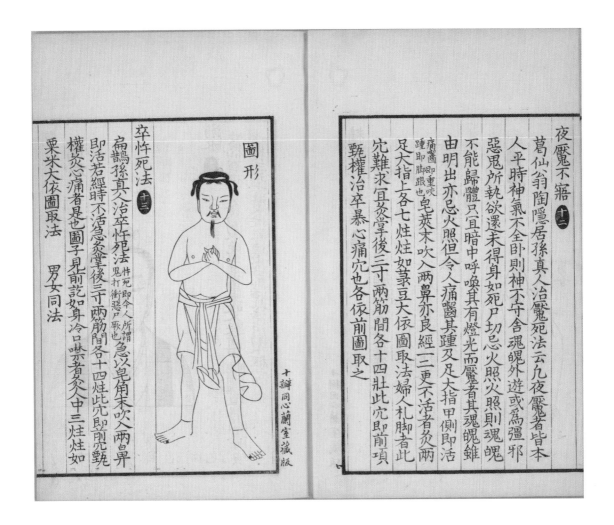

十二、夜魇不寤

葛仙翁、陶隐居、孙真人治魇死法云：凡夜魇者，皆本人平时神气不全，卧则神不守舍，魂魄外游，或为强邪恶鬼所执，欲还未得，身如死尸。切忌火照，火照则魂魄不能归体。只宜暗中呼唤，其有灯光而魇者，其魂魄虽由明出，亦忌火照，但令人痛啮其踵及足大指甲侧即活。痛啮，即重咬。踵，即脚跟也。皂荚末吹入两鼻亦良，经一二更不活者，灸两足大指上各七炷，炷如绿豆大，依图取法。妇人扎脚者，此穴难求，宜灸掌后三寸两筋间各十四壮，此穴即前项甄权治卒暴心痛穴也。各依前图取之。（图形见上）

十三、卒忤死法

扁鹊、孙真人治卒忤死法忤死，即今人所谓鬼打冲恶，尸厥也：急以皂角末吹入两鼻即活。若经时不活，急灸掌后三寸两筋间各十四炷，此穴即前穴甄权灸心痛者是也。图子见前。讫如身冷口噤者，灸人中三炷，炷如粟米大。依图取法。

男女同法

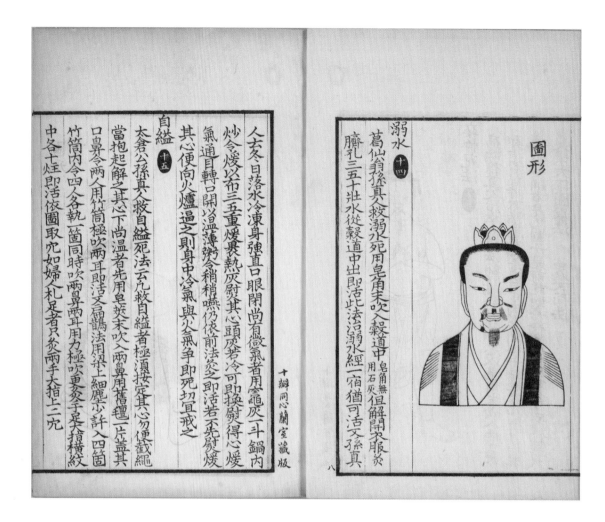

（图形见上）

十四、溺水

葛仙翁、孙真人救溺水死，用皂角末吹入谷道中皂角无，用石灰，但解开衣服，灸脐孔三五十壮，水从谷道中出即活。此法治溺水，经一宿犹可活。又孙真人云：冬日落水冷冻，身强直，口眼闭，尚有微气者，用灶灰一斗，锅内炒，令暖，以布三五重暖裹，热灰熨其心头；灰若冷，可即换。熨得心暖气通，目转口开，以温薄粥令稍稍咽；仍依前法灸之即活。若不先熨暖其心，便向火炉逼之，则身中冷气与火气争即死，切宜戒之。

十五、自缢

太仓公、孙真人救自缢死法云：凡救自缢者，极须按定其心，勿便截绳，当抱起解之。其心下尚温者，先用皂荚末吹入两鼻，用旧毡一片，盖其口鼻，令两人用竹筒极吹两耳即活。

又扁鹊法，用梁上细尘少许，入四个竹筒内，令四人各执一个，同时吹两鼻两耳，用力极吹。更灸手足大指横纹中各十炷，即活。依图取穴。如妇人扎足者，只灸两手大指上二穴。

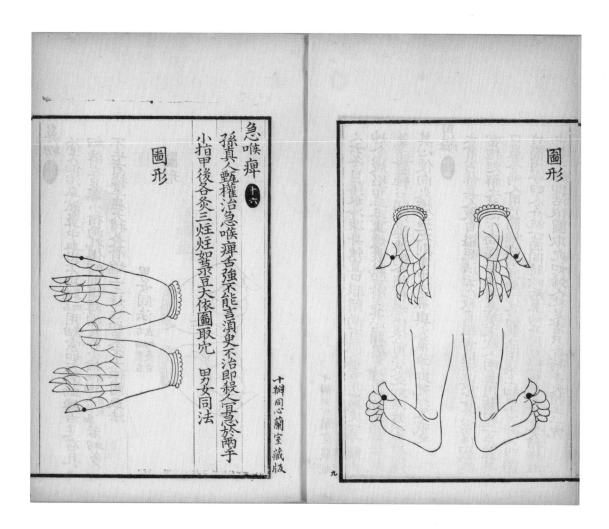

（图形见上）

十六、急喉痹

孙真人、甄权治急喉痹，舌强不能言，须臾不治即杀人。宜急于两手小指甲后各灸三炷，炷如绿豆大。依图取穴。

男女同法。（图形见上）

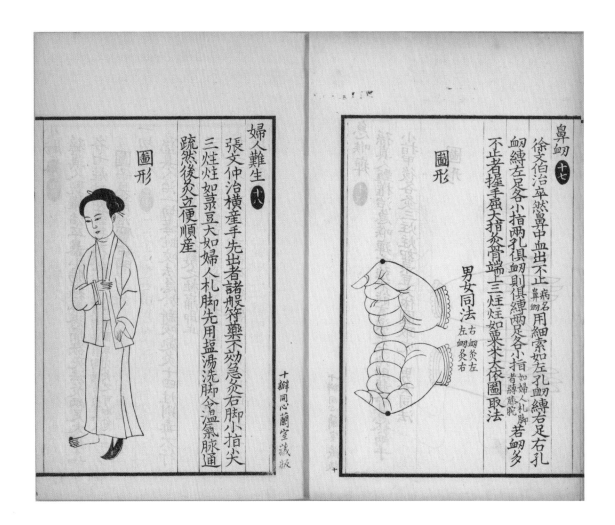

十七、鼻衄

徐文伯治卒然鼻中血出不止病名鼻衄，用细索，如左孔衄，缚右足；右孔衄，缚左足；各小指，两孔俱衄，则俱缚两足各小指如妇人扎脚者，缚膝腕。若衄多不止者，握手，屈大指。灸骨端上三炷，炷如粟米大。依图取法。

男女同法右衄灸左，左衄灸右。（图形见上）

十八、妇人难生

张文仲治横产手先出者，诸般符药不效，急灸右脚小指尖三炷，炷如绿豆大。如妇人扎脚，先用盐汤洗脚，令温，气脉通疏，然后灸，立便顺产。

（图形见上）

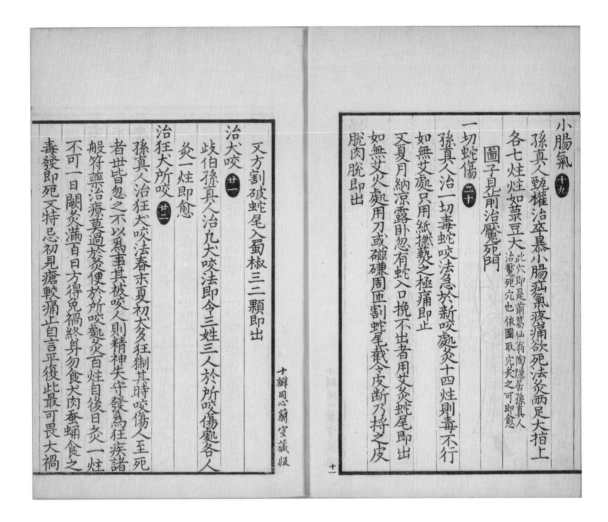

十九、小肠气

孙真人、甄权治卒暴小肠疝气，疼痛欲死法：灸两足大指上各七炷，炷如绿豆大此穴即是前葛仙翁、陶隐居、孙真人治魇死穴也。依图取穴，灸之可即愈。

图子见前治魇死门

二十、一切蛇伤

孙真人治一切毒蛇咬法：急于新咬处灸十四炷，则毒不行。如无艾处，只用纸捻炳之，极痛即止。

又夏月纳凉露卧，忽有蛇入口，挽不出者，用艾灸蛇尾即出。如无艾火处，用刀或磁礴周匝割蛇尾，截令皮断，乃捋之，皮脱肉脱即出。

又方，割破蛇尾，入蜀椒三二颗即出。

廿一、治犬咬

岐伯、孙真人治凡犬咬法：即令三姓三人于所咬伤处，各人灸一炷即愈。

廿二、治狂犬所咬

孙真人治狂犬咬法：春末夏初，犬多狂猘，其时咬伤人至死者，世皆忽之，不以为事。其被咬人则精神失守，发为狂疾。诸般符药治疗，莫过于灸。便于所咬处灸百炷，自后日灸一炷，不可一日阙。灸满百日，方得免祸，终身勿食犬肉、蚕蛹，食之毒发即死。又特忌初见疮较痛止，自言平复，此最可畏，大祸

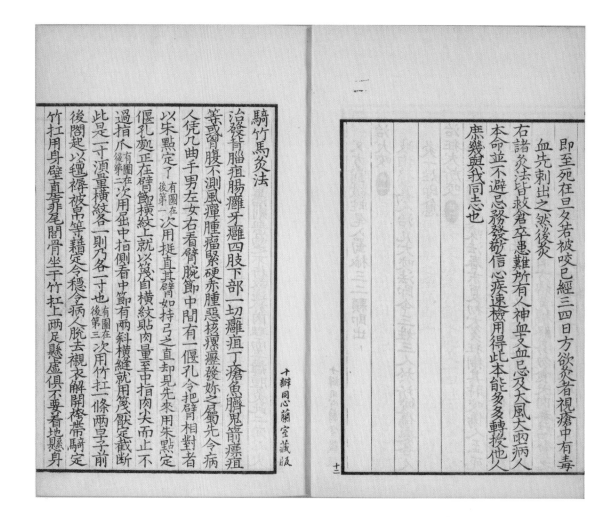

即至，死在旦夕。若被咬已经三四日方欲灸者，视疮中有毒血，先刺出之，然后灸。

右诸灸法皆救仓卒患难，所有人神血支血忌、及大风大雨、病人本命，并不避忌。务发敬信心，疾速检用，得此本，能多多转授他人，庶几与我同志也。

骑竹马灸法

治发背、脑疽、肠痈、牙痈，四肢下部一切痈疽、疔疮、鱼脐、鬼箭、瘰疬等，或胸腹不测，风瘴肿瘤，紧硬赤肿，恶核瘰疬，发奶之属。

先令病人凭几曲手，男左女右，看臂腕节中间有一偃孔，令把臂相对者，以朱点定了有图在后第一。

次用挺直其臂，如持弓之直，却见先来用朱点定偃孔处正在臂节横纹上，就以篾自横纹贴肉量至中指肉尖而止，不过指爪有图在后第二。

次用屈中指，侧看中节有两斜横缝，就用篾压定截断，此是一寸，须量横纹各一则，乃各一寸也有图在后第三。

次用竹杠一条，两桌子前后阁起，以毡褥被帛等藉定令稳。令病人脱去衬衣，解开裤带，骑定竹杠，用身壁直，靠尾闾骨坐于竹杠上，两足悬虚，俱不要着地，悬身正直，要两人左右扶定，勿斜侧僵曲，要以尾闾骨正贴在竹杠上，却就竹杠上用初头自臂腕量至中指肉尖竹篾子，自尾闾骨量上背脊之心，尽其所压之篾而止。却用前所压横纹二寸则子，横安篾尽处，用朱点定两头是穴，相去各一寸也有图在后第四。各灸五壮或七壮。艾炷及三分阔，以纸轴艾作炷，十分紧实方可用。壮数不可灸多，不问痈生何处，已破未破，并用此法灸之，无不安愈。

盖此二穴，心脉所起忽遇点穴近疮，或正在疮上，不问远近，只要依法灸之，切莫生疑，凡痛疽只缘心火流滞而生，灸此二穴，心火实时流通，不过三日，可以安愈，可谓起死救危，有非常之功，屡施屡验。盖《素问》云：诸痛痒，皆属于心。又云：荣血不调，逆于肉理，则生痛疽。荣者，血也；卫者，气也。心能行血，心既留滞，则血为之不行，故逆于肉理而生痛肿。灸此二穴，心火调畅，血脉自然流通，胜于服药多矣。灸罢，谨口味，戒房事，依法将理。

依前法一灸，七壮了，经半日许，灸疮内流水甚多，觉火气游走，周遍一身，蒸蒸而热。再视正疮衅肿已消减五六分矣。至第二日五更，艾火盛行，咽喉焦枯，口舌干燥，小便颇涩，四肢微汗，略觉烦躁，当是艾火流通使然。遂投乳香绿豆托里散方在后两匙头许，专防托毒气不入心，及国老膏一服方在后。良久，诸证渐渐释去，视其疮肿衅已消，第三日果安愈矣。但灸疮衅发异常，如虫行状，流清水，四五日方定，此诚可谓活人良法也。仍服五香连翘汤方在后，此以疏散郁毒之气，甚则转毒散方在后，或矾黄丸以防毒内攻方在后。更在识轻重缓急，分阴分阳而服药。或胶醋熨散，或膏药涂贴，如外科常法治之醋熨法在后。

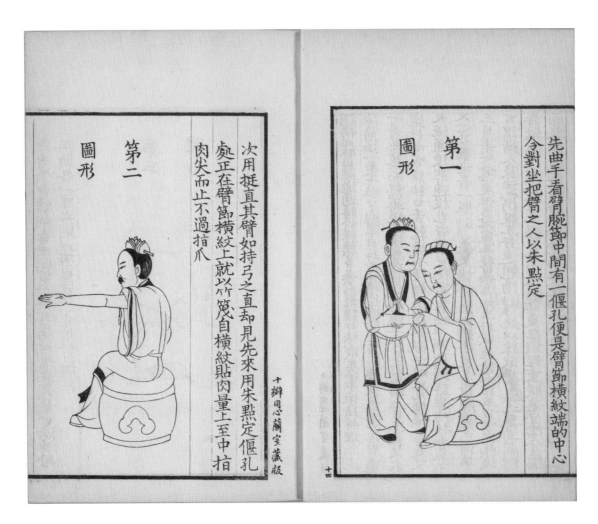

第一图形：先曲手看臂腕节中间，有一偃孔便是。臂节横纹端的中心，令对坐，把臂之人以朱点定。（图形见上）

第二图形：次用挺直其臂，如持弓之直，却见先来用朱点定偃孔处，正在臂节横纹上。就以竹篾自横纹贴肉量，上至中指肉尖而止，不过指爪。（图形见上）

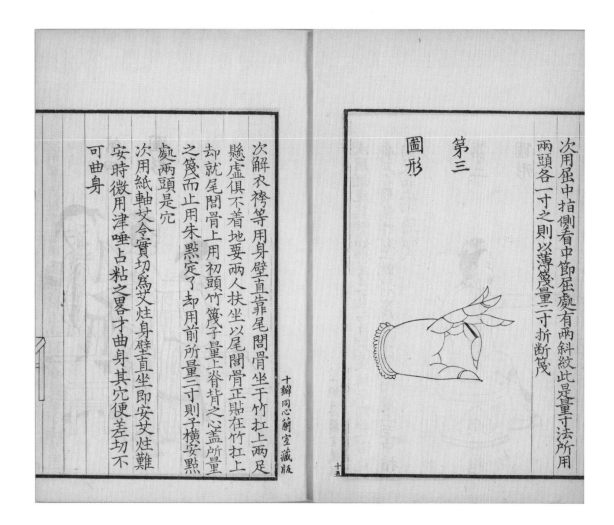

次用屈中指侧看中節屈處有兩斜紋此是量寸法所用
兩頭各一寸之則以薄篾量二寸折斷篾

第三

圖形

次解衣袴等用身壁直靠尾閭骨坐于竹杠上兩足
懸虛俱不着地要兩人扶坐以尾閭骨正貼在竹杠上
却就尾閭骨上用初頭竹篾子量上脊背之心蓋所量
之篾而止用朱點定了却用前所量二寸則子橫安點
處兩頭是穴
次用紙軸艾令實切爲艾炷身壁直坐即安艾炷難
安時微用津唾占粘之畧才曲身其穴便差切不
可曲身

十瓣同心蘭室藏版

十五

第三图形：次用屈中指侧看中节屈处，有两斜纹，此是量寸法所用。两头各一寸之，则以薄篾，量二寸，折断篾。（图形见上）

次解衣裤等，用身壁直，靠尾闾骨坐于竹杠上，两足悬虚，俱不着地，要两人扶坐，以尾闾骨正贴在竹杠上，却就尾闾骨上，用初头竹篾子，量上脊背之心，盖所量之篾而止，用朱点定了，却用前所量二寸则子，横安点处，两头是穴。

次用纸轴艾，令实，切为艾炷，身壁直坐，即安艾炷。难安时微用津唾占粘之。略才曲身，其穴便差，切不可曲身。

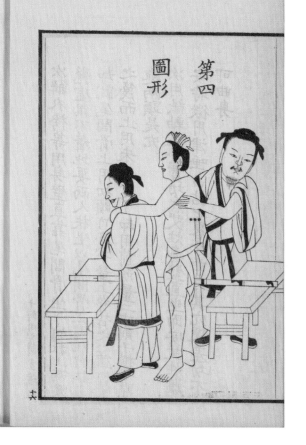

第四图形 （图形见上）

江西传得元本云：余既躬获异效，深愿家家自晓，人人自理，不陷枉亡，亦仁人之用心也。每恨婴此疾者，轻委庸人，束手待毙。余目睹耳闻，不知其几人矣。此灸法流传数十载，但人每意其浅近而忽之，且以其灸法之难，或疑而已之。今亲获异效，寻穷其原，如秦缓视晋侯之疾，确然知其在肓之上膏之下，然攻达之难，药石所不至。寥寥千载，至唐而孙真人出焉，始洞彻表里，垂法万世，以膏肓穴起人之羸疾，世皆称验。惟痈疽之酷，方论甚多，皆不保其全活。今予发明骑竹马灸法之良，其殆孙真人发明秦缓膏肓之绝学，庶几脱人于虎口之危，而奔人之急，当如拯溺救焚也。膏肓之灸，固为良法；痈疽之灸，尤为效验。膏肓但能灸背穴于未危之先，得俟灸罷二穴移下竹杠其艾火即隨流注先至尾閭其熱如蒸又透兩外腎俱覺蒸熱移時復流足湧泉穴自下而上漸漸周遍一身奇功異效蓋原於此也且遍搜百家議論皆以癰疽發背之患為最慘如治法則專以當頭灼艾為先傥一日二日三四五日灼艾者尚不保其全活至十日已後雖當頭灸之無及也然此法雖未盡善惟騎竹馬灸法雖經日危甚不問癰生何處已破未破一例灸之無不全愈此法最為簡易而效驗異常真神仙垂世無窮之惠也但恨得之之晚慨念平昔睹其長往者哽然在念今遇此良法躬獲大驗豈敢私秘欲廣其傳冀同志之士見而勿哂或好生君子轉以濟人其幸尤甚

十瓣同心蘭室藏版

而騎竹馬灸實能脫人之危於將死之際故不得不委曲而備論之蓋此二穴正在夾脊雙關流注之所凡人榮衛周流如環無端一呼脈行三寸一吸脈行三寸呼吸定息脈行六寸一日一夜一萬三千五百息晝夜流行無有休息故一日一夜脈行周身共計八百一十丈此即平人常經之數唯癰疽之疾血氣流滯失其常經況人一身榮衛循度如河水之流其夾脊雙關乃流注之總路如河之正道也皆自尾閭穴過又復通徹百骸九竅大絡布達膚腠無所不周灸法云凡癰疽只緣心火留滯素問云諸痛痒瘡皆屬於心又云榮血不調逆於肉理則生癰腫今此二穴所以為效者使心火通流周遍一身蓋妙在懸一身騎於竹杠之上則尾閭雙關流注不

而骑竹马灸实能脱人之危于将死之际，故不得不委曲而备论之。盖此二穴，正在夹脊双关流注之所。凡人荣卫周流，如环无端，一呼脉行三寸，一吸脉行三寸，呼吸定息，脉行六寸，一日一夜一万三千五百息，昼夜流行，无有休息。故一日一夜脉行周身，共计八百一十丈，此即平人常经之数。唯痈疽之疾，血气流滞，失其常经，况人一身荣卫循度，如河水之流，其夹脊双关乃流注之总路，如河之正道也，皆自尾闾穴过。又复通彻百骸九窍大络，布达肤腠，无所不周。《灸法》云：凡痈疽只缘心火留滞。《素问》云：诸痛痒疮，皆属于心。又云：荣血不调，逆于肉理，则生痈肿。今此二穴所以为效者，使心火通流，周遍一身。盖妙在悬一身骑于竹杠之上，则尾闾双关，流注不得。俟灸罢二穴，移下竹杠，其艾火即随流注先至尾闾，其热如蒸；又透两外肾，俱觉蒸热；移时复流足涌泉穴，自下而上，渐渐周遍一身，奇功异效盖原于此也。且遍搜百家议论，皆以痈疽发背之患为最惨，如治法则专以当头灼艾为先。傥一日二日三四五日灼艾者，尚不保其全活，至十日以后，虽当头灸之无及也。然此法似未尽善，惟骑竹马灸法，虽经日危甚，不问痈生何处，已破未破，一例灸之，无不全愈。此法最为简易，而效验异常，真神仙垂世，无穷之惠也。但恨得之之晚，慨念平昔，睹其长往者，哽然在念，今遇此良法，躬获大验，岂敢私秘，欲广其传，冀同志之士，见而勿哂；或好生君子，转以济人，其幸尤甚。

又云余三十餘年每見患癰疽發背之疾甚多十中僅得一二活者惟是着灸早則猶有可治之理倘始末不能灼灸則瘡勢引蠱內攻臟腑甚則數日而致於不救要之富貴驕奢之人動輒懼痛聞說火艾嗔怒叱去是盖自暴自弃之甚者苟不避人神能忍一頃之灸便有再生之理自當堅壯此心向前取活以全軀體不致枉夭豈不誠大丈夫歟

又云癰疽發背要須精加審度療於未危之先庶收萬全之效勿以勢緩而忽視勿以勢急而怆惶其勢既見不問其他便先要隔蒜當頭灸之使毒發越於外則不致內攻殺人之速也其患處當頭得灸便成瘡口良久火艾既透則瘡口滋潤或出惡水痛勢

亦定兼服五香連翹湯縱使未能頓減其勢亦少緩矣更以騎竹馬法灸之則隨即見効若得疾已過七日則不須用蒜當頭灸之只用騎竹馬法灸之仍服五香連翹湯甚則轉毒散立見功效此所謂要識輕重緩急也

又云余親以灸法灸人甚多皆獲奇効如遇灸穴在所發之疽相近則其灸罷良久便覺其火氣流注先到灸處其効尤速若離所發疽邊則不甚覺其火氣流注灸瘡亦發遲然則癰疽在左則左邊灸瘡先發在右則右邊灸瘡先發盖艾火隨流注行於經絡使然也灸者宜預知此意不須疑惑但要依法灸之使毒散越不致內攻便有向安之望

又云：余三十余年，每见患痈疽发背之疾甚多，十中仅得一二活者，惟是着灸早，则犹有可治之理。倘始末不能灼灸，则疮势引蠹，内攻脏腑，甚则数日而至于不救，要之。富贵骄奢之人动辄惧痛，闻说火艾，嗔怒叱去，是盖自暴自弃之甚者。苟不避人神，能忍一顷之灸，便有再生之理，自当坚壮此心，向前取活，以全肤体，不致枉夭，岂不诚大丈夫欤。

又云：痈疽发背，要须精加审度，疗之于未危之先，庶收万全之效。勿以势缓而忽视，勿以势急而怆惶。其势既见，不问其他，便先要隔蒜当头灸之，使毒发越于外，则不致内攻杀人之速也。其患处当头得灸，便成疮口，良久火艾既透，则疮口滋润，或出恶水，痛势亦定，兼服五香连翘汤。纵使未能顿减，其势亦少缓矣。更以骑竹马法灸之，则随即见效。若得疾已过七日，则不须用蒜当头灸之，只用骑竹马法灸之，仍服五香连翘汤，甚则转毒散，立见功效。此所谓要识轻重缓急也。

又云：余亲以灸法灸人甚多，皆获奇效。如遇灸穴在所发之疽相近，则其灸罢良久，便觉艾火流注，先到灸处，其效尤速。若离所发疽边，则不甚觉其火气流注，灸疮亦发迟。然痈疽在左，则左边灸疮先发，在右，则右边灸疮先发。盖艾火随流注行于经络使然也。灸者宜预知此意，不须疑惑，但要依法灸之，使毒散越，不致内攻，便有向安之望。

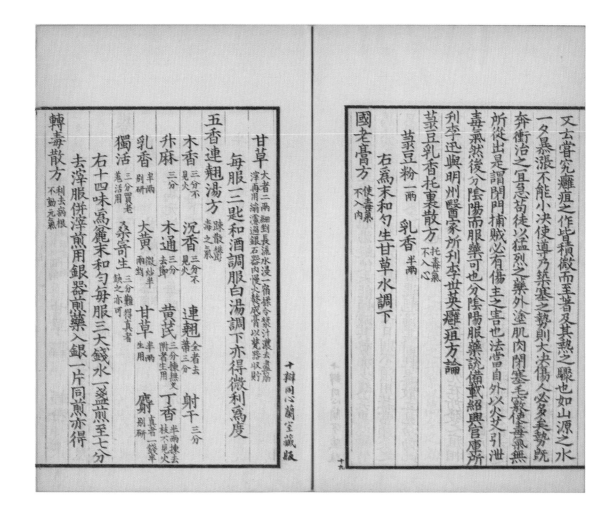

又云：尝究痈疽之作，皆积微而至著。及其热之骤也，如山源之水一夕暴涨，不能小决使导，乃筑塞之，势则大决，伤人必多矣。势既奔冲，治之宜急，苟徒以猛烈之药外涂肌肉，闭塞毛窍，使毒气无所从出，是谓闭门捕贼，必有伤主之害也。法当自外以火艾，引泄毒气，然后分阴阳而服药可也。分阴阳服药说，备载绍兴官库所刊李迅与明州医家所刊李世英《痈疽方论》。

绿豆乳香托里散方托毒气不入心

绿豆粉一两　乳香半两

上为末，和匀，生甘草水调下。

国老膏方使毒气不入内

甘草大者。二两。细剉，长流水浸一宿，揉令浆汁浓，去尽筋滓，再用绢滤过，银石器内慢火熬成膏，以瓷器收贮

每服一二匙，和酒调服，白汤调下亦得，微利为度。

五香连翘汤方疏散郁毒之气

木香三分，不见火　沉香三分，不见火　连翘全者，去蒂。三分　射干三分　升麻三分　木通三分，去节　黄芪三分，拣无叉附者，生用　丁香半两，拣去枝，不见火　乳香半两，别研　大黄微炒，半两，剉　甘草半两，生用　麝真者。一钱半，别研　独活三分。买老羌活用　桑寄生三分。难得真者，缺之亦可

上十四味为粗末，和匀。每服三大钱，水一盏，煎至七分，去滓服。并滓煎，用银器煎药，入银一片，同煎亦得。

转毒散方利去病根，不动元气

车螯紫背光厚者，以盐泥固济，煅通红，候冷，净，取末。一两　甘草一两，生用　轻粉半钱

上一处为细末。每服四钱匕，浓煎瓜蒌一个，去皮，煎酒一碗调下，五更服，甚者不过二服。

矾黄丸方专托毒，不攻内

白矾一两，为末　黄蜡半两。溶开，和白矾末

上旋为丸，如绿豆大。每服五十丸，用温酒和些煎熟麻油送下，不依时候。

醋熨法未成脓，熨之则散；已成脓，熨之则出

牛皮胶，铫中略入水溶释，摊刷皮纸上，中心开一圆窍。如此作数片。却以胶纸贴疮上，就以窍子出了疮头，以出毒气。用好酽醋以小锅煮在面前，令沸，用软布手巾段两条，蘸醋，更互熨之用竹夹子夹上。须乘热蒸熨数百度，就胶纸上团团熨，不住手，纸破再换。如痒，愈熨，切不可以痒而止。如有脓从窍中流，更自熨歇，落熨三五日，不妨时暂歇。熨时更以好拔毒膏药贴之，仍出窍子以泄毒气。其熨时直候疮上有血水来，痒止痛止，然后住熨，或要住熨而胶粘于背，可煎贯众汤洗之即脱。一面熨了，一面看阴阳证，随证用药。

此法甚简而功甚大，委有神验，切不可忽。酽醋，即米醋也。

鹭鸶藤酒

李氏方云：病痈疽人，适有僻居村疃，及无钱收买高贵药材，只得急服鹭鸶藤酒。不问已灸未灸，连服数剂，并用盦法方在后，候其疽破，即以神异膏方在《李氏集验背疽方论》贴之，亦屡用取效应。发眉、发颐、发背，但是肿发，尽量多服，无不取效，前后用此医田夫野老，百发百中。

《苏沈良方》云：鹭鸶藤，一名忍冬草。叶尖圆，蔓生，叶背有毛，田野篱落，处处有之；两叶对生，春夏开，叶梢尖，面色柔绿，叶微薄，秋冬即坚厚，色深而圆，得霜则叶卷而色紫；开花极芬芳，香闻数步，初开色白，数日则变黄，每枝黄白相间，故一名金银花。花间曳蕊数茎如丝，故一名老翁须，一名金银股。冬间叶圆厚，似薜荔，故一名大薜荔。花气可爱，似茉莉、瑞香辈。古人但以为补药，今以治疽奇验。

鹭鸶藤嫩苗叶，五两。不得犯铁器，用木棰捶碎　甘草一两，生用，剉为粗末

右二味同入瓦器内，用水二碗，文武火缓缓煎至一碗，入好无灰黄酒一大碗，同煎十数沸，滤去滓，分为三服，微温，连进一日一夜，吃尽。病势重者连进数剂。既云可作补药，必然无虑伤脾，服至大小肠通利为度。

鹭鸶藤图形（图形见下页）　又名甜藤

盦散痈疽法

鹭鸶藤取叶，不拘多少，入砂盆内烂碾，入无灰黄酒少许，调和，稀稠得所，涂盦患处四围，中心留一大穴，以泄毒气，早晚换盦，不可间断。

治头脑上痛肿，川芎通气散

天花粉洗净，为细末　　川芎不见火，为细末　　穿山甲头项上甲，炒，为细末

上等分，每服五钱，重用瓜蒌一个，取子并肉研细，入无灰黄酒一碗，浥之，滤去滓，重汤煎熟，却将此酒来调药。食后稍空服，连进数剂。并用前方鹭鸶藤酒，每碗加川芎末三钱重调下，与通气散更互服之。及急剃去发，用前方盦法。大凡痛疽服药，须是作急连进，方能救疗。

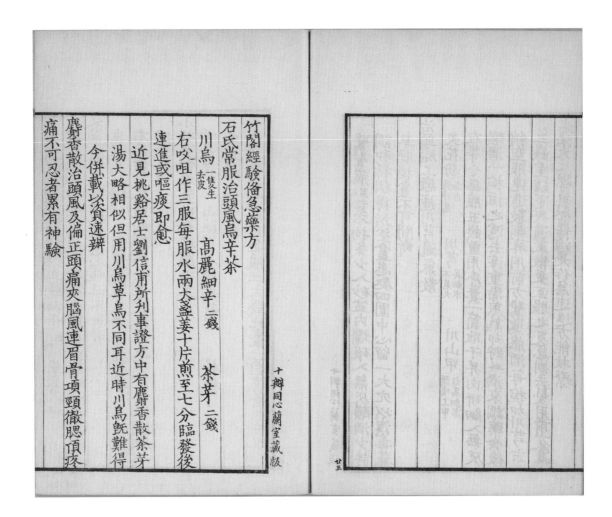

竹阁经验备急药方

石氏常服治头风，乌辛茶

川乌一只，生，去皮　高丽细辛二钱　茶芽二钱

上吰咀，作三服。每服水两大盏，姜十片，煎至七分，临发后连进，或呕痰即愈。

近见桃溪居士刘信甫所刊《事证方》中有麝香散、茶芽汤，大略相似，但用川乌、草乌不同耳。近时川乌既难得，今并载以资速办。

麝香散　治头风及偏正头痛，夹脑风连眉骨、项颈、彻腮顶，疼痛不可忍者，累有神验。

草乌二两，用大者，炮裂，去皮尖，剉如豆大，入盐炒黄色　高丽细辛二两，剉　草茶四两，略研

上三味，共为细末。每服一大钱，入麝香少许，蜡茶清调下。

茶芽汤　治偏正头疼，恶心呕吐不止者。

生草乌半两，去皮尖　高丽细辛半两　茶芽一两

上为粗末。每服四钱，水二盏，慢火煎至六分，去滓温服，一服取效。

小托里散　顺气进食，排脓去毒

香白芷　山药　白蒺藜　桔梗　瓜蒌根　甘草

上等分，共炒为末。每服二大钱，北枣一个，生姜三片，水一盏，煎至六分，空心服。

人有患痈疽者，每以十补托里散为第一药。然数年以来，人参与银同价，当归又数倍之，非富贵之家安得入口？偶得此方，颇便贫者。本出《刘涓子鬼遗论》。余幼子八九岁时，右腿因闪䏠生脓，不□[1]针砭，曾服有效。

瓜蒌酒　治一切痈疽

大甘草半两，为粗末，生者　没药二钱半，研　大瓜蒌黄熟者，一个，去皮，连子切碎，俗所谓杜瓜是也

上三件，用无灰酒三升，熬至半碗。放温服之，再进不妨。欲大便略通，加皂角刺七枚同煎。

此治腋下忽有硬核，壅肿不可下臂，久则生脓，及妇人

---

①□：版蚀字坏。

奶癰男子便毒最驗瓜蔞最通乳脉婦人有奶乳不通
者服之乳至如泉
治腿髀間生腫毒名曰便毒
大甘草　地榆　地骨皮（一名狗杞其根即是取生者洗去泥用之尤驗）
右三味等分剉了和匀分作三服每服水一碗煎至七分
先將生烏豆一掬嚼細圍瘡四邊令周匝留瘡口用大葱
白捶扁與瘡長短相似安於瘡口上煎藥熟即將藥滓乘
熱覆蓋於烏豆及葱白之上將手護定恐藥滓撒落仍乘
熱服藥卻將第二服藥候藥熟即掃去前藥滓及葱豆別
嚼豆用與葱白如前法第三服即就藥滓用片帛縛定坐

臥任便其瘡未結者立消已結者易破已破者瘡口易合
須空心連服三次神驗
治髭癰人有摘髭誤斷忽髭根赤腫生膿甚者殺人
取桑樹上耳爛嚼盦敷一夜髭根可出腫亦退
治紫癜風
榆樹皮燒存性細研為末糟茄蘸擦一二次即除
治脫囊曾有小兒發熱作驚啼哭不已視其外腎則紅腫
皮脫去曾用之神驗
朱陵土（此是燒人地上赤土約是人尸腰間所臨之處不拘多少取研為細末）
右用水調鵝毛刷付土乾則嫩肉巳生於裏矣

十辦同心蘭室藏版

奶痈，男子便毒，最验。瓜蒌最通乳脉，妇人有奶乳不通者，服之，乳至如泉。

治腿髀间生肿毒，名曰便毒。

大甘草　地榆　地骨皮一名枸杞，其根即是，取生者，洗去泥，用之尤验

上三味等分，剉了，和匀，分作三服。每服，水一碗，煎至七分。先将生乌豆一掬嚼细，围疮四边，令周匝，留疮口；用大葱白，捶扁，与疮长短相似，安于疮口上。煎药熟，即将药滓乘热覆盖于乌豆及葱白之上。将手护定，恐药滓撒落。仍乘热服药。却将第二服药候药熟，即扫去前药滓及葱豆，别嚼豆，用与葱白如前法。第三服即就药滓用片帛缚定，坐卧任便。其疮未结者立消，已结者易破，已破者疮口易合。须空心连服三次，神验。

治髭痈。人有摘须误断，忽须根赤肿生脓，甚者杀人。

取桑树上耳，烂嚼盦敷一夜，须根可出，肿亦退。

治紫癜风

榆树皮烧存性，细研为末。糟茄蘸擦一二次，即除。

治脱囊。曾有小儿发热作惊，啼哭不已。视其外肾则红肿，囊皮脱去，曾用之神验。

朱陵土此是烧人地上赤土，约是人尸腰间所临之处，不拘多少，取研为细末

上用水调，鹅毛刷。付土干，则嫩肉已生于里矣。

治喉閉膿血脹塞喉中語聲不得命在須臾

用真鴨嘴膽礬為細末將箸頭捲少綿子在上先在米醋中打濕然後蘸前藥末為細末令人撐患人口開將箸頭藥點入喉中腫處其膿血即時吐出所患即愈如不能開口者只用生姜一塊如栗子大剜一小孔入巴豆肉一粒在內更用麻油小半盞安砂盆中將生姜磨盡為度竟以姜油灌入喉中即時吐出膿血其效尤速若喉中未生毒方覺難進食便以葉下紅葉同甘草少許入蜜些子並皆爛搗如泥用綿子裹如圓眼大外以線繫定令線要長直入喉中以風涎出盡為度

膽礬絕難得真者只用薄荷一握皂角一梃同搗真汁滴入即破尤為簡便

治湯火所傷

釅米醋將多年舊窗紙蘸濕輕輕貼其上自然腫消

治蝦蟆叮

山上蕨萁葉不拘多少燒存性研細末輕粉麻油敷

治一切毒蛇所傷

於所傷處先用頭繩縛定不可令毒氣流行急用香白芷半兩研細末以麥門冬洗淨連根葉濃煎前藥末服之卻急討笆楊葉一小籃爛搗又加生姜二十文再搗

治喉闭，脓血胀塞，喉中语声不得，命在须臾。

用真鸭嘴胆矾为细末，将箸头卷少绵子在上，先在米醋中打湿，然后蘸前药末，令人撑患人口开，将箸头药点入喉中肿处，其脓血实时吐出，所患即愈。如不能开口者，只用生姜一块如栗子大，剜一小孔，入巴豆肉一粒在内，更用麻油小半盏，安砂盆中，将生姜磨尽为度。竟以姜油灌入喉中，实时吐出脓血，其效尤速。若喉中未生毒，方觉难进食，便以叶下红叶，同甘草少许，入蜜些子，并皆烂捣如泥，用绵子裹如圆眼大，外以线系定，令线要长，直入喉中，以风涎出尽为度。

胆矾绝难得真者，只用薄荷一握，皂角一梃，同捣，真汁滴入即破，尤为简便。

治汤火所伤。

酽米醋，将多年旧窗纸蘸湿，轻轻贴其上，自然肿消。

治蝦蟆叮

山上蕨萁叶，不拘多少，烧存性，研细末，轻粉麻油敷。

治一切毒蛇所伤。

于所伤处，先用头绳缚定，不可令毒气流行。急用香白芷半两，研细末，以麦门冬洗净，连根叶浓煎汤，调前药末服之。却急讨笆杨叶一小篮，烂捣。又加生姜二十文，再捣

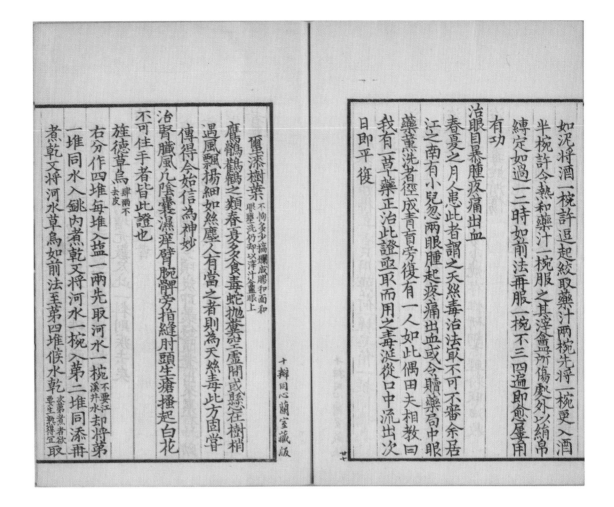

如泥，将酒一碗许，逗起，绞取药汁两碗，先将一碗更入酒半碗许，令热，和药汁一碗服之。其淬盒所伤处，外以绢帛缚定。如过一二时，如前法再服一碗，不三四遍即愈，屡用有功。

治眼目暴肿，疼痛出血。

春夏之月，人患此者，谓之天丝毒，治法最不可不审。余居江之南，有小儿忽两眼肿起，疼痛出血，或令赎药局中眼药熏洗者，径成青盲。旁复有一人如此，遇田夫相教，曰：我有一草药，正治此证。亟取而用之，毒涎从口中流出，次日即平复。

茧漆树叶不拘多少，捣烂成胶，和面和眼壅洗，仍却以淬汁盒眼上

鹰、鹘、鹳、鹤之类，春夏多食毒蛇，抛粪空虚，间或悬在树梢，遇风飘扬，细如丝尘，人有当之者，则为天丝毒。此方固尝传得，今始信为神妙。

治肾脏风。凡阴囊湿痒，臂、腕、髀旁、指缝、肘头生疮，搔起白花不可住手者，皆此证也。

旌德草乌四两，不去皮

上分作四堆，每堆入盐一两，先取河水一碗不要江溪井水，却将第一堆同水入铫内煮干；又将河水一碗入第二堆，同添再煮干；又将河水草乌如前法至第四堆，候水干次第煮者，欲要生熟得宜，取

朴硝二錢，用烏盞於火上鎔釋
右用熱酒一盞，候朴硝釋時，傾在酒內，乘熱於當日身上
寒凛凛發作時服之，鬥發一次，更不再作
治男子、婦人小便卒不通方。妊婦有臨月患此者，累得効
裹茶蒻一兩，燒灰存性，研　滑石半兩，細研
右同碾勻，每服壹貳錢，用腦茶少許，沸湯點入生麻油二
三滴服
治一切發背癰疽，延開不已，湏用圍住方
台烏研爲細末
右用蜜水調傅四邊，早晚換傅，則毒腫不開，旋斂於中

出切片子，先用麻油少許抹銚內，却將草烏片炒黄色
地上出火毒，研爲細末，又入好土硃一兩，米醋糊爲元，如
梧桐子大，每服四十元，空心食前酒下，如覺麻人則減元
數，不覺麻人則增元數，盡此一料則疾去矣
治小兒悮吞銅錢入腹者
羊脛炭即炭中極小堅硬，擲地有聲者
右爲細末，米飲調下，少頃炭即裹錢隨糞出來累有神効
亦治諸般鯁及小兒悮吞碁子者
治久患脾寒，寒熱不已，或一日，或間兩三日，或半年，或三年
者無不剋驗

十顆同心蘭室藏版

廿八

出切片子。先用麻油少许抹铫内，却将草乌片炒黄色，地上出火毒，研为细末。又入好土朱一两，米醋糊为丸，如梧桐子大。每服四十丸，空心食前酒下。如觉麻人，则减丸数，不觉麻人，则增丸数。尽此一料，则疾去矣。

治小儿误吞铜钱入腹者。

羊胫炭即炭中极小坚硬，掷地有声者

上为细末，米饮调下。少顷炭即裹钱随粪出来，累有神效。亦治诸般鲠及小儿误吞棋子者。

治久患脾寒，寒热不已，或一日，或间两三日，或半年，或三年者，无不克验。

朴硝二钱，用乌盏于火上熔释

上用热酒一盏，候朴硝释时，倾在酒内，乘热于当日身上寒凛凛发作时服之。斗发一次，更不再作。

治男子、妇人小便卒不通方。妊妇有临月患此者，累得效。

裹茶蒻一两，烧灰存性，研　滑石半两，细研

上同碾匀。每服一二钱，用腊茶少许，沸汤点入生麻油二三滴服。

治一切发背痈疽，延开不已，须用围住方。

台乌研为细末

上用蜜水调敷四边，早晚换敷，则毒肿不开，旋敛于中，

其效捷甚。

治一切赤肿疖毒，初发便贴，无有不散。

黄头浆粉炒，十分，黑色。一两　黄檗皮半两，炙

右为细末，用芭蕉油调敷。东阳陈氏专施此药

治一切疮疖，已溃未溃皆可贴。

五倍子一两　白矾二钱

右为细末，用井花水调敷。

治下血不止，及肠风脏毒败证，灸法。

量脐心与脊骨平，于脊骨上灸七壮，即止。如再发，即再灸七壮，永除根本。

治噎疾灸法。

脚底中指中节灸七壮，男左女右。

治男子遗精白浊，起止不可者，灸法。

先点丹田穴，更向上去些小，灸七壮。脐下一寸为丹田

治汤火所伤，又神验于前者。

或用灶底黄土，或用无名异，皆为细末，用冷水调敷，痛即定。无瘢痕。人家尤易取办。

治一切嗽疾，不问新旧，熏喉法。

款冬花约一分　鹅管石约一分　雄黄约一分之半

右为极细末，用无雄乌鸡子清调头次生下者是无雄；次将白纸一方，以

备急灸法 ○三七
清光绪十六年影宋本

所调药刷一半，候干，卷成小筒，将一半无药处捻定，于无灰火上烧浓烟，直安入近喉处，闭口使烟气冲入。觉必要嗽，须略忍住。便以冷茶清呷数口此用先办，随即哕出痰数口，无不差者。闭口熏烟时更记牢捻鼻孔，莫令烟出。

治脚气风湿气贯注，四肢疼痛。

四味理中汤去人参，加红曲，为细末，热酒调服。

治臂痛指弱，此由伏痰在内，中脘停滞，四肢属脾，脾血相抟，**茯苓丸**

赤茯苓一两　半夏三两　枳实半两　风化朴硝一分

右为细末，姜汁糊为丸，梧桐子大。每服三十丸，姜汤下。余以前红曲理中汤并下，效尤速。

治髀间发肿。此因败精滞气，加以阴湿，名曰髀毒。及肾痛未散，自腰以下一切肿毒，咸治之。

焰硝一钱重。通临安买盆硝有锋芒者，草店中味咸者不可用

右为细末。用热酒调，极空心服之。放微温，不可太温。不可便吃热食，恐作吐。觉小便微疼时，是毒从小便出去，一溺便安。觉未退，再进一服，无不效者。毒作而肿甚如蒸饼大者，亦泄去。且不用破，又不动元气。士大夫有服之累效者。

治从高坠下，攧扑闪朒，专能散血疏气。

黄熟茄种，连皮肉薄切，红瓦上焙干，入糖瓮收贮。临时研为末，入乳香少许，酒调下。能饮者，以醉为度。虽气欲绝者，急擘牙灌入。

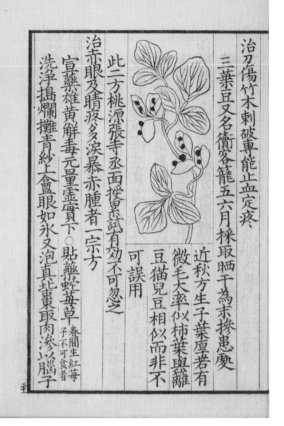
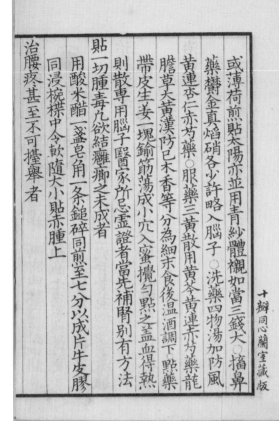

治刀伤竹木刺破，专能止血定疼。

三叶豆，又名衒客笼，五六月采取，晒干为末，掺患处。（见上图）

近秋方生子，叶厚若有微毛，大率似柿叶，与篱豆、猫儿豆相似而非，不可误用。

此二方桃源张寺丞面授，累试有效，不可忽之。

治赤眼及睛疼、多泪、暴赤肿者一宗方。

宣药：雄黄解毒丸，量虚实下。

贴药：蛇莓草春间生红莓子，不可食者洗净捣烂，摊青纱上，盦眼如冰。又泡真北枣，取肉，渗以脑子或薄荷煎，贴太阳，亦并用青纱体衬，如当三钱大。

搐鼻药：郁金、真焰硝各少许，略入脑子。

洗药：四物汤加防风、黄连、杏仁、赤芍药。

服药：三黄散，用黄芩、黄连、赤芍药、龙胆草、大黄、汉防己、木香，等分为细末，食后温酒调下。

点药：带皮生姜一块，鎗箸荡成小穴，入蜜搅匀点之。盖血得热则散，专用脑子，医家所忌。虚证者当先补肾，别有方法。

贴一切肿毒，凡欲结痈疽之未成者。

用酸米醋一盏，皂角一条，捶碎，同煎至七分，以成片牛皮胶同浸碗碟中，令软，随大小贴赤肿上。

治腰疼，甚至不可抬举者。

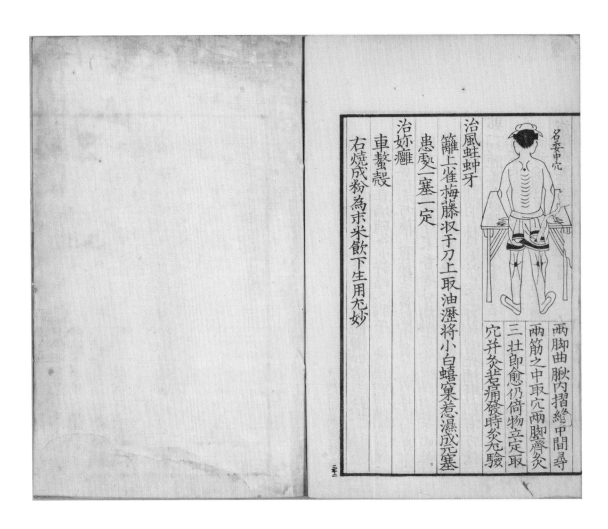

两脚曲䐃内褶缝中间，寻两筋之中取穴，两脚齐灸三壮即愈。仍倚物立定，取穴并灸。若痛发时灸尤验。名委中穴。（图见上）

治风蛀虫牙。

篱上雀梅藤，收于刀上，取油沥，将小白蟢窠惹湿成丸，塞患处，一塞一定。

治奶痈。

车螯壳

右烧成粉，为末，米饮下，生用尤妙。

灸法要穴

日本江户抄本

日本江户时期·作者佚名　王旭东　朱石兵　校订

《灸法要穴》，不分卷。灸法著作，作者佚名。约成书于日本元禄年间（1700 年前后）。书中记述 53 个常用灸穴，分为取穴尺寸说、头、胸、腹、背、侧胸、肩肘、髀胫、奇穴九个部分。可供灸治参考。本书收载底本为日本江户初抄本。

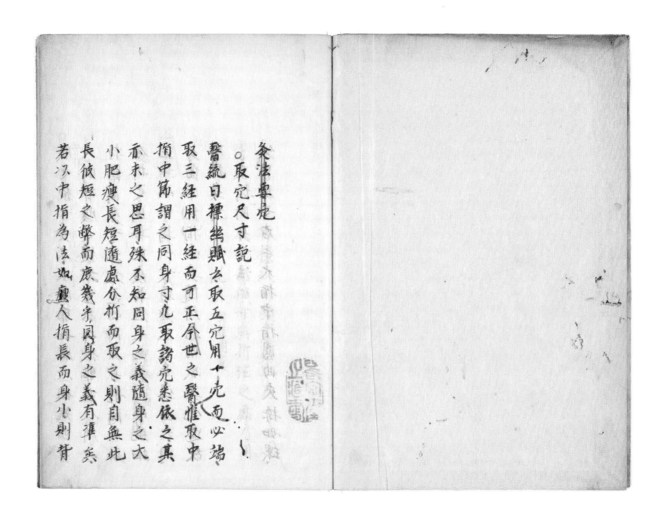

取穴尺寸说

《医统》曰：《标幽赋》云：取五穴用一穴而必端，取三经用一经而可正。今世之医惟取中指中节，谓之同身寸，凡取诸穴悉依之，其亦未之思耳。殊不知同身之义，随身之大小肥瘦长短，随处分折而取之，则自无此长彼短之弊，而庶几乎同身之义有准矣。若以中指为法，如瘦人指长而身小，则背腹之横寸岂不太阔耶；如肥人指短而身大，则背腹之横寸岂不太狭耶？古人所以特谓同身寸法者，盖必同其身体，随在而分折之，固无肥瘦长短之差讹也。《医统》细注云：以中指一寸通身取之，乌得为之同身。当曰同指必其随所处而取其穴道，故曰同身寸。

中指同身寸法

以男左女右手，大指中指圆曲交接如环，取中指中节横纹两头尽处，此为一寸。凡手足尺寸，及背部横寸，无折法之处，乃用此法，其他不必混用。《类经图翼》

头部 一穴

△ 《灵枢经》曰：发际所覆者，颅至项一尺二寸，项发以下至背骨长三寸半。《甲乙经》及《图翼》作三寸半

《图翼》云：如发际不明，则取眉心直上后至大杼骨折作一尺八寸，此为直寸。

百会 督脉

在顶中央旋毛心容豆许，直两耳

尖上对是穴，灸五壮或三壮。主治头痛，中风，口噤不开。

胸部　三穴

　　△结喉以下至缺盆中长四寸，即天突穴处。

　　天突

　　低头取之，灸三壮。治气喘。

　　璇玑

　　在天突下一寸陷中，仰而取灸五壮。主治同天突。

　　膻中

　　在两乳间陷中，仰卧取之，灸七壮。主治噎气隔食，胸痹心痛。

腹部　十五穴

　　△髑骬以下至天枢，长八寸；天枢以下至横骨，长六寸半。《图翼》注云：按此古数以今用，上下穴法参校，多有未合。

　　△两乳之间广九寸半

　　《图翼》云：自髑骬上岐骨际下至脐心折作八寸，脐心下至毛际曲骨穴，折作五

寸横寸以两乳相去折作八寸胷腹横

禁刺　鳩尾　任脉
在從岐骨際下行一寸禁灸

巨阙
在鳩尾下一寸灸七壮或七々壮。主治胸蒲氣短中隔不利卒心痛

上脘
在巨阙下一寸灸七壮或七々壮。主治飲食不化翻胃呕吐蚘其心痛孕婦不可灸

中脘
在上脘下一寸灸二七壮至百壮。主治心下胀蒲冷氣結氣飲食不進不化翻胃不食孕婦尤忌之

建里
在中脘下一寸灸五壮或二七壮。孕婦不可灸

下脘
在建里下一寸灸二七壮至百壮。主治脐上堅痛虚腫癖塊連脐瘦弱少食孕婦不可灸

水分
在下脘下一寸脐上一寸灸五壮或七々壮

寸，横寸以两乳相去，折作八寸，胸腹横直寸法并依此。

鸠尾　禁刺　任脉
在从岐骨际下行一寸，禁灸。

巨阙
在鸠尾下一寸，灸七壮或七七壮。主治胸满气短，中隔不利，卒心痛。

上脘
在巨阙下一寸，灸七壮或七七壮。主治饮食不化，翻胃呕吐蛔虫，心痛。孕妇不可灸。

中脘
在上脘下一寸，灸二七壮至百壮。主治心下胀满，冷气结气，饮食不进不化，翻胃不食。孕妇不可灸。

建里
在中脘下一寸，灸五壮或二七壮。孕妇不可灸。

下脘
在建里下一寸，灸二七壮至百壮。主治脐上坚痛虚肿，癖块连脐，瘦弱少食。孕妇不可灸。

水分
在下脘下一寸，脐上一寸，灸五壮或七七壮。

主治肠鸣泄泻，腹胀绕脐结痛。

神阙　禁刺

当脐中灸三壮，一曰纳炒干净盐满脐上，加厚姜一片盖定，灸百壮至三五百壮，以多为良。但复月人神在脐，乃不宜灸。主治阴证伤寒中风，不省人事。《千金》云：纳盐脐中，灸三壮，治淋病。

阴交

在脐下一寸，灸五壮或百壮。主治脐下冷痛，妇人月事不调。孕妇不可灸。

气海

在脐下一寸半，灸五壮或百壮。主治脐下冷气，阳脱欲死，阴证伤寒，卵缩，四肢厥冷。白浊白带，月事不调，小儿遗尿。孕妇不可灸。

石门　一名丹田

在脐下二寸，灸五壮或二七壮。一曰多灸令人败伤，妇人禁刺灸，犯之终身绝孕。

关元

在脐下三寸，灸七壮。

主治小便不禁，妇人血冷，经水不通，不妊。孕妇不可灸。

承满 足阳明

去中行二寸，对上脘，灸五壮。主治胁下坚痛，食饮不下，肩息隔气。

梁门

去中行二寸，对中脘，灸五壮至三七壮。主治胸胁积气，饮食不思，大肠滑泄，完谷不化。孕妇禁灸。

天枢

去中行二寸，对神阙，灸五壮或至百壮。主治久积冷气，绕脐切痛，女人癥瘕，血结成块。

背部 二十穴

△膂骨以下至尾骶二十一节长三尺《素问注证》云：按曰二十四节者，以项骨三推不等也，至尾骶穴亦不等。

《图翼》云背部折法，自大椎至尾骶通折三尺。上七节，各长一寸四分一厘，共九寸八分七厘；中七节，各一寸六分一厘，共一尺一寸二分七厘。第十四节与脐平下七节各一寸二分六厘，共八寸八分二厘，总共二尺九寸九分六厘，不足四厘者有零，未尽也，直寸依此。

《素问》曰：欲知背俞，先度其两乳间中折之。《类》注云：更以他草度去半已，即以两隔相柱也，乃举以度其背，令其一隔居上齐脊大椎，两隔在下，当其下隔者，肺之俞也；复下一度，心之俞也，复下一度，左角肝之俞也，右角脾之俞也；复下一度，肾之俞也。是谓五脏俞，灸刺之度也。两乳之间，相去八寸。

《类》注云：《灵枢》曰：背中大腧在杼骨之间，肺腧在三焦之间，心腧在五焦之间，膈腧在七焦之间，肝腧在九焦之间，脾腧在十一焦之间，肾腧在十四焦之间，皆挟脊相去三寸所。则欲得而验之，按其处，应在中而痛解，乃其腧也。灸之则可，刺之则不可，云云。

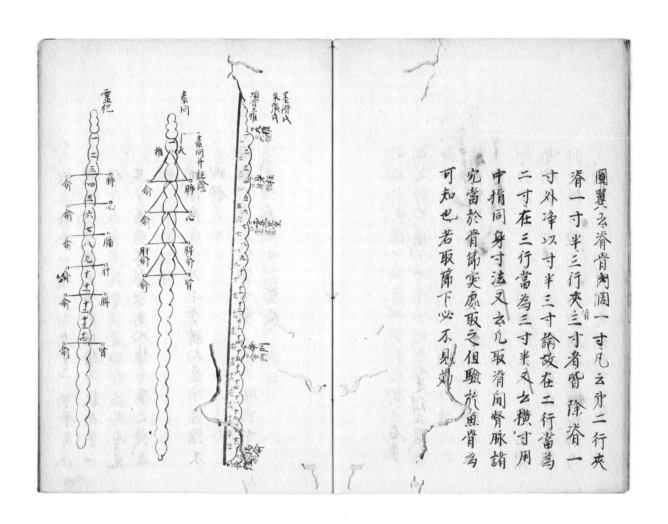

《图翼》云：脊骨内阔一寸，凡云第二行夹脊一寸半，三行夹脊三寸者，皆除脊一寸外净，以寸半三寸论，故在二行当为二寸，在三行当为三寸半。又云横寸用中指同身寸法。又云凡取脊间督脉诸穴，当于骨节突处取之，且验于鱼骨为可知也。若取节下，必不见效。

脊骨度量图（图见上）

大椎　督脉

在第一椎上陷者中。一曰平肩，《注证》云：除项骨三节则大椎又数为第一椎，今人灸大椎者，俱是项骨高起者，见其骨高而大，误以为大椎而取之。灸五壮，或以年为壮。主治瘰疬久不愈，背膊拘急，项颈强不回顾。

身柱

在三椎节下间。灸五壮或七七壮。主治癫痫，小儿惊痫。

灵台

在六椎节下间。灸三壮。主治气喘不能卧，及久嗽。

命门

在十四椎节下间。灸三壮或三十壮。主治肾虚腰痛，赤白带下，里急腹痛。

《千金》云：腰痛不能俯仰者，令患人正立，以竹柱地，度至脐断竹，乃以度背脊，灸竹上头处，随年壮。

《图翼》云：丈夫痔漏，下血脱肛，长泄痢，淋浊赤白，皆灸之。

长强 《千金》作龟尾

在脊骨端，伏地取之。灸三壮或三十壮。灸治最妙。

风门 足太阳　大杼禁灸

在二椎下两旁各去脊中二寸。灸五壮至百壮。主治头痛，胸背痛。一云常灸之，永无痈疽疮疥等患。

肺俞

在三椎下，去脊中各二寸。又以手搭背，左取右，右取左，当中指末处是穴。灸至百壮。主治目眩，气短不语。

心俞 禁刺

在五椎下，去脊中二寸。禁灸。一曰小儿气不足者，数岁不能语，可灸五壮，艾炷如麦粒。

膈俞

在七椎下，去脊中二寸，灸至百壮。主治心痛，膈胃寒痰暴痛，心满气急。又治吐逆不得食，今日食，明日吐。

肝俞　在九椎下去脊中二寸　灸至百壮

主治胁肋满闷咳引两胁脊背急痛不得息眼目诸疾

胆俞　在十椎下去脊中二寸

脾俞　在十一椎下去脊中二寸　灸至百壮

主治痃疟寒热吐食不食饮食不化泄痢体重四支不收

胃俞　在十二椎下去脊中二寸　灸至百壮

主治胃寒吐逆小儿羸瘦食少及脱肛

三焦俞　在十三椎下去脊中二寸

肾俞　在十四椎下与脐平去脊中二寸　灸至百壮

主治肾虚耳聋腰痛梦遗失精

大肠俞　在十六椎下去脊中二寸伏而取之　灸至百壮

主治脊强不得俯仰腰痛腹胀绕脐切痛又治大便病

肝俞

在九椎下，去脊中二寸。灸百壮。主治胁肋满闷，咳引两胁，脊背急痛不得息，眼目诸疾。

胆俞

在十椎下，去脊中二寸。

脾俞

在十一椎下，去脊中二寸。灸至百壮。主治痃疟，寒热吐食，不食饮，食不化，泄痢，体重，四肢不收。

胃俞

在十二椎下，去脊中二寸。灸至百壮。主治胃寒吐逆，小儿羸瘦，食少及脱肛。

三焦俞

在十四椎下与脐平，去脊中二寸。灸之百壮。主治肾虚耳聋，腰痛，梦遗失精。

大肠俞

在十六椎下，去脊中二寸，伏而取之。灸至百壮。主治脊强不得俯仰，腰痛腹胀，绕脐切痛。又治大便病。

小肠俞

在十八椎下，去脊中二寸。灸至百壮。主治淋沥，妇人带下。

膀胱俞

在十九椎下，去脊中二寸。灸七壮。主治遗溺泄痢，腰脊腹痛。

上髎 第一穴十七　**次髎** 第二穴十八　**中髎** 第三穴十九　**下髎** 第四穴二十

灸三壮或七壮。主治大小便不利，泄泻，妇人绝嗣，阴中痒痛，赤白带下，月经不调。

膏肓俞

在四椎下，五椎上，去脊中三寸半，正坐曲脊取之，令病人两手交在两膊上，灸时亦然，髀骨遂开，其穴立见。灸七七壮至百壮千壮。一云灸后当灸足三里，以引火实下。此穴自晋以前所未有，乃后人之所增也。主治百病，无所不疗。云云。

侧胁部 二穴

章门 足厥阴

在直脐季肋端，侧卧，屈上足伸下足，举臂取之。一云肘尖尽处是穴。灸百壮。主治胸胁痛，腰脊冷痛不得转侧，久泻不止，癖块胀疼。又治癫痫。灸三十壮。

京门 足少阳

在季肋本。灸百壮。主治肠鸣洞泄，腰髀引痛，不得俯仰久立。

肩肘部 七穴

△肩至肘长一尺七寸，肘至腕长一尺二寸半。

肩井 足少阳

在肩上陷解中，缺盆上大骨前一寸半，以三指按取之，当中指下陷者中。灸三壮或百壮。主治头项颈痛，臂不能举。

巨骨 手阳明

在肩上两入骨间陷中。灸五壮。主治臂痛不能屈伸。

肩髃

在膊骨头肩端上，两骨镂陷中，举

臂取之有空。灸三壮至七七壮，不可过多。主治中风偏风，半身不遂，肩臂筋骨痠痛，不能上头。

臂臑
在肘上七寸，腘肉端。灸七壮或百壮。主治臂痛无力，颈拘急。

曲池
在肘外辅骨屈肘曲骨之中，以手拱胸取之。灸三壮，一曰灸十四壮。主治偏风，半身不遂，臂痪莫梳头。

三里
在曲池下二寸，灸三壮。主治齿痛颊肿，手痹不仁。

合谷
在手大指次指岐骨间陷中。灸三壮或七壮。主治唇吻不收，瘖不能言，疗齿龋。

髀胫部　五穴
△髀枢下至膝中长一尺九寸，膝以下外踝长一尺六寸，内辅下廉下至内踝，长一尺

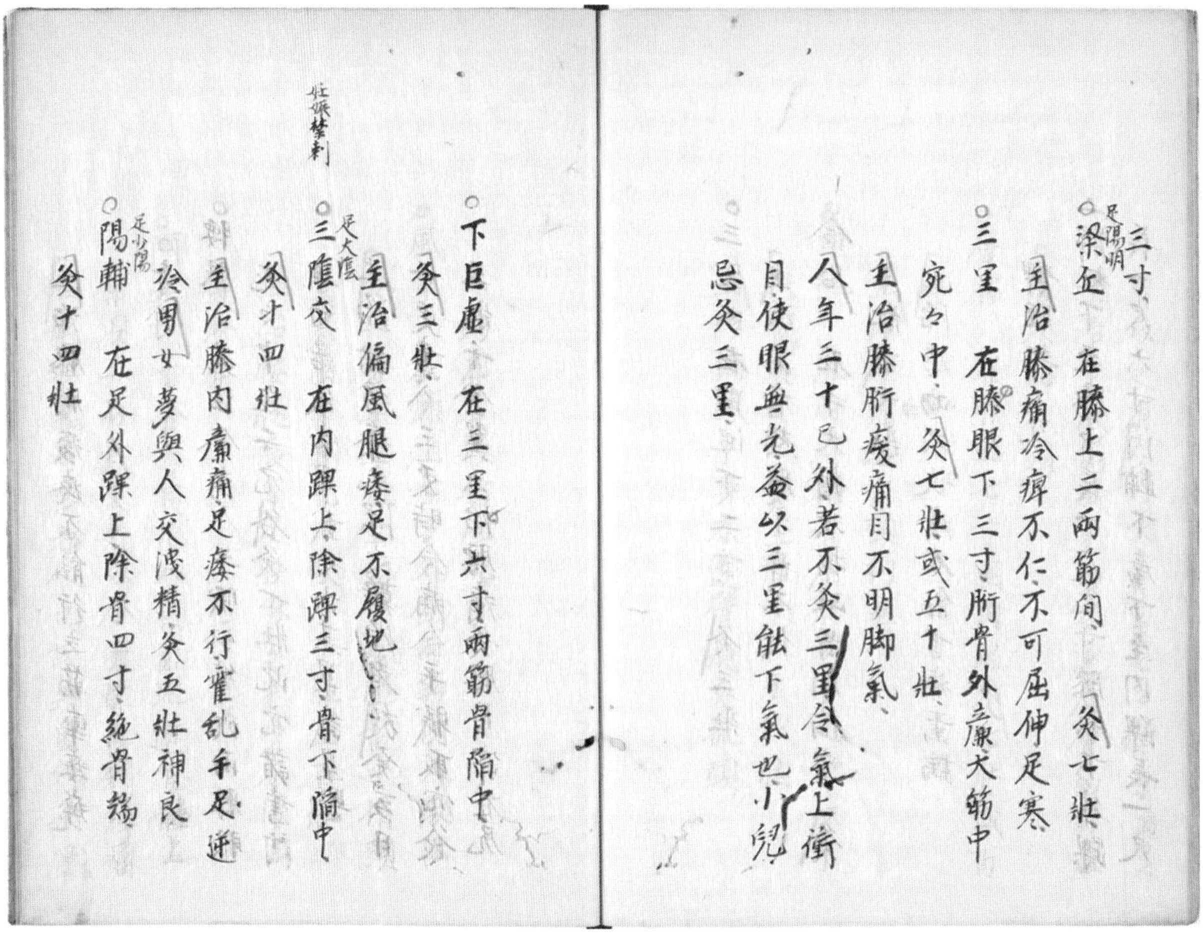

三寸。

梁丘 足阳明

在膝上二两筋间。灸七壮。主治膝痛，冷痹不仁，不可屈伸，足寒。

三里

在膝眼下三寸，胻骨外廉大筋中。主治膝胻疫痛，目不明，脚气。人年三十以外，若不灸三里，令气上冲，目使眼无光，盖以三里能下气也。小儿忌灸三里。

下巨虚

在三里下六寸，两筋骨陷中。灸三壮。主治偏风，腿痿，足不履地。

三阴交 足太阴

在内踝上，除踝三寸，骨下陷中。灸十四壮。主治膝内廉痛，足痿不行，霍乱，手足逆冷，男女梦与人交，泄精。灸五壮神良。

阳辅 足少阳

在足外踝上，除骨四寸，绝骨端。灸十四壮。

主治膝胻痠疼，不能行立，筋挛痿痹。

奇俞

腰眼

其法令病人平眠，以笔于两腰眼宛宛中点二穴，各灸七壮。此穴诸书所无，而《居家必用》载之，云其累试累验。主治诸劳瘵已深难治者，以癸亥日二更尽入三更时，令病人平眠，取穴灸三壮。《千金翼》云：治腰痛灸腰目窌，在尻上约左右，似指此穴。

风市

在膝上七寸外侧，两筋间。又取法，令正身平立，直垂两手着腿，当中指头尽处陷中是穴。灸二十壮至百壮。主治腰腿痠痛，足胫麻顽，半身不遂，两脚疼痛。

阿是

《千金方》曰：凡人吴蜀地游宦，体上常须三两处灸之，勿令疮暂差，则瘴疠、温疟、毒气不能著人也。故吴蜀行灸法，必阿是之法，言有人病痛，即令捏其上，若里当其处，不问孔穴，即得便快成痛处，即云阿是，灸刺皆验，故曰阿是穴也。按《灵枢》曰以痛为输。《注证》曰：俗曰天应穴者是也。

四花穴

崔知悌云：灸骨蒸劳热，灸四花穴。以稻秆心量口缝如何阔，断其长多少。以如此长裁纸四方，当中剪小孔，别用长稻秆踏脚下，前取足大指为止，后取脚曲䐐横文中为止，断了，却环在结喉下垂向背后，看秆止处，即以前小孔纸当中安分为四花，灸纸角也，可灸七壮。《聚英》曰：初疑四花穴，古人恐人不识点穴。故立此捷法，当必有合于五脏俞也，今依此法点穴，果合太阳行背二行膈俞、胆俞四穴。《难经》曰：血会膈俞。疏曰：血病治此。盖骨蒸劳热，血虚火旺，故取此以补之。胆者，肝之腑，藏血，故亦取是俞也。崔氏止言四花，而不言膈俞、胆俞四穴者，为粗工告也。今只依揣摸脊骨膈俞、胆俞为正。然人口有大小、阔狭不同，故四花亦不准。

四花六穴

《图翼》云：凡男妇五劳七伤，气血虚损，骨蒸潮热，咳嗽痰喘，五心烦热，四肢困倦，羸弱等证，并皆治之。

第一次先取二穴，令患人平身正立，取一细绳约长三四尺者，蜡之，勿令伸缩，乃以绳头与男左女右足大拇指端比齐，令其顺脚心，至后跟踏定，却引绳向后，从足跟足肚贴肉直上，比至膝湾曲腘中大横文截断；次令病者平身正坐，解发分项，中露头缝，取所比蜡绳，一头齐鼻端按定，引绳向上，循头缝项背，贴肉垂下，至绳头尽处，以墨记之此非灸穴。别又取一小绳，令患者合口，将绳双折，自鼻柱根按定，左右分开，比至两口角如人字样（自鼻合口别筆），截断，却将此绳展直取中，横加於前记脊背中墨点之上，其两边绳头尽处，以墨记之，此第一次应灸二穴，名曰患门。右法若妇人足小者，难以为则，当取右臂自肩髃穴起，以墨点记，伸手引绳向下，比至中指端截断，以代量足之法，庶乎得宜。《聚英》曰：《资生经》云灸时随年多灸一壮，如年三十，灸三十一，累效。依此量之，其穴合五椎两旁三寸心俞二穴也，岂心主血，故灸之欤。第二次取二穴，令患人平身正坐，稍缩臂膊，取一蜡绳绕项后，向前双垂，头与鸠尾尖齐，双头一齐截断，却翻绳头向后，将此绳中折处正按结喉上，其绳头下垂脊间处，以墨记之此非灸穴。又取一小绳，令患人合口，横量齐两吻截断，还加於脊上墨点处，横量如前法，於两头尽处点

鼻柱根按定，左右分开，比至两口角如人字样，截断，却将此绳展直取中，横加于前记脊背中墨点之上，其两边绳头尽处，以墨记之，此第一次应灸二穴，名曰患门。

右法若妇人足小者，难以为则，当取右臂自肩髃穴起，以墨点记，伸手引绳向下，比至中指端截断，以代量足之法，庶乎得宜。

《聚英》曰：《资生经》云灸时随年多灸一壮，如年三十，灸三十一，累效。依此量之，其穴合五椎两旁三寸心俞二穴也，岂心主血，故灸之欤。

第二次取二穴，令患人平身正坐，稍缩臂膊，取一蜡绳绕项后，向前双垂，头与鸠尾尖齐，双头一齐截断，却翻绳头向后，将此绳中折处正按结喉上，其绳头下垂脊间处，以墨记之此非灸穴。又取一小绳，令患人合口，横量齐两吻截断，还加于脊上墨点处，横量如前法，于两头尽处点

记之。此是第二次应灸两穴，即四花之左右二穴也。

前共四穴，同时灸之，初灸七壮，或二七、三七壮，以至百壮为妙。俟灸疮将瘥，或火疮发时，又根据后法灸二穴。

后次取二穴，以第二次量口吻短绳，于第二次脊间墨点处，对中直放，务令上下相停，于绳头尽处以墨记之，此是灸穴，即四花之上下二穴也。

右共六穴，宜择离日火日灸之，灸后百日内，宜慎房劳思虑，饮食应时，寒暑得中，将养调护。若疮愈后，仍觉未瘥，根据前再灸，无不愈者，故云累灸至百壮。但脊骨上两穴不宜多灸，凡一次只可三五壮，多则恐人倦怠。若灸此六穴，亦宜灸足三里泻火方妙。

愚按：前法灸脊旁四穴，上二穴近五椎，心俞也；下二穴近九椎，肝俞也。崔知悌不指穴名，而但立取法，盖

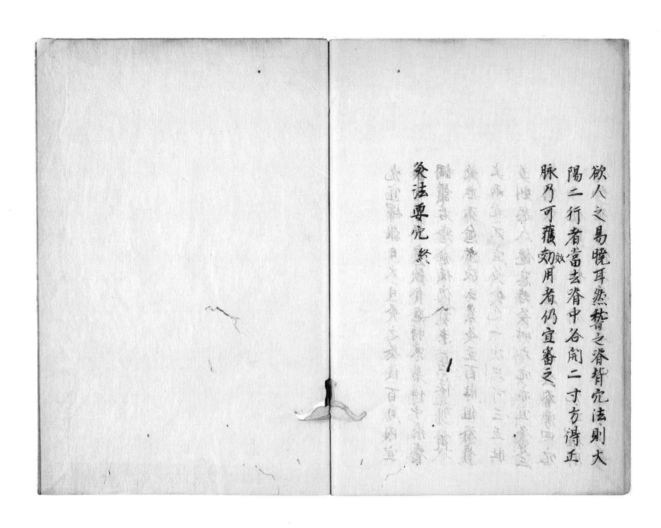

欲人之易晓耳。然稽之脊背穴法，则太阳二行者，当去脊中各开二寸，方得正脉，乃可获效，用者仍宜审之。

灸法要穴终

日本江户时期·堀元厚 编

王慕然　朱石兵 校订

灸焫要览

日本享保九年刻本

　　《灸焫要览》，灸疗学著作，日本江户时期医家堀元厚编纂，成书于日本享保九年（1724）。作者系统介绍了艾灸基础知识、取穴方法、特殊灸法、灸疗宜忌，以及艾灸所用穴位及其主治病症。附录部分则汇集中国针灸古籍中各种灸法，如蒸脐法、神针火法、雷火神针法、隔蒜灸法、豉饼灸法、附子灸法、生姜灸法、黄土灸法等多种灸法。是临床灸疗较为实用的参考书。本书所用底本为日本享保九年（1724）西村喜兵卫刻本。

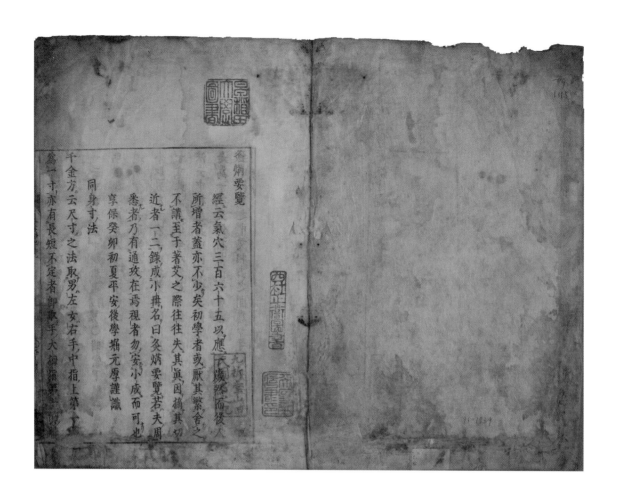

灸焫要览

经云：气穴三百六十五以应一岁，然而后人所增者盖亦不少矣。初学者或厌其繁，舍之不讲。至于著艾之际，往往失其真。因摘其切近者一二，录成小册，名曰《灸焫要览》。若夫周悉者，乃有通考在焉，视者勿安小成而可也。

享保癸卯初夏平安后学堀元厚谨识

同身寸法

《千金方》云：尺寸之法，男左女右手中指上第一节为一寸。亦有长短不定者，即取手大拇指第一节横

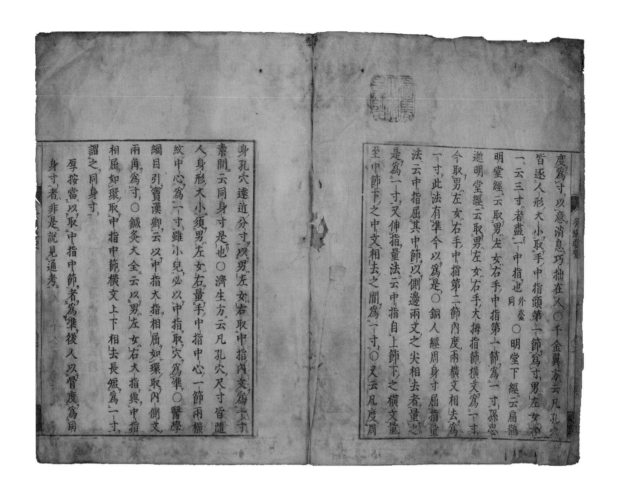

度为一寸，以意消息，巧拙在人。○《千金翼方》云：凡孔穴皆逐人形大小，取手中指头第一节为寸。男左女右一云三寸者，尽一中指也《外台》同。○《明堂下经》云：《扁鹊明堂经》云取男左女右手中指第十节为一寸，《孙思邈明堂经》云取男左女右手大拇指节横文为一寸，今取男左女右手中指第二节内度两横文相去为一寸。此法有准，今以为是。○《铜人经周身寸屈指量法》云：中指屈其中节以侧边两文之尖相去者量之，是为一寸。又《伸指量法》云：中指自上节下之横文量至中节下之中文，相去之间为一寸。○又云凡度周身孔穴远近分寸，以男左女右取中指内文为一寸。《素问》云：同身寸是也。○《济生方》云：凡孔穴尺寸皆随人身形大小，须男左女右量手中指中心一节两横纹中心为一寸，虽小儿必以中指取穴为准。○《医学纲目》引窦汉卿云：以中指大指相屈如环，取内侧文两角为寸。○《针灸大全》云：以男左女右大指与中指相屈如环，取中指中节横文上下相去长短为一寸，谓之同身寸。

厚按：当以取中指中节者为准，后人以骨度为同身寸者，非是说见《通考》。

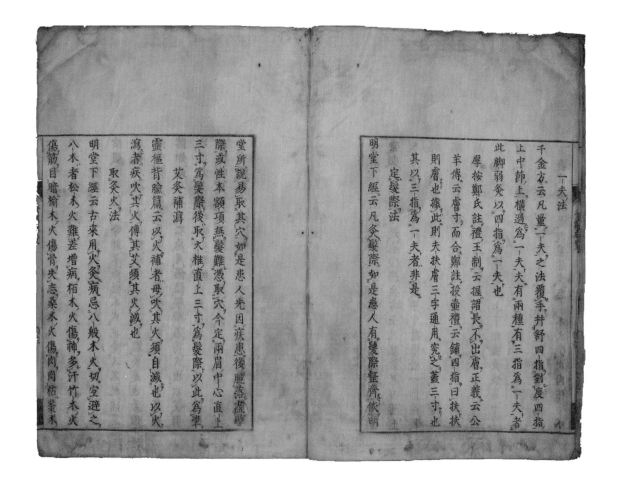

一夫法

《千金方》云：凡量一夫之法，覆手并舒四指，对度四指上中节上横过为一夫。夫有两种，有三指为一夫者，此脚弱灸以四指为一夫也。

厚按：郑氏注《礼王制》云：握谓长不出肤。《正义》云：《公羊传》云肤寸而合。郑注《投壶礼》云：铺四指曰扶，扶则肤也。据此则夫扶肤三字通用，究之盖三寸也。其以三指为一夫者非是。

定发际法

《明堂下经》云：凡灸发际，如是患人有发际整齐，依明堂所说易取其穴。如是患人先因疾患后脱落尽，发际或性本额项无发，难凭取穴，今定两眉中心直上三寸为发际。后取大椎直上三寸为发际，以此为准。

艾灸补泻

《灵枢·背腧》篇云：以火补者，毋吹其火，须自灭也。以火泻者，疾吹其火，传其艾，须其火灭也。

取灸火法

《明堂下经》云：古来用火灸病，忌八般木火，切宜避之。八木者，松木火难瘥增病，柏木火伤神多汗，竹木火伤筋目暗，榆木火伤骨失志，桑木火伤肉肉枯，枣木

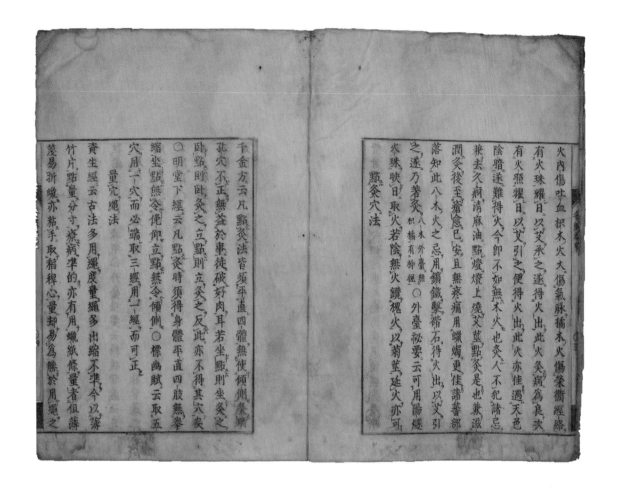

火内伤吐血，枳木火大伤气脉，橘木火伤荣卫经络。有火珠耀日，以艾承之，遂得火出，此火灸病为良，次有火照耀日，以艾引之，便得火出，此火亦佳。遇天色阴暗，遂难得火，今即不如无木火也，灸人不犯诸忌，兼去久，痾清麻油点灯，灯上烧艾茎点灸是也；兼滋润灸后至疮愈已安。且无疼痛；用蜡烛更佳。诸蕃部落，知此八木火之忌，用镔针击磻石得火出，以艾引之，遂乃着灸。八木外台无枳橘有柿枫。〇《外台秘要》云可用阳燧火珠映日取火。若阴无火，钻槐火以菊茎延火亦可。

点灸穴法

《千金方》云：凡点灸法，皆须平直，四体无使倾侧，灸时孔穴不正，无益于事，徒破好肉耳，若坐点则坐灸之，卧点则卧灸之，立点则立灸之，反此亦不得其穴矣。《明堂下经》云：凡点灸时，须得身体平直，四肢无拳缩，坐点无令俯仰，立点无令倾侧。〇《标幽赋》云：取五穴用一穴，而必端取三经用一经而可正。

量穴绳法

《资生经》云：古法多用绳度量，绳多出缩不准。今以薄竹片点量分寸。疗病准的亦有用蜡纸条量者，但薄篾易折蜡亦粘手。取稻杆心量却易为胜于用绳之

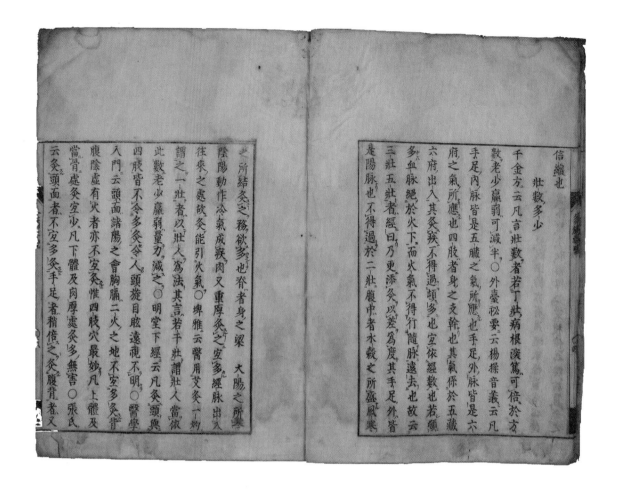

信缩也。

壮数多少

《千金方》云：凡言壮数者，若丁壮，病根深笃，可倍于方数，老少赢弱可减半。○《外台秘要》云：《杨操音义》云凡手足内脉，皆是五脏之气所应也，手足外脉皆是六腑之气所应也。四肢者，身之支干也。其气系于五脏六腑出入，其灸疾不得过顿多也，宜依经数也。若顿多，血脉绝于火下，而火气不得行随脉远去也。故云三壮五壮者，经曰乃更添灸以瘥为度。其手足外皆是阳脉也，不得过于二壮。腹中者水谷之所盛，风寒之所结，灸之务欲多也，脊者身之梁，太阳之所合，阴阳动作，冷气成疾，肉又重厚，灸之宜多。经脉出入往来之处。故灸能引火气。○《埤雅》云：医用艾灸一灼，谓之一壮者，以壮人为法。其言若干壮，谓壮人当依此数，老少赢弱量力减之。○《明堂下经》云：凡灸头与四肢，皆不令多灸，令人头旋目眩，远视不明。○《医学入门》云：头面诸阳之会，胸膈二火之地，不宜多灸。背腹阴虚有火者，亦不宜灸，惟四肢穴最妙。凡上体及当骨处灸宜少，凡下体及肉厚处灸多无害。○张氏云：头面者不宜多灸，手足者稍倍之，灸腹背者又

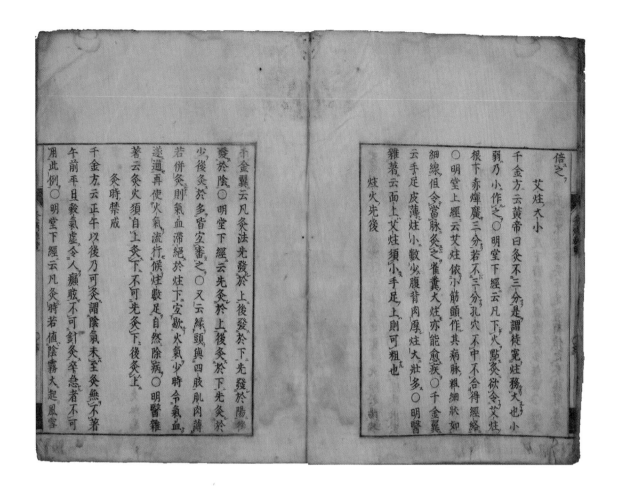

倍之。

艾炷大小

　　《千金方》云：黄帝曰，灸不三分，是谓徒冤。炷务大也，小弱乃小作之。《明堂下经》云：凡下火点灸，欲令艾炷根下赤辉广三分，若不三分，孔穴不中不合得经络。《明堂上经》云：艾炷依小筋头，作其病脉粗细，状如细线。且令当脉灸之，雀粪大炷亦能愈疾。○《千金翼》云：手足皮薄，炷小数少。腹背肉厚，炷大壮多。○《明医杂著》云：面上艾炷须小，手足上则可粗也。

炷火先后

　　《千金翼》云：凡灸法，先发于上，后发于下。先发于阳，后发于阴。《明堂下经》云：先灸于上，后灸于下，先灸于少，后灸于多。皆宜审之。○又云缘头与四肢肌肉薄，若并灸则气血滞绝于炷下。宜歇火，气少时令气血遂通，再使火气流行，候炷数足，自然除病。○《明医杂著》云：灸火须自上灸下，不可先灸下后灸上。

灸时禁戒

　　《千金方》云：正午以后乃可灸，谓阴气未至，灸无不著。午前平旦谷气虚，令人癫眩，不可针灸，卒急者不可用此例。○《明堂下经》云：凡灸时若值阴雾大起，风雪

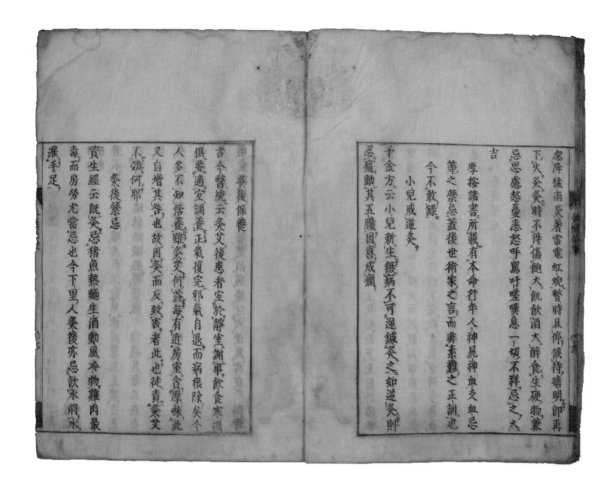

忽降，猛雨炎暑，雷电虹蜺，暂时且停，候待晴明即再下火灸。灸时不得伤饱大饥，饮酒大醉，食生硬物，兼忌思虑，愁忧恚怒，呼骂吁嗟，叹息一切不详，忌之大吉。

厚按：诸书所载，有本命行年，人神尻神，血支血忌等之禁忌。盖后世术家之言，而非素难之正训也，今不敢录。

小儿戒逆灸

《千金方》云：小儿新生，无病不可逆针灸之，如逆灸则忍痛动其五脏，因喜成痫。

灸后保养

《古今医统》云：灸艾后，患者宜于静室谢事，饮食寒温，俱要适宜。调养正气复完邪气自退而病根除矣。今人多不知恬养，虽灸艾何益？每有近房室贪厚味，此又自增其咎也。故因灸而反致害者此也，徒责灸艾不效何耶？

灸后禁忌

《资生经》云：既灸忌猪鱼热面生酒动风冷物，鸡肉最毒，而房劳尤当忌也。今下里人灸后亦忌饮水，将水濯手足。

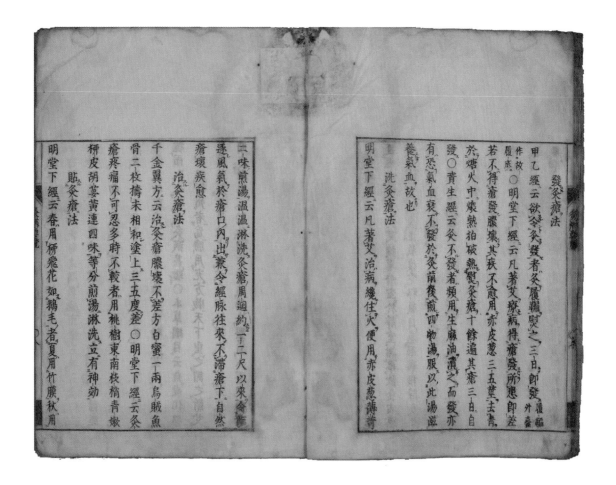

发灸疮法

《甲乙经》云：欲令灸发者，灸履轱熨之，三日即发。履轱，《外台》作故履底。○《明堂下经》云：凡著艾疗病，得疮发所患即瘥。若不得疮发，脓坏其疾不愈。用赤皮葱三五茎，去青于煻火中煨熟，拍破热熨灸疮十余遍，其疮三日自发。○《资生经》云：灸不发者，频用生麻油渍之而发，亦有恐气血衰不发，于灸前后煎四物汤服，以此汤滋养气血故也。

洗灸疮法

《明堂下经》云：凡著艾治病，缠住火，便用赤皮葱，薄荷二味煎汤，温温淋洗，灸疮周回约一二尺，以来令驱逐风气于疮口内出，兼令经脉往来不滞疮下，自然疮坏疾愈。

治灸疮法

《千金翼方》云：治灸疮脓坏不瘥方，白蜜一两，乌贼鱼骨二枚，捣末相和涂上三五度瘥。○《明堂下经》云：灸疮疼痛不可忍，多时不较者，用桃树东南枝梢，青嫩柳皮，胡荽，黄连四味等分煎汤淋洗，立有神效。

贴灸疮法

《明堂下经》云：春用柳飞花如鹅毛者，夏用竹膜，秋用

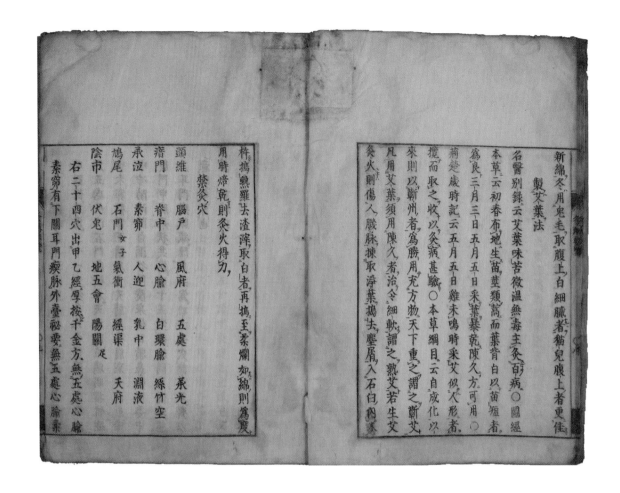

新绵，冬用兔毛，取腹上白细腻者，猫儿腹上者更佳。

制艾叶法

《名医别录》云：艾叶味苦，微温，无毒，主灸百病。《图经本草》云：初春布地生，苗茎类蒿，而叶背白以苗短者为良。三月三日，五月五日采叶暴干，陈久方可用。《荆楚岁时记》云：五月五日，鸡未鸣时采艾似人形者，揽而取之，收以灸病甚验。○《本草纲目》云：自成化以来，则以蕲州者为胜，用充方物天下重之谓之蕲艾。凡用艾叶须用陈久者，治令细软谓之熟艾，若生艾灸火则伤人肌脉。拣取净叶捣去尘屑入石臼内，木杵捣熟，罗去渣滓，取白者，再捣至柔烂如绵则为度，用时焙干则灸火得力。

禁灸穴

头维 脑户 风府 五处 承光 瘖门 脊中 心腧 白环腧 丝竹空

承泣 素窌 人迎 乳中 渊腋 鸠尾 石门女子 气冲 经渠 天府

阴市 伏兔 地五会 阳关足

右二十四穴出《甲乙经》，厚按：《千金方》无五处、心腧、素窌，有下关、耳门、瘈脉。《外台秘要》无五处、心腧、素

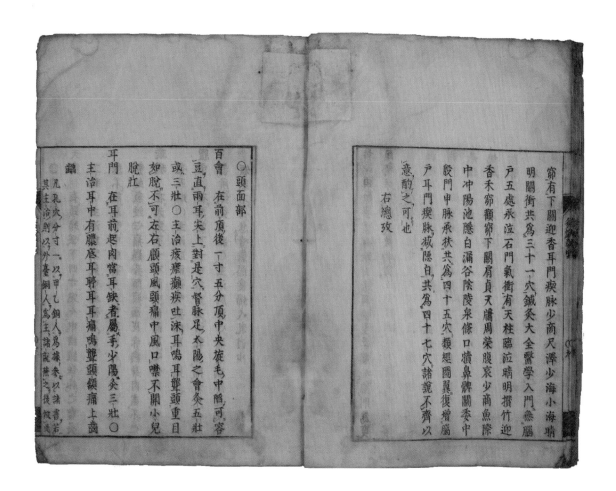

宎，有下关、迎香、耳门、瘈脉、少商、尺泽、少海、小海、睛明、关冲，共为三十一穴。《针灸大全》《医学入门》无脑户，五处，承泣，石门，气冲，有天柱，临泣，睛明，攒竹，迎香，禾宎，颧宎，下关，肩贞，天牖，周荣，腹哀，少商，鱼际，中冲，阳池，隐白，漏谷，阴陵泉，条口，犊鼻，髀关，委中，殷门，申脉，承扶共为四十五穴。《类经图翼》复增脑户，耳门，瘈脉，减隐白，共为四十七穴。诸说不齐，以意酌之可也。

右总考

头面部

百会：在前顶后一寸五分，顶中央旋毛中，陷可容豆，直两耳尖上对是穴。督脉，足太阳之会，灸五壮或三壮。○主治痎疟，癫疾，吐沫，耳鸣，耳聋，头重，目如脱，不可左右顾头，风头痛，中风口噤不开，小儿脱肛。

耳门：在耳前起肉，当耳缺者。属手少阳，灸三壮。○主治耳中有脓，底耳，聤耳，耳痛鸣聋，头颔痛，上齿龋。

凡孔穴分寸，一以《甲乙》《铜人》为据，参以诸书。若其主治则以《外台》《铜人》为主。诸说兼之，后仿此。

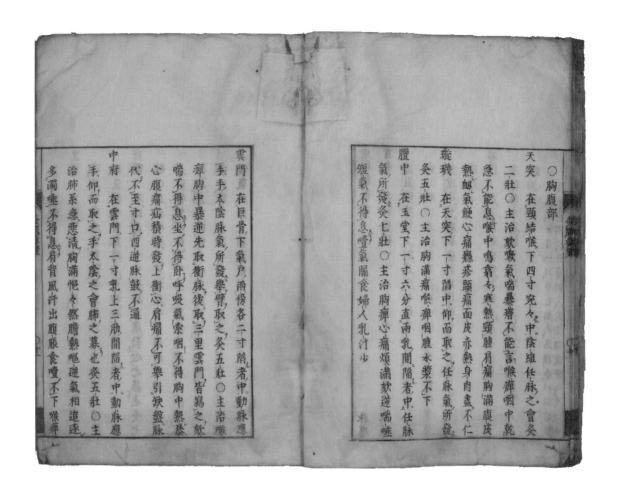

胸腹部

天突：在颈结喉下四寸宛，宛中阴维，任脉之会，灸二壮。○主治咳嗽，气喘，暴瘖不能言，喉痹，咽中干，急不能息，喉中鸣，翕翕寒热，颈肿，肩痛，胸满，腹皮热蚏，气梗，心痛，癔疹，头痛，面皮赤热，身肉尽不仁。

璇玑：在天突下一寸，陷中仰而取之，任脉气所发，灸五壮。○主治胸满痛，喉痹，咽肿，水浆不下。

膻中：在玉堂下一寸六分，直两乳间陷者中，任脉气所发，灸七壮。○主治胸痹，心痛，烦满，咳逆，喘唾，短气不得息，噎气隔食，妇人乳汁少。

云门：在巨骨下气户两旁，各二寸陷者中动脉。应手太阴脉气所发，举臂取之灸五壮。○主治喉痹，胸中暴逆，先去冲脉，后取三里云门，皆泻之咳喘不得息，坐不得卧，呼吸气索咽不得，胸中热，暴心腹痛，疝积时发，上冲心肩，痛不可举引缺盆，脉代不至寸口，四逆脉鼓不通。

中府：在云门下一寸，乳上三肋间陷者中动脉，应手仰而取之，手太阴之会，肺之募也，灸五壮。○主治肺系急恶，清胸满，悒悒然胆热，呕逆，气相追逐，多浊唾不得息，肩背风汗出，腹胀食噎不下，喉痹，

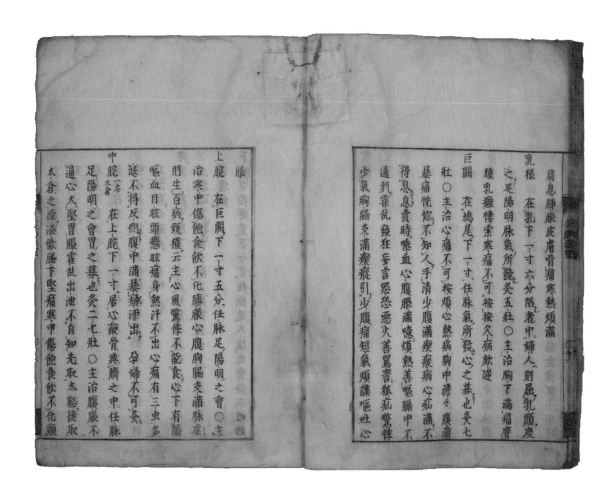

肩息肺胀，皮肤骨痛，寒热烦满。

乳根：在乳下一寸六分，陷者中，妇人则屈乳头度之。足阳明脉气所发，灸五壮。○主治胸下满痛膺肿，乳痛悽索寒痛不可按，搔久病咳逆。

巨阙：在鸠尾下一寸，任脉气所发，心之募也，灸七壮。主治心痛不可按，烦心热病，胸中澹澹，腹满暴痛，恍惚不知人，手清少腹满，瘈疭病，心疝满不得息，息贲时唾血，心腹胀满噫烦热，善呕，膈中不通利，霍乱，发狂妄言，恐恶火，善骂詈，狐疝，惊悸，少气，胸胁支满，瘈疭引少腹痛，短气烦满，呕吐心胀。

上脘：在巨阙下一寸五分，任脉足阳明之会。○主治寒中伤饱，食饮不化膜胀，心腹胸胁支满，脉虚则生百病。甄权云：主心风惊悸，不能食，心下有隔，呕血目眩，头旋眩痛，身热汗不出，心痛有三虫，多涎不得反侧，腹中满暴痛汗出，孕妇不可灸。

中脘一名太仓：

在上脘下一寸，居心蔽骨与脐之中任脉足阳明之会，胃之募也，灸二七壮。○主治腹胀不通，心大坚，胃胀，霍乱出泄不自知，先取太溪，后取太仓之原，溢饮胁下坚痛，寒中伤饱，食饮不化，头

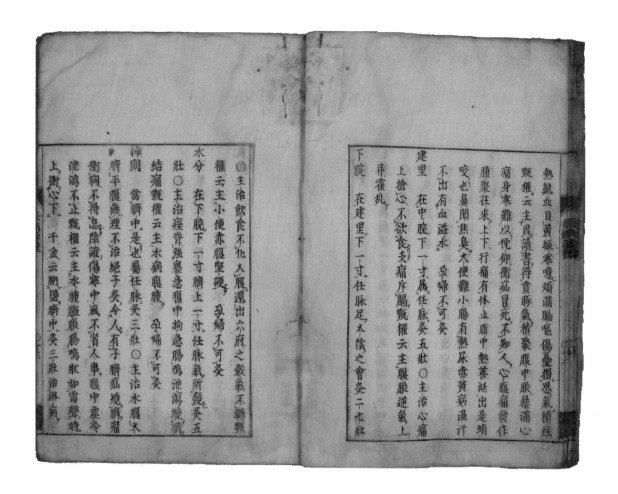

热，衄血，目黄振寒，噫烦满，膈呕伤，忧损思气积疰。甄权云：主因读书得奔豚气，积聚腹中胀，暴满心痛，身寒难以俯仰，冲疝冒死不知人，心腹痛，发作肿聚往来上下行痛有休止。腹中热善涎出，是蛔咬也，鼻闻焦臭，大便难，小肠有热，尿赤黄，病温，汗不出，有血溢水。孕妇不可灸。

建里：在中脘下一寸，属任脉，灸五壮。○主治心痛上抢心，不欲食，支痛，斥膈。甄权云：主腹胀逆气，上并霍乱。

下脘：在建里下一寸，任脉足太阴之会，灸二七壮。○主治饮食不化，入腹还出六腑之谷气不转。甄权云：主小便赤，腹坚硬。孕妇不可灸。

水分：在下脘下一寸，脐上一寸，任脉气所发，灸五壮。○主治痉，脊强里急，腹中拘急，肠鸣泄泻，绕脐结痛。甄权云：主水病腹肿。孕妇不可灸。

神阙：当脐中是也，属任脉，灸三壮。○主治水腹，大脐平腹，无理不治，绝子灸令人有子。脐疝绕脐痛，冲胸不得息，阴证伤寒中风，不省人事，腹中虚冷，泄泻不止。甄权云：主水肿，臌胀肠鸣，状如雷声，时上冲心下。《千金》云：纳盐脐中，灸三壮，治淋病。

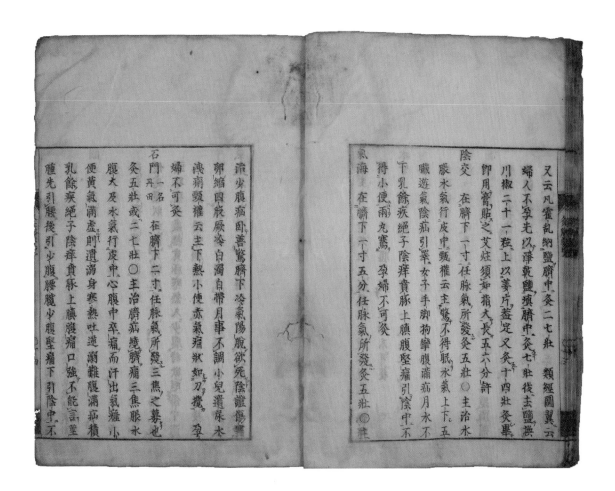

又云：凡霍乱纳盐脐中，灸二七壮。《类经图翼》云：妇人不孕，先以净干盐填脐中，灸七壮后去盐，换川椒二十一粒以上，以姜片盖定，又灸十四壮，灸毕。即用膏贴之艾炷，须如指大，长五六分许。

阴交：在脐下一寸，任脉气所发，灸五壮。○主治水胀，水气行皮中。甄权云：主惊不得眠，水气上下，五脏游气，阴疝引睾，女子手脚拘挛，腹满疝，月水不下，乳余疾，绝子阴痒，奔豚上膜，腹坚痛，引阴中不得小便，两丸蹇。孕妇不可灸。

气海：在脐下一寸五分，任脉气所发，灸五壮。○主治少腹疝卧，善惊，脐下冷，气阳脱欲死，阴证伤寒卵缩，四肢厥冷，白浊白带，月事不调，小儿遗尿，水泄痢。甄权云：主下热，小便赤，气痛状如刀搅。孕妇不可灸。

石门 一名丹田：在脐下二寸，任脉气所发，三焦之募也，灸五壮或二七壮。○主治脐疝，绕脐痛，三焦胀水腹大及水气行皮中，心腹中卒痛，而汗出气癃，小便黄，气满虚则遗溺，身寒热吐逆，难腹满疝积，乳余疾，绝子阴痒，奔豚上膜腹痛，口强不能言，茎肿先引腰，后引少腹，腰髋少腹坚痛，下引阴中不

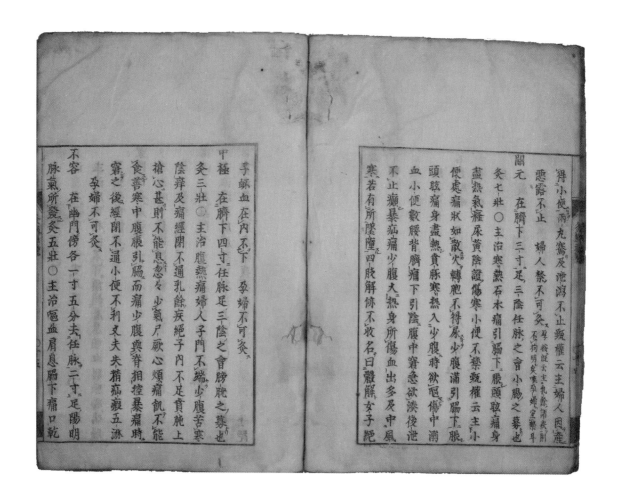

得小便，两丸骞及泄泻不止。甄权云：主妇人因产恶露不止。妇人禁不可灸。厚按：既云：主乳余诸疾，则不拘明矣。唯孕妇宜禁耳。

关元： 在脐下三寸，足三阴任脉之会，小肠之募也，灸七壮。○主治寒热石水痛引胁下胀，头眩痛身尽热，气癃，尿黄，阴证伤寒，小便不禁。甄权云：主小便处痛，状如散火，转胞不得尿，少腹满引胁下胀，头眩痛，身尽热，奔豚，寒热人少腹时欲呕伤中溺血，小便数，腰背脐痛，下引阴腹中窘急欲凑，后泄不止，癫暴疝痛，少腹大热，身所伤，血出多及中风寒，若有所坠堕，四肢解亦不收，名曰体解。女子绝子，衃血在内不下。孕妇不可灸。

中极： 在脐下四寸，任脉足三阴之会膀胱之募也，灸三壮。○主治腹热痛，妇人子门不端，少腹苦寒阴痒及痛，经闭不通，乳余疾绝子内不足，奔肫上抢心，甚则不能息，忽忽少气，尸厥心烦痛，饥不能食，善寒中腹胀，引胁而痛，少腹与脊相控暴痛时窘，之后经闭不通，小便不利，丈夫失精，疝瘕五淋，孕妇不可灸。

不容： 在幽门旁各一寸五分，去任脉二寸，足阳明脉气所发，灸五壮。○主治呕血肩息，胁下痛，口干，

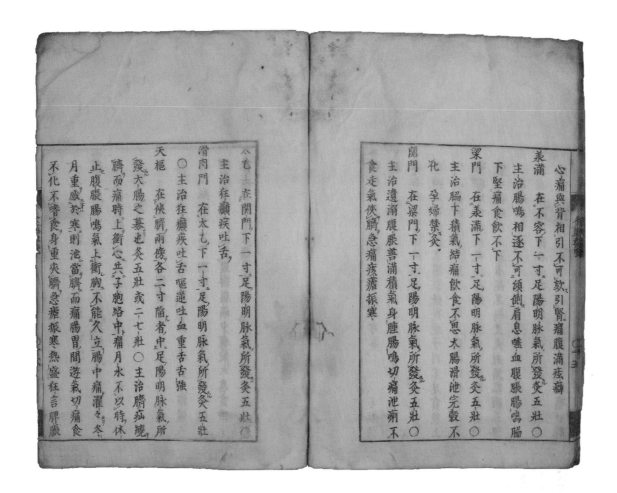

心痛与背相引不可，咳引肾痛，腹满疢癖。

　　承满：在不容下一寸，足阳明脉气所发，灸五壮。○主治肠鸣相逐，不可倾侧，肩息唾血，腹胀肠鸣，胁下坚痛，食饮不下。

　　梁门：在承满下一寸，足阳明脉气所发，灸五壮。○主治胁下积气结痛，饮食不思，大肠滑泄，完谷不化。孕妇禁灸。

　　关门：在梁门下一寸，足阳明脉气所发，灸五壮。○主治遗溺，腹胀善满，积气身肿，肠鸣切痛，泄痢不食，走气侠脐急痛，疢疟振寒。

　　太乙：在关门下一寸，足阳明脉气所发，灸五壮。○主治狂癫疾吐舌。

　　滑肉门：在太乙下一寸，足阳明脉气所发，灸五壮。○主治狂癫疾吐舌，呕逆吐血，重舌，舌强。

　　天枢：在侠脐两旁各二寸，陷者中足阳明脉气所发，大肠之募也，灸五壮，或二七壮。○主治脐疝绕脐而痛，时上冲心，共子胞络中痛，月水不以时休止，腹胀肠鸣，气上冲胸，不能久立，肠中痛濯濯，冬月重感于寒则泄，当脐而痛，肠胃间游气，切痛食不化，不嗜食，身重夹脐，急疟振寒，热盛狂言，脾胀，

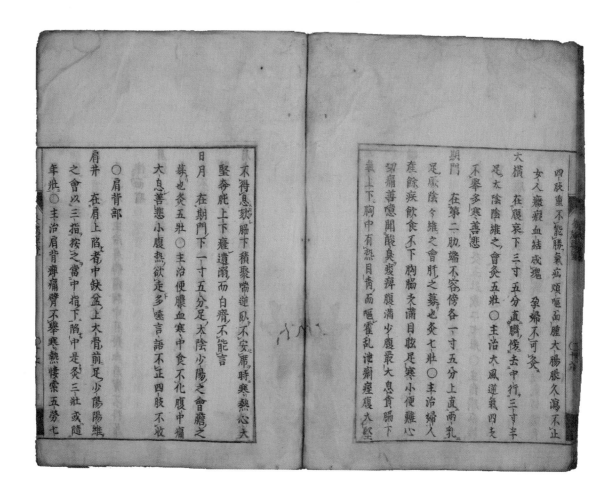

四肢重不能胜，气疝烦呕，面肿大肠胀，久泄不止。女人癥瘕血结成块。孕妇不可灸。

大横：在腹哀下三寸五分，直脐旁去中行三寸半，足太阴阴维之会，灸五壮。○主治大风逆气，四支不举，多寒善悲。

期门：在第二肋端不容旁各一寸五分，上直两乳足厥阴阴维之会肝之募也，灸七壮。○主治妇人产余疾，饮食不下，胸胁支满，目眩，足寒，小便难，心切痛善噫，闻酸臭，痠痹腹满，少腹最大息，贲胁下气上下，胸中有热，目青而呕，霍乱泄痢，痉腹大坚不得息咳，胁下积聚，喘逆卧不安席，时寒热心大坚，奔肫上下癃遗溺，而白瘁不能言。

日月：在期门下一寸五分，足太阴少阳之会，胆之募也，灸五壮。○主治便脓血，寒中食不化，腹中痛，太息善悲，小腹热欲走多唾，言语不正，四肢不收。

肩背部

肩井：在肩上陷者中，缺盆上大骨前，足少阳阳维之会，以三指按之当中指下陷中是，灸三壮或随年壮。○主治肩背痹痛不举，寒热悽索，五劳七

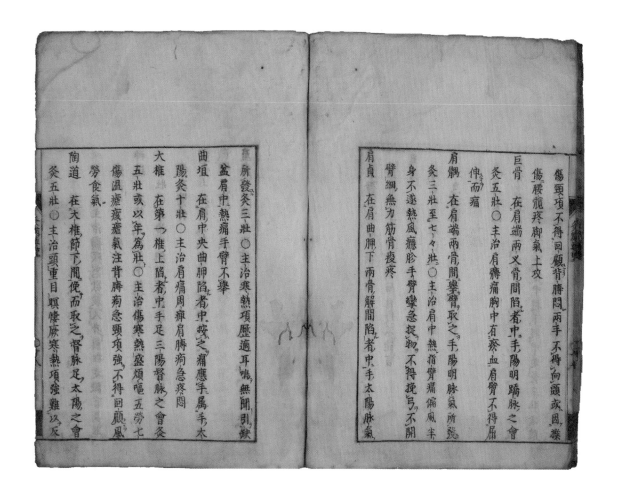

伤，颈项不得回顾，背膊闷，两手不得向头或因扑伤腰脘疼，脚气上攻。

巨骨：在肩端两叉骨间陷者中，手阳明跷脉之会，灸五壮。○主治肩膊痛，胸中有瘀血，肩臂不得屈伸而痛。

肩髃：在肩端两骨间举臂，取之手阳明脉气所发，灸三壮至七七壮。○主治肩中热，指臂痛，偏风半身不遂，热风瘾疹，手臂挛急，捉物不得，挽弓不开，臂细无力，筋骨痠痛。

肩贞：在肩曲胛下两骨解间陷者中，手太阳脉气所发，灸三壮。○主治寒热，项历适，耳鸣无间，引缺盆肩中热痛，手臂不举。

曲垣：在肩中央，曲胛陷者中，按之痛应手，属手太阳，灸十壮。○主治肩痛，周痹肩膊，疬急疼闷。

大椎：在第一椎上陷者中，手足三阳督脉之会，灸五壮或以年为壮。○主治伤寒热盛烦呕，五劳七伤，温疟疭疟注背，膊疬急颈项强不得回顾，风劳食气。

陶道：在大椎节下间，俯而取之，督脉足太阳之会，灸五壮。○主治头重目瞑，偻厥寒热，项强，难以反

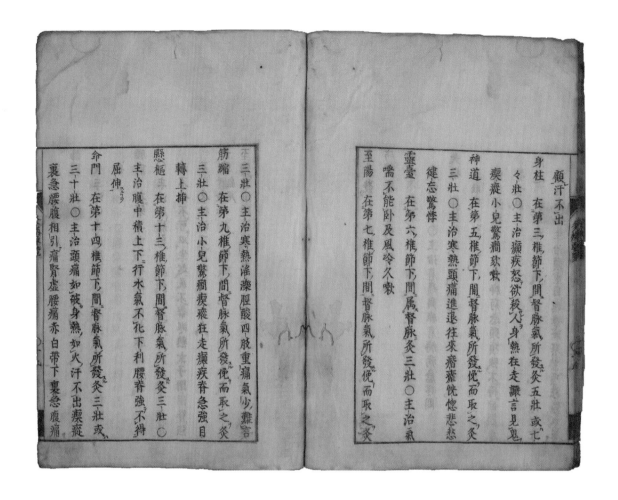

顾，汗不出。

身柱：在第三椎节下间，督脉气所发，灸五壮或七七壮。○主治癫疾，怒欲杀人，身热狂走，谵语见鬼，瘛疭，小儿惊痫咳嗽。

神道：在第五椎节下间，督脉气所发，俯而取之，灸三壮。○主治寒热头痛，进退往来，痎疟恍惚，悲愁健忘惊悸。

灵台：在第六椎节下间，属督脉，灸三壮。○主治气喘不能卧及风冷久嗽。

至阳：在第七椎节下间，督脉气所发，俯而取之，灸三壮。○主治寒热淫泺，胫酸，四肢重痛，气少难言。

筋缩：在第九椎节下间，督脉气所发，俯而取之，灸三壮。○主治小儿惊痫，瘛疭，狂走癫疾，脊急强，目转上插。

悬枢：在第十三椎节下间，督脉气所发，灸三壮。○主治腹中积，上下行水气，不化下利，腰脊强不得屈伸。

命门：在第十四椎节下间，督脉气所发，灸三壮或三十壮。○主治头痛如破，身热如火，汗不出，瘛疭，里急腰腹相引痛，肾虚腰痛，赤白带下，里急腹痛。

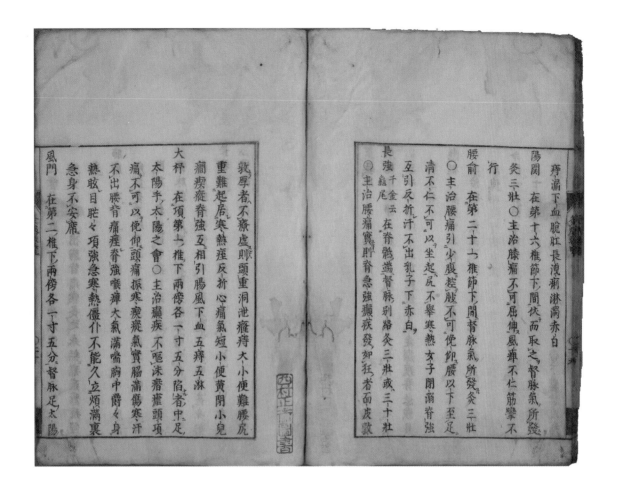

痔漏下血脱肛，长泄痢，淋浊赤白。

阳关：在第十六椎节下间，伏而取之，督脉气所发，灸三壮。〇主治盖痛不可屈伸，风痹不仁，筋挛不行。

腰俞：在第二十一椎节下间，督脉气所发，灸三壮。〇主治腰痛引少腹，控肭不可俯仰，腰以下至足清不仁，不可以坐起尻，不举寒热，女子闭溺，脊强互引反折，汗不出，乳子下赤白。

长强 《千金》云龟尾：在脊骶端督脉别络，灸三壮或三十壮。〇主治腰痛，实则脊急强，癫疾发如狂者，面皮敦敦厚者，不疗虚则头重，洞泄癃痔，大小便难，腰尻重难起居，寒热痉反折，心痛气短，小便黄闭，小儿痫，瘛疭，脊强，互相引肠风下血，五痔五淋。

大抒：在项第一椎下两旁各一寸五分，陷者中足太阳、手太阳之会。〇主治癫疾不呕沫，痎疟头项痛，不可以俯仰。头痛振寒，瘛疭，气实胁满，伤寒汗不出，腰背痛痉，脊强喉痹，大气满喘，胸中爵爵，身热眩，目眩眩，项强急寒热，僵仆不能久立，烦满里急，身不安席。

风门：在第二椎下两旁，各一寸五分，督脉足太阳

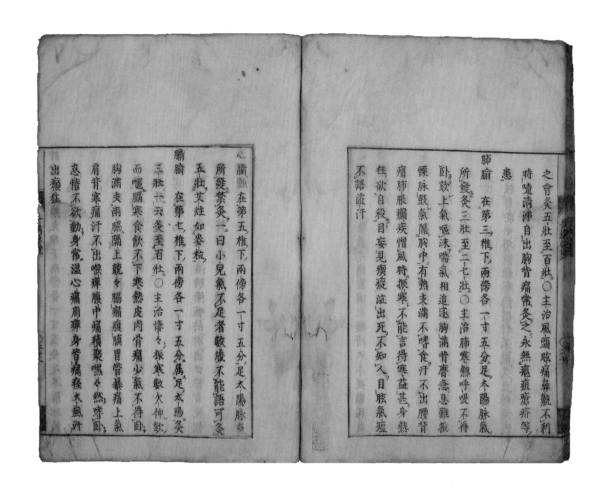

之会，灸五壮至百壮。○主治风头眩痛，鼻衄不利，时嚏清涕，自出胸背痛，常灸之，永无痈疽、疮疥等患。

肺腧： 在第三椎下两旁各一寸五分，足太阳脉气所发，灸三壮至二七壮。○主治肺寒热，呼吸不得卧，咳上气呕沫，喘气相追逐，胸满背应急，息难振慄，脉鼓气隔，胸中有热，支满不嗜食，汗不出腰背痛，肺胀癫疾，憎风时振寒，不能言得寒益甚，身热狂，欲自杀。目妄见瘛疭，泣出死不知人，目眩气短不语，盗汗。

心腧： 在第五椎下两旁各一寸五分，足太阳脉气所发，禁灸。一曰小儿气不足者，数岁不能语可灸五壮，艾炷如麦粒。

膈腧： 在第七椎下两旁各一寸五分，属足太阳脉，灸三壮，一云灸之百壮。○主治悽悽振寒，数欠伸，咳而呕，膈寒食饮不下，寒热皮肉骨痛，少气不得卧，胸满支两胁，隔上兢兢，胁痛腹腹，胃管暴痛上气，肩背寒痛，汗不出，喉痹，腹中痛，积聚嘿嘿然，嗜卧，怠惰不欲动，身常湿，心痛周痹，身皆痛，痉大风汗出癫狂。

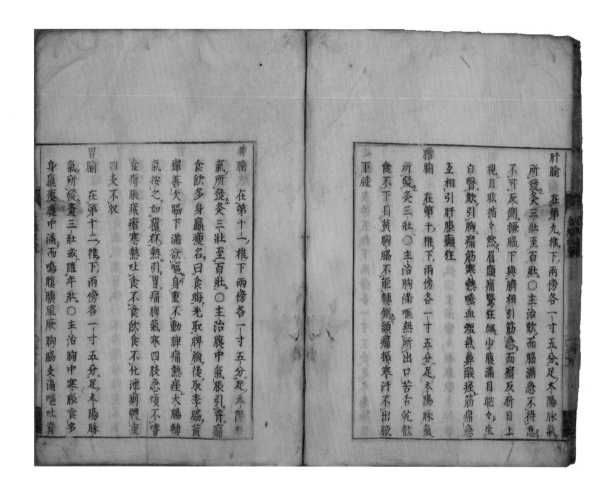

肝腧：在第九椎下两旁各一寸五分，足太阳脉气所发，灸三壮至百壮。○主治咳而胁满急不得息，不可反侧，撅胁下与脐相引，筋急而痛，反折目上视，目眩循循然，眉头痛，惊狂衄少腹满目䀮䀮生白翳，咳引胸痛，筋寒热唾血，短气鼻酸，痓筋痛急互相引，肝胀癫狂。

胆腧：在第十椎下两旁各一寸五分，足太阳脉气所发，灸三壮。○主治胸满，呕无所出，口苦舌干，饮食不下，目黄胸胁，不能转侧，头痛振寒，汗不出腋下肿。

脾腧：在第十一椎下两旁各一寸五分，足太阳脉气所发，灸三壮至百壮。○主治腹中气胀引脊痛，食饮多身羸瘦，名曰食晦，先取脾腧，后取季胁黄瘅，善欠胁下满欲呕，身重不动脾痛热痓，大肠转气，按之如覆杯，热引胃痛，脾气寒，四肢急烦，不嗜食，痹胀疭疟，寒热吐食，不食饮，食不化，泄痢体重，四肢不收。

胃腧：在第十二椎下两旁各一寸五分，足太阳脉气所发，灸三壮或随年壮。○主治胸中寒胀，食多，身羸瘦，腹中满而鸣，腹䐜，风厥，胸胁支满，呕吐，脊

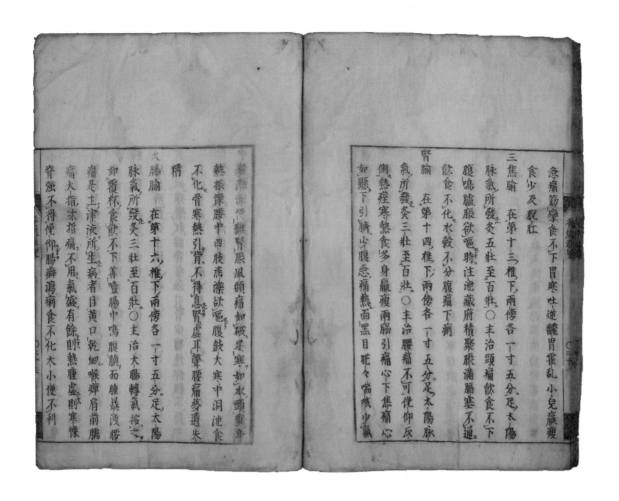

急痛，筋挛，食不下，胃寒吐逆，翻胃，霍乱，小儿羸瘦，食少及脱肛。

三焦腧：在第十三椎下两旁各一寸五分，足太阳脉气所发，灸五壮至百壮。○主治头痛，饮食不下，腹鸣胪胀欲呕，时注泄，脏腑积聚，胀满，膈塞不通，饮食不化，水谷不分，腹痛下利。

肾腧：在第十四椎下两旁各一寸五分，足太阳脉气所发，灸三壮至百壮。○主治腰痛不可俯仰反侧，热痉寒热，食多身羸瘦，两胁引痛，心下焦痛，心如悬，下引脐，少腹急痛，热，面黑目䀮䀮，喘咳少气，溺浊赤，便难，肾胀，风头痛如破，足寒如水，头重身热振慄，腰中四肢淫泺欲呕，腹鼓大，寒中，洞泄，食不化，骨寒热，引背不得息，肾虚，耳聋，腰痛，梦遗失精。

大肠腧：在第十六椎下两旁各一寸五分，足太阳脉气所发，灸三壮至百壮。○主治大肠转气，按之如覆杯，食饮不下，善噎，肠中鸣，腹膜而肿，暴泄，腰痛，是主津液所生，病者目黄，口干㘉，喉痹，肩前臑痛，大指次指痛不用，气盛有余则热肿，虚则寒慄，脊强不得俯仰，肠澼泻痢，食不化，大小便不利。

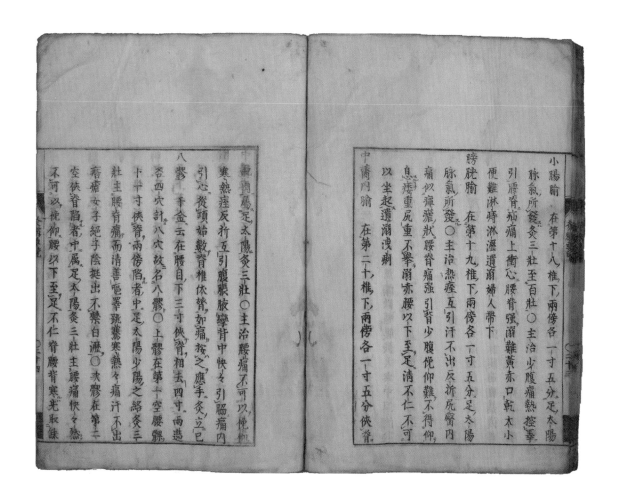

　　小肠腧：在第十八椎下两旁各一寸五分，足太阳脉气所发，灸三壮至百壮。○主治少腹痛，热控睾，引腰脊疝痛，上冲心，腰脊强，溺难黄赤，口干，大小便难，淋痔，淋沥，遗溺，妇人带下。

　　膀胱俞：在第十九椎下两旁各一寸五分，足太阳脉气所发。○主治热痉互引，汗不出反折，尻臀内痛似瘅疟状，腰脊痛强引背，少腹俯仰难，不得仰息，痿重尻重不举，溺赤腰以下至足，清不仁，不可以坐起，遗溺泄痢。

　　中膂内腧：在第二十椎下两旁各一寸五分，侠脊起肉，属足太阳，灸三壮。○主治腰痛不可以俯仰，寒热痉，反折互引，腹胀，腋挛，背中快快引胁痛，内引心从项始数脊椎，伏膂如痛，按之应手，灸立已。

　　八髎：《千金》云：在腰自下三寸，侠脊相去四寸，两边各四穴，计八穴，故名八髎。○上髎在第一空，腰髁下一寸，侠脊两旁陷者中，足太阳少阳之络，灸三壮。腰脊痛而清，善呕，睾跳骞寒热，热痛汗不出，痎疟，女子绝子，阴挺出不禁白沥。○次髎在第二空，侠脊陷者中，属足太阳灸三壮。主腰痛快快然，不可以俯仰，腰以下至足不仁，脊腰背寒，先取缺

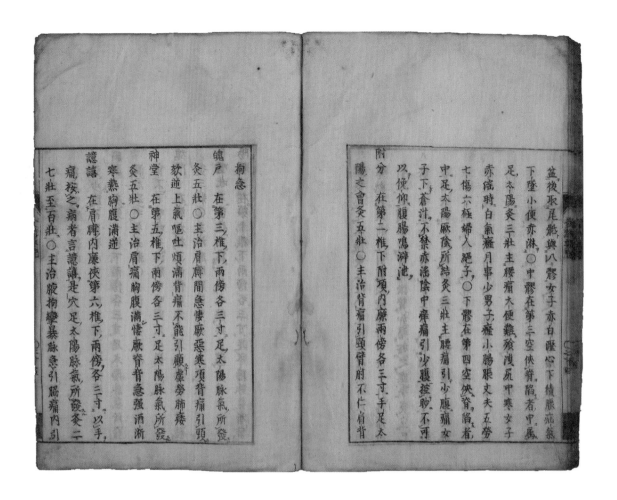

盆，后取尾骶与八髎，女子赤白沥，心下积胀，疝气，下坠，小便赤淋。○中髎在第三空，侠脊陷者中，属足太阳，灸三壮。主腰痛，大便难，飧泄，尻中寒，女子赤淫，时白气癃，月事少，男子癃，小肠胀，丈夫五劳、七伤、六极，妇人绝子。○下髎在第四空，侠脊陷者中，足太阳、厥阴所结，灸三壮。主腰痛引少腹痛，女子下苍汁，不禁赤淫，阴中痒痛，引少腹控肬，不可以俯仰，腹肠鸣濯泄。

附分：在第二椎下附项内廉两旁，各三寸，手足太阳之会，灸五壮。○主治背痛引颈，臂肘不仁，肩背拘急。

魄户：在第三椎下两旁各三寸，足太阳脉气所发，灸五壮。○主治肩膊，间急偻厥，恶寒项背，痛引颈，咳逆上气，呕吐烦满，背痛不能引顾，虚劳肺痿。

神堂：在第五椎下两旁各三寸，足太阳脉气所发，灸五壮。○主治肩痛，胸腹满偻厥，脊背急强，洒淅寒热，胸腹满逆。

譩譆：在肩膊内廉侠第六椎下两旁各三寸，以手痛按之。病者言譩譆，是穴足太阳脉气所发，灸二七壮至百壮。○主治腋拘挛，暴脉，急引胁痛，内引

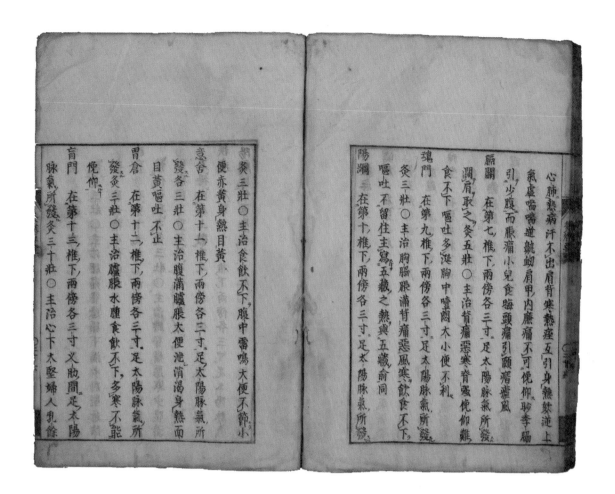

心肺，热病汗不出，肩背寒热痉互引身热，咳逆上气，虚喘，喘逆鼽衄，肩胛内廉，痛不可俯仰，眇季胁引少腹而胀痛，小儿食晦头痛，引颐瘈疟风。

膈关：在第七椎下两旁各三寸，足太阳脉气所发，阔肩取之，灸五壮。○主治背痛，恶寒，脊强，俯仰难，食不下，呕吐多涎，胸中噎闷，大小便不利。

魂门：在第九椎下两旁各三寸，足太阳脉气所发，灸三壮。○主治胸胁胀满，背痛，恶风寒，饮食不下，呕吐不留住，主泻五脏之热，与五脏俞同。

阳纲：在第十椎下两旁各三寸，足太阳脉气所发，灸三壮。○主治食饮不下，腹中雷鸣，大便不节，小便赤黄，身热目黄。

意舍：在第十一椎下两旁各三寸，足太阳脉气所发，各三壮。○主治腹满胪胀，大便泄，消渴身热，面目黄，呕吐不止。

胃仓：在第十二椎下两旁各三寸，足太阳脉气所发，灸三壮。○主治胪胀，水肿，食饮不下，多寒不能俯仰。

肓门：在第十三椎下两旁各三寸，又肋间，足太阳脉气所发，灸三十壮。○主治心下大坚，妇人乳余

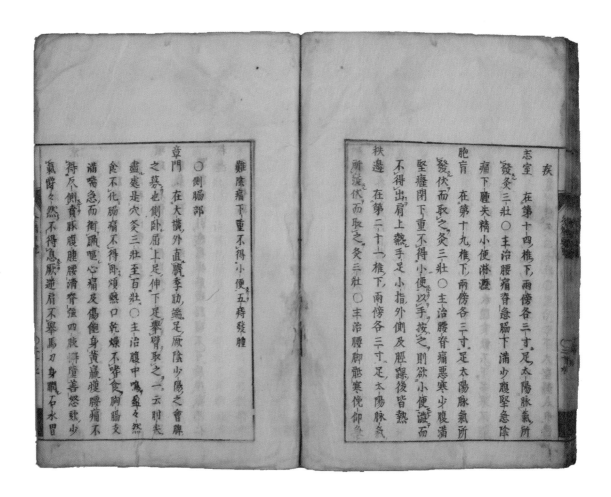

疾。

志室：在第十四椎下两旁各三寸，足太阳脉气所发，灸三壮。○主治腰痛脊急，胁下满，少腹坚急，阴痛下肿，失精小便淋沥。

胞肓：在第十九椎下两旁各三寸，足太阳脉气所发，伏而取之，灸三壮。○主治腰脊痛，恶寒少腹满坚，癃闭，下重不得小便，以手按之则欲小便涩而不得出，肩上热，手足小指外侧，及胫踝后皆热。

秩边：在第二十一椎下两旁各三寸，足太阳脉气所发，伏而取之，灸三壮。○主治腰脚骶寒，俯仰急难，阴痛下重不得小便，五痔发肿。

侧胁部

章门：在大横外直脐季肋端，足厥阴、少阳之会，脾之募也。侧卧屈上足，伸下足举臂取之。一云肘尖，尽处是穴，灸三壮至百壮。○主治腹中鸣，盈盈然，食不化，胁痛不得卧，烦热口干燥，不嗜食，胸胁支满，喘急而冲膈，呕心痛及伤饱，身黄，羸瘦，腰痛不得反侧，奔豚腹肿，腰清，脊强，四肢懈堕，善怒咳少气，爵爵然不得息，厥逆，肩不举，马刀身瞤，石水，胃

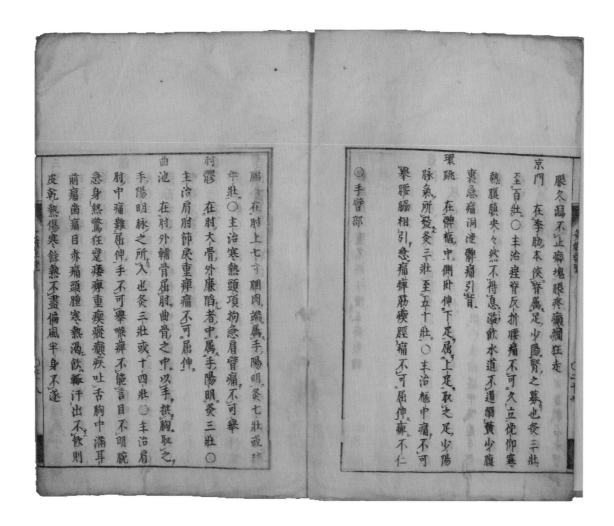

胀，久泄不止，癖块胀疼，癫痫狂走。

京门：在季肋本侠脊，属足少阳，肾之募也，灸三壮至百壮。○主治痉脊反折，腰痛不可久立，俯仰寒热腹膜，央央然不得息，溢饮水道不通，溺黄少腹里急痛，洞泄髀痛引背。

环跳：在髀枢中侧，卧伸下足，屈上足取之。足少阳脉气所发，灸三壮至五十壮。○主治枢中痛，不可举腰胁相引，急痛瘅筋瘗，胫痛不可屈伸，痹不仁。

手臂部

臂臑：在肘上七寸腘肉端，属手阳明，灸七壮或随年壮。○主治寒热头项拘急，肩臂痛不可举。

肘髎：在肘大骨外廉陷者中，属手阳明，灸三壮。○主治肩肘节庱重瘅痛，不可屈伸。

曲池：在肘外辅骨，屈肘曲骨之中，以手拱胸取之，手阳明脉之所入也，灸三壮或十四壮。○主治肩肘中痛，难屈伸，手不可举，喉痹不能言，目不明，腕急身热，惊狂躄痿，痹重瘗疢，癫疾吐舌，胸中满，耳前痛，齿痛，目赤痛，头肿，寒热渴饮，辄汗出不饮则皮干，热伤寒余热不尽，偏风半身不遂。

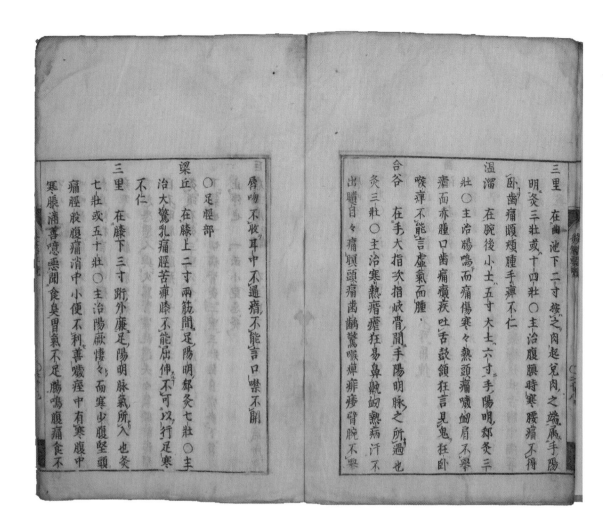

三里：在曲池下二寸，按之肉起，兑肉之端，属手阳明，灸三壮或十四壮。○主治腹䐜，时寒腰痛不得卧，齿痛顑颊肿，手痹不仁。

温溜：在腕后小士五寸，大士六寸，手阳明郄，灸三壮。○主治肠鸣而痛，伤寒，寒热头痛，哕衄，肩不举，疟，面赤肿，口齿痛，癫疾吐舌，鼓颔狂言，见鬼狂卧，喉痹不能言，虚气面肿。

合谷：在手大指次指岐骨间，手阳明脉之所过也，灸三壮。○主治寒热疹疟，狂易鼻衄衄，热病汗不出，膇自自痛，瞑头痛，齿龋，惊喉痹，痱痿臂腕不举，唇吻不收，耳中不通，瘖不能言，口噤不开。

足胫部

梁丘：在膝上二寸两筋间，足阳明郄，灸七壮。○主治大惊，乳痛，胫苦痹，膝不能屈伸，不可以行足，寒不仁。

三里：在膝下三寸，跗外廉足阳明脉气所入也，灸七壮或五十壮。○主治阳厥，悽悽而寒，少腹坚，头痛胫股腹痛，消中，小便不利，善哕，痓中有寒，腹中寒，胀满，善噫，恶闻食臭，胃气不足，肠鸣腹痛，食不

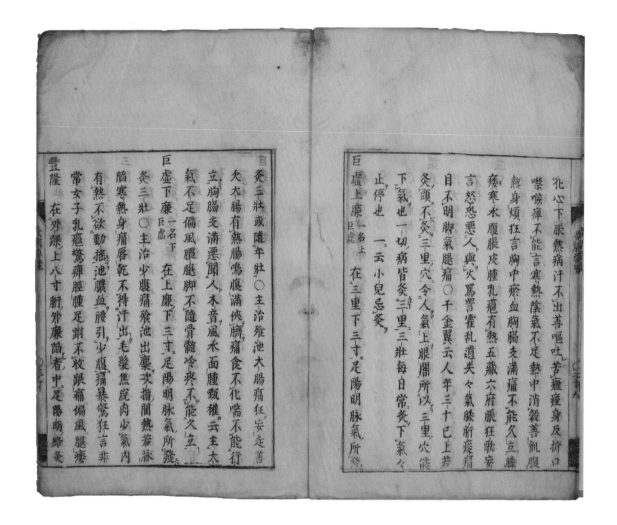

化，心下胀，热病汗不出，善呕吐，苦癃疸，身反折，口噤喉痹不能言，寒热阴气不足，热中消谷善饥，腹热身烦，狂言胸中瘀血，胸胁支满，痛不能久立，膝痿，寒水腹胀皮肿，乳痛有热，五脏六腑，胀狂歌妄言，怒恐恶人与火，骂詈霍乱遗失，失气，膝胻痠痛，目不明，脚气腿痛。〇《千金翼》云：人年三十以上，若灸头不灸三里穴，令人气上眼暗，所以三里穴能下气也，一切病皆灸三里三壮，每日常灸下气，气止停也。一云小儿忌灸。

巨虚上廉 一名上巨虚：在三里下三寸，足阳明脉气所发，灸三壮或随年壮。〇主治飧泄，大肠痛，狂妄走善欠，大肠有热，肠鸣腹满，侠脐痛，食不化，喘不能行立，胸胁支满，恶闻人木音，风水面肿。甄权云：主大气不足，偏风服腿脚不随，骨髓冷，疼不能久立。

巨虚下廉 一名下巨虚：在上廉下三寸，足阳明脉气所发，灸三壮。〇主治少腹痛，飧泄出糜，次指间热，若脉陷寒热，身痛，唇干不得汗出，毛发焦，脱肉少气，内有热，不欲动，摇池脓血，腰引少腹痛，暴惊狂言，非常女子乳痛，惊痹胫肿，足跗不收跟痛，偏风，腿痿。

丰隆：在外踝上八寸，胻外廉陷者中，足阳明络，灸

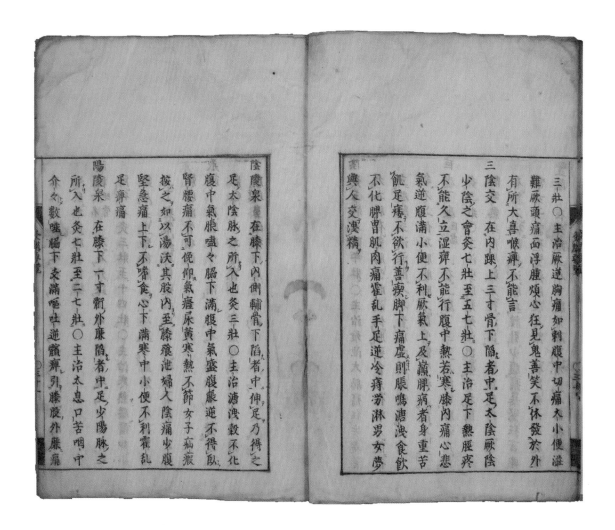

三壮。○主治厥逆胸痛如刺，腹中切痛，大小便涩难，厥头痛，面浮肿，烦心，狂见鬼，善笑不休，发于外，有所大喜，喉痹不能言。

三阴交：在内踝上三寸，骨下陷者中，足太阴、厥阴、少阴之会，灸七壮至五七壮。○主治足下热，胫疼不能久立，湿痹不能行，腹中热，若寒膝内痛，心悲，气逆腹满，小便不利，厥气上及巅脾病者，身重苦不化，脾胃肌肉痛，霍乱手足逆冷，痔劳淋，男女梦与人交，泄精。

阴陵泉：在膝下内侧辅骨下陷者中，伸足乃得之，足太阴脉之所入也，灸三壮。○主治溏泄，谷不化，腹中气胀，嗌嗌胁下满，腹中气盛，腹胀逆不得卧，肾腰痛不可俯仰，气癃，尿黄，寒热不节，女子疝瘕，按之如以汤沃。其股内至膝飧泄，妇人阴痛，少腹坚，急痛上下，不嗜食，心下满，寒中，小便不利，霍乱，足痹痛。

阳陵泉：在膝下一寸，䯒外廉陷者中，足少阳脉之所入也，灸七壮至二七壮。○主治太息，口苦，咽中介介数唾，胁下支满，呕吐逆，髌痹引膝，股外廉痛，

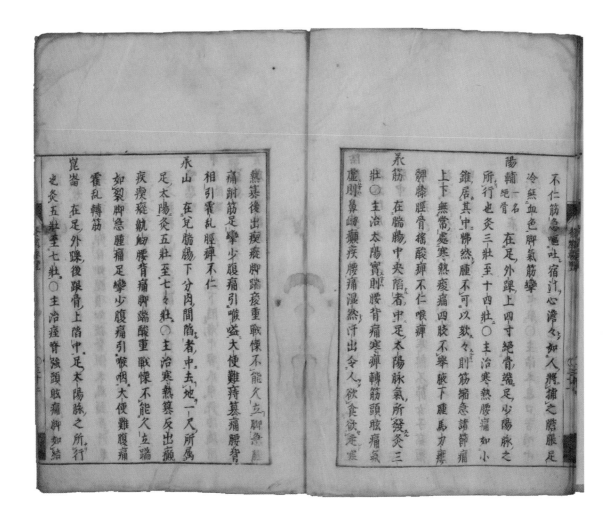

不仁，筋急，呕吐，宿汁，心澹澹如人将捕之，胆胀足冷，无血色，脚气筋挛。

阳辅一名绝骨：在足外踝上四寸，绝骨端，足少阳脉之所行也，灸三壮至十四壮。○主治寒热腰痛，如小锥居其中，怫然肿不可以，咳咳则筋缩急，诸节痛，上下无常处，寒热疫痛，四肢不举，腋下肿马刀瘘，髀膝胫骨摇，酸痹不仁，喉痹。

承筋：在腨肠中央陷者中，足太阳脉气所发，灸三壮。○主治太阳实则腰背痛，寒痹转筋，头眩痛，气虚则鼻衄，癫疾，腰痛，湿然汗出，令人欲食欲走，寒热篡后出痿疚，脚踹重战慄，不能久立，脚急肿痛，跗筋足挛，少腹痛引喉嗌，大便难，痔篡痛，腰背相引，霍乱胫痹不仁。

承山：在兑腨肠下分肉间陷者中，去地一尺，所属足太阳，灸五壮至七七壮。○主治寒热篡，反出癫疾，痿疚，鼽衄，腰背痛，脚踹酸重，战慄不能久立。踹如裂脚，急肿痛，足挛，少腹痛引喉咽，大便难，腹痛，霍乱转筋。

昆仑：在足外踝后跟骨上陷中，足太阳脉之所行也，灸五壮至七壮。○主治痉，脊强，头眩痛，脚如结，

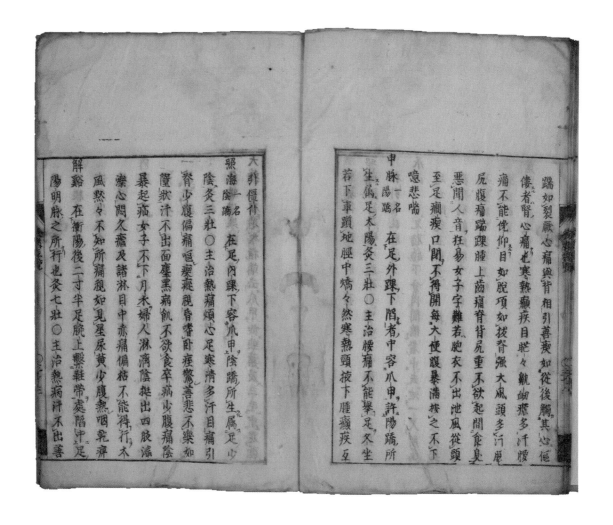

踹如裂，厥心痛，与背相引，善瘈，如从后触其心，伛偻者，肾心痛也，寒热癫疾，目䀮䀮，虻齖疟多汗，腰痛不能俯仰，目如脱，项如拔脊强，大风头多汗，腰尻腹痛，踹踝肿，上齿痛，脊背尻重，不欲起，间食臭，恶闻人音狂易女子字难，若胞衣不出，泄风从头至足，痫瘈，口闭不得开，每大便腹暴满，按之不下噫悲喘。

申脉一名阳跷：在足外踝下陷者中，容爪甲许，阳跷所生，属足太阳，灸三壮。〇主治腰痛不能举足久坐，若下车踬地，胫中憍憍然，寒热颈掖下肿，癫疾，互引僵仆。

照海一名阴跷：在足内踝下，容爪甲，阴跷所生，属足少阴，灸三壮。〇主治热痛，烦心，足寒清多汗，目痛引脊，少腹偏痛，呕，瘈疭，视昏嗜卧，痉惊善悲不乐，如堕状。汗不出，面尘黑，病饥不欲食，卒疝少腹痛，阴暴起疝，女子不下月水，妇人淋漓，阴挺出，四肢淫泺，心闷，久疟及诸淋，目中赤痛，偏枯不能得行，大风点点不知所痛，视如见星，尿黄少腹热，咽干瘅。

解溪：在冲阳后二寸半，足腕上系鞋带处陷中，足阳明脉之所行也，灸七壮。〇主治热病，汗不出，善

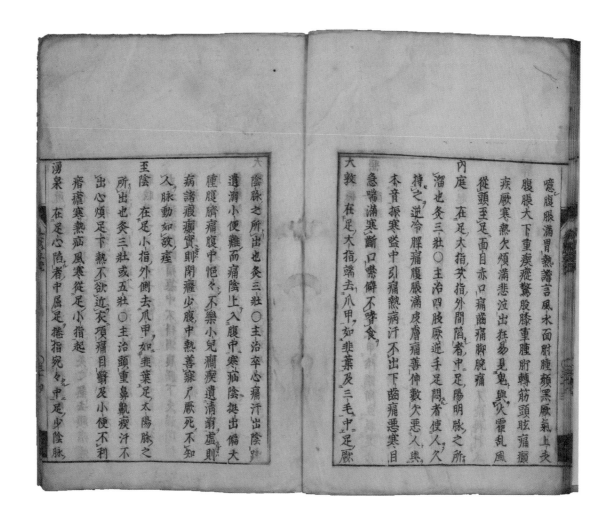

噫，腹胀满，胃热谵言，风水面胕肿，颜黑，厥气上支，腹胀，大下重，瘈疭，惊，股膝重肿，胻转筋，头眩痛，癫疾，厥寒热，欠烦满，悲泣出狂，易见鬼与火，霍乱，风从头至足面目赤，口痛，齿痛，脚腕痛。

内庭：在足大指次指外间陷者中，足阳明脉之所溜也，灸三壮。主治四肢厥逆，手足闷者，使人久持之，逆冷，胫痛，腹胀满，皮肤痛，善伸，数欠，恶人与木音，振寒嗌中，引痛，热病汗不出，下齿痛，恶寒目急喘满，寒断口噤，僻不嗜食。

大敦：在足大指端，去爪甲如韭叶及三毛中，足厥阴脉之所出也，灸三壮。○主治卒心痛，汗出，阴跳，遗溺，小便难而痛，阴上入腹中，寒疝阴挺出，偏大肿腹，脐痛，腹中悒悒不乐，小儿㿉㿗，遗清溺，虚则病诸痕癞，实则闭癃，少腹中热，善寐，尸厥，死不知人，○动如故痤。

至阴：在足小指外侧，去爪甲如韭叶，足太阳脉之所出也，灸三壮或五壮。主治头重，鼻衄，瘈汗不出，心烦，足下热，不欲近衣，项痛，目翳及小便不利，痎疟寒热疝，风寒从足小指起。

涌泉：在足心陷者中，屈足捲指宛宛中，足少阴脉

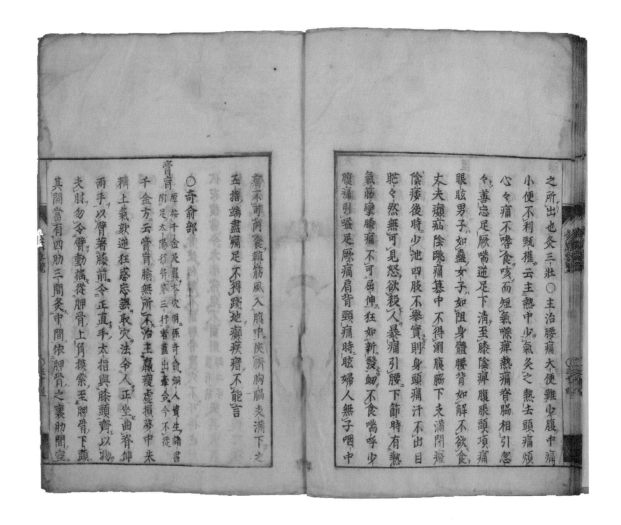

之所出，灸三壮。○主治腰痛，大便难，少腹中痛，小便不利。甄权云：热中，少气，灸之，热去头痛烦心，心痛不嗜食。咳而短气，喉痹热痛，脊胁相引，忽忽善忘，足厥喘逆，足下清至膝，阴痹，腹胀，头项痛眼眩。男子如蛊，女子如阻。身体腰背如解，不欲食，丈夫癫疝，阴跳痛，篡中不得溺，腹胁下支满，闭癃阴痿，后时少泄，四肢不举，实则身头痛，汗不出，目䀮䀮然无可见，怒欲杀人，暴痛引腰，下节时有热气，筋挛膝痛，不可屈伸，狂如新发衄，不食，喘乎少腹痛引嗌，足厥痛，肩背颈痛时眩，妇人无子，咽中痛，不可内食，转筋，风入腹中侠脐，胸胁支满，下之五指端尽痛，足不得践地，癫疾，瘖不能言。

奇俞部

膏肓：厚按：《千金》及《翼》，本穴明系奇俞，《铜人》《资生》诸书，附足太阳行背第三行者，盖出牵合，今不从。

《千金方》云：膏肓腧，无所不治，主羸瘦虚损，梦中失精，上气咳逆，狂惑忘误，取穴法：令人正坐，曲脊伸两手，以臂著膝前，令正直手大指与膝头，齐以物支肘，勿令臂动摇，从胛骨上角，摸索至胛骨下头，其间当有四肋三间，灸中间，依胛骨之里，肋间空，

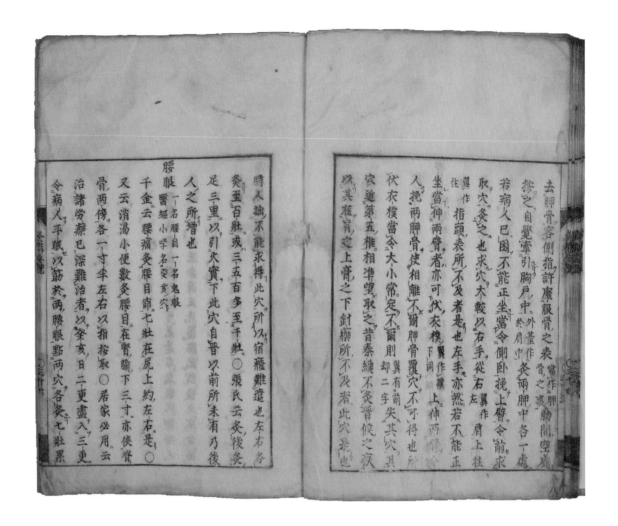

去胛骨容侧指许，摩服骨之表当作胛骨之里肋间空处，按之自觉牵引，胸户中《外台》作于肩中灸两胛中各一处。若病人已困，不能正坐，当令侧卧，挽上臂，令前求取穴，灸之也，求穴大较以右手从右翼作左肩上挂翼作住指头表所不及者是也，左手亦然。若不能正坐，当伸两臂者，亦可伏衣朴翼作襆，下同上伸两臂，令人挽两胛骨，使相离不尔，胛骨覆穴，不可得也，所伏衣朴，当令大小常定，不尔则翼有前却二字失其穴，其穴近第五椎相准，望取之，昔秦缓不灸晋侯之疾，以其在肓之上，膏之下，针药所不及者，此穴是也。时人拙，不能求得此穴，所以宿癖难遣也，左右各灸至百壮或三五百多至千壮。○张氏云：灸后灸足三里以引火实下此穴，自晋以前，所未有，乃后人之所增也。

腰眼一名腰目，一名鬼眼，《医经》云：小学名癸亥穴；《千金》云：腰痛灸腰目窌七壮，在尻上约左右是。○又云消渴，小便数，灸腰目，在肾腧下三寸，亦侠脊骨两旁各一寸半左右，以指按取。○《居家必用》云：治诸劳瘵已深难治者，以癸亥日二更尽入三更，令病人平眠，以筯于两腰眼点穴，各灸七壮，累

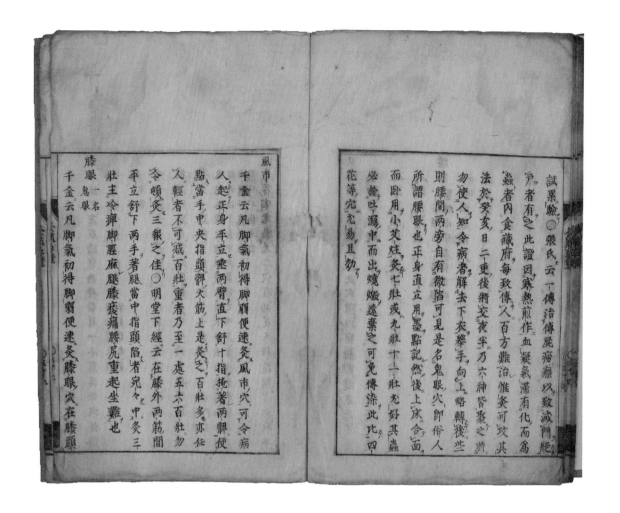

试累验。〇张氏云：一传治传尸劳瘵，以致灭门绝户者有之。此证因寒热煎作血凝气滞，有化而为虫者，内食脏腑，每致传人百方难治，惟灸可攻其法，于癸亥日二更后将交夜半，乃六神皆聚之时，勿使人知，令病者解去下衣，举手向上略转，后些则腰间两旁，自有微陷可见是名鬼眼穴，即俗人所谓腰眼也。正身直立用墨点记，然后上床合面而卧，用小艾炷灸七壮或九壮，十一壮，尤好其虫必于吐泻中而出，烧毁远弃之，可免传染此比四花等穴，尤易且效。

风市：《千金》云：凡脚气初得，脚弱，便速灸风市穴，可令病人起正身平立，垂两臂直下，舒十指掩著两髀便点，当手中央指头，髀大筋上是灸之，百壮多，亦任人轻者不可减百壮，重者乃至一处五六百壮勿令顿灸三报之佳。〇《明堂下经》云：在膝外两筋间平立，舒下两手著腿，当中指头陷者，宛宛中灸三壮。主冷痹，脚胫麻腿，膝疼痛，腰尻重，起坐难也。

膝眼一名鬼眼：《千金》云：凡脚气初得，脚弱，便速灸，膝眼穴在膝头

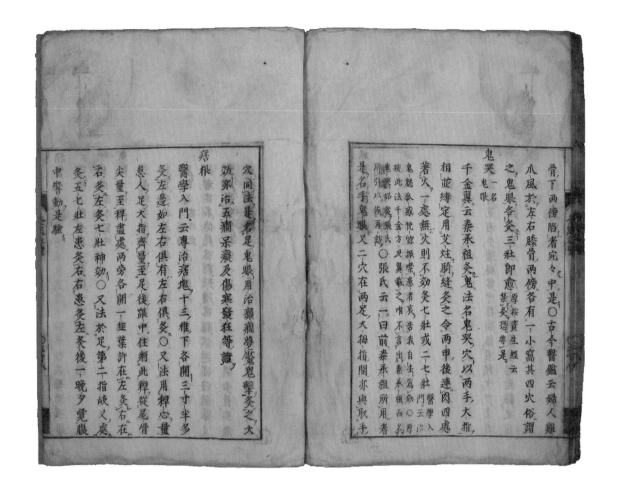

骨下两旁陷者，宛宛中是。〇《古今医鉴》云：妇人鸡爪风于左右膝骨两旁，各有一小窝，其四穴俗谓之鬼眼，各灸三壮即愈。厚按：《资生经》云禁灸，恐非是。

鬼哭 一名鬼眼：《千金翼》云：秦承祖灸鬼法名鬼哭穴，以两手大指相并，缚定用艾炷骑缝灸之，令两甲后连肉四处著火。一处无火则不效，灸七壮或二七壮。

《医学入门》云：治鬼魅，狐惑，恍惚，振噤，患者哀告，我自去为效。

厚按：此法，《千金方》及《翼》载之，唯不言出秦承祖而名鬼哭，姑从张氏所引，以俟再访。

张氏云：一曰前秦承祖所用者，是名手鬼眼，又二穴在两足大拇指间，亦与取手穴同法，是名足鬼眼。用治癫痫，梦魇鬼击，灸之大效，亦治五痫，呆癫及伤寒发狂等证。

痞根：《医学入门》云：专治癖块，十三椎下各开三寸半，多灸左边，如左右俱有，左右俱灸。〇又法用秆心量患人足大指，齐量至足后跟中住，将此秆从尾骨尖量至秆尽处，两旁各开一韭叶许，在左灸右，在右灸左，灸七壮，神效。〇又法于足第二指岐叉处，灸五七壮，左患灸右，右患灸左，后一晚夕，觉腹中响动是验。

精宫：《医学入门》云：专主梦遗，十四椎下各开三寸，灸七壮效。厚按：即足太阳志室穴。

患门并四花：《外台秘要》引唐中书侍郎崔知悌序云：夫含灵受气禀之于五常摄生乖理，降之以六疾至，若岐黄广记抑《十药神书》作蔚有旧经攻灸单行罕取，今术骨蒸病者，亦名传尸，亦谓殗殜，亦称伏连，亦曰无辜。丈夫以癖气为根，妇人以血气为本。无问少长，多染此疾。婴孺之流，传注更苦。其为状也，发干而耸，或聚或分，或腹中有块，或脑后近下两边有小结，多者乃至五六。或夜卧盗汗，梦与鬼交通。虽目视分明，而四肢无力，或上气食少，渐就沉羸。纵延时日，终于溘尽，余昔忝洛《十药神书》作潞州司马，常三十日灸活一十三人，前后差者数过二百。至狸头獭肝，徒闻曩说，金牙铜鼻，罕见其能，未若此方。扶危拯急，非止单攻骨蒸。又别疗气疗风，或瘅或劳，或邪或癖，患状既广。救愈亦多不可具录，略陈梗概。又恐传受谬讹，以误将来。今故具图形状，庶令览者易悉，使所在流布。颇用家藏，未暇外请名医，傍求上

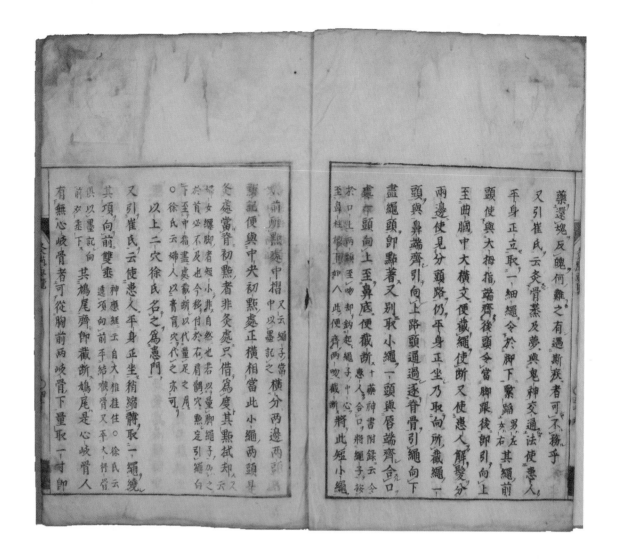

药，还魂返魄，何难之有？遇斯疾者可不务乎？

又引崔氏云：灸骨蒸及梦遗与鬼神交通法，使患人平身正立取一细绳，令于脚下紧蹈_男
_{左女右}其绳前头使与大拇指端齐后头，令当脚跟后，即引向上至曲䐐中大横文，便截绳使断，
又使患人解发分两边，使见分头路，仍平身正坐，乃取向所截绳一头与鼻端齐，引向上路头
通过，逐脊骨引绳向下，尽绳头即点著。又别取小绳，一头与唇端齐合口处，一头向上至鼻
底便截断_{《十药神书》附录云：令患人合口，将绳子按于口上两头至吻却，钩起绳子中心，至鼻柱根下，}
_{如〈此便齐，两吻截断。}将此短小绳于前所点处中折，_{又云绳子当中以墨记之。}横分两边，两头各
点记，便与中央初点处，正横相当，此小绳两头是灸处。当脊初点者非灸处，只借为度，其
点拭却。_{又云妇女缠脚者短小，非自然也。若以量脚绳子加之于首，必不及也，今移付于右肩髃穴，点定引}
_{绳向下至中指尽处截断，以代量足之用。徐氏云：妇人以膏肓穴代之亦可。}

以上二穴徐氏名之为患门。

又引崔氏云：使患人平身正坐，稍缩膊取一绳，绕其项向前双垂_{《神应经》云：自大椎挂}
_{住。徐氏云：}绕项向前平结喉骨，又平大杼骨以墨记，向前双垂下。其鸠尾齐即截断，鸠尾是心岐骨，
人有无心岐骨者，可从胸前两岐骨下，量取一寸，即

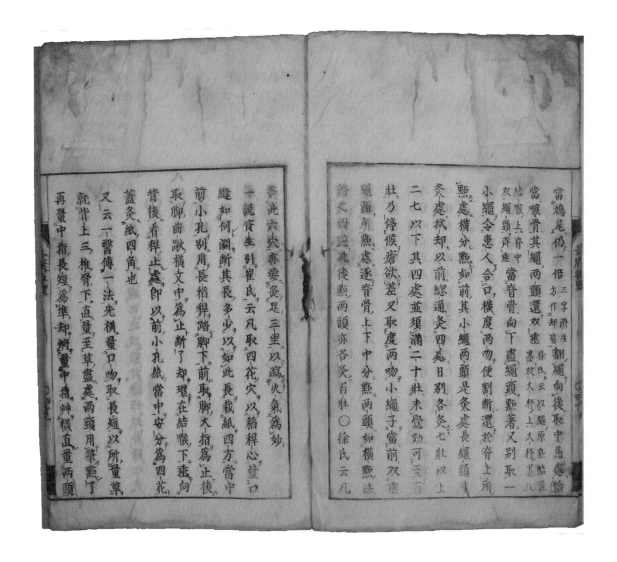

当鸠尾仍一倍三字《济生方》作却皆翻绳向后取中屈处，恰当喉骨，其绳两头，还双垂徐氏云以绳原点，结喉墨放大杼上，大杼墨放结喉上，脊中双绳头齐垂。当脊骨向下尽绳头点著又别取一小绳，令患人合口横度两吻便割断，还于脊上所点处，横分点如前，其小绳两头是灸处，长绳头非灸处拭却。以前总通灸四处，日别各灸七壮以上，二七以下，其四处并须满二十壮，未觉效，可至百壮乃停。候疮欲差，又取度两吻，小绳子当前双垂，绳头所点处，逐脊骨上下中分点两头，如横点法，谓之四花。此后点两头，亦各灸百壮。○徐氏云：凡灸此穴，亦要灸足三里，以泻火气为妙。

一说《资生经》引崔氏云：凡取四花穴，以稻秆心量口缝如何阔，断其长多少，以如此长裁纸四方，当中剪小孔，别用长稻秆踏脚下，前取脚大指为止，后取脚曲瞅横文中为止，断了，却环在结喉，下垂向背后，看秆止处，即以前小孔纸当中安分为四花，盖灸纸四角也。

又云一医传一法，先横量口吻，取长短以所量草就背上三椎骨下，直量至草尽处，两头用笔点了，再量中指长短为准，却将量中指草横直量两头，

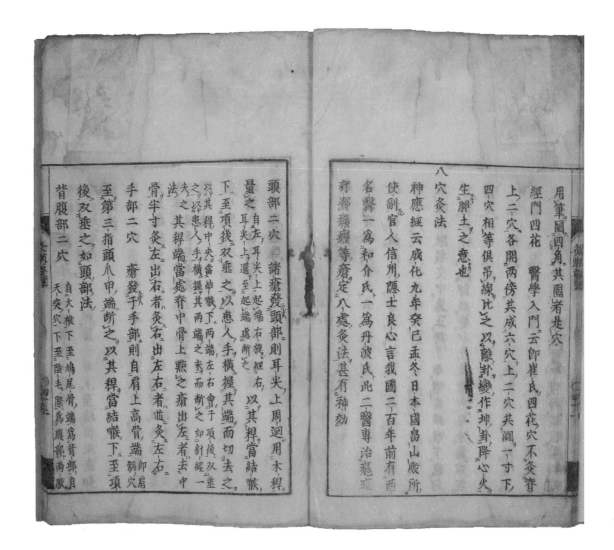

用笔圈四角，其圈者是穴。

经门四花　《医学入门》云：即崔氏四花穴，不灸脊上二穴，各开两旁共成六穴，上二穴，共阔一寸，下四穴相等，俱吊线比之以离卦变作坤卦，降心火生脾土之意也。

八穴灸法

《神应经》云：成化九年癸巳，孟冬，日本国岛山殿所使副官人信州隐士良心言，我国二百年前有两名医，一为和介氏，一为丹波氏，此二医专治痈疽疔疖瘰疬等疮，定八处灸法甚有神效。

头部二穴　诸疮发于头部，则耳尖上周回用禾杆量之自左耳尖上起端右旋，经右耳夹上还至起端处断之。以其杆当结喉下至项后双垂之，以患人手横握其端而切去之以其杆中央当结喉下，两端在右会于项后，双垂之。以患人手横握其两端之末而断之，如《针经》一夫之法，其杆断当处脊中骨上点之。疮出左者，去中骨半寸灸左；出右者，灸右；出左右者，并灸左右。

手部二穴　疮发于手部，则自肩上高骨端即肩髃穴至第三指头爪甲端断之。以其杆当结喉下，至项后双垂之，如头部法。

背腹部二穴　自大椎下至鸠尾骨端为背部，自天突穴下至阴毛际为腹部，两腋

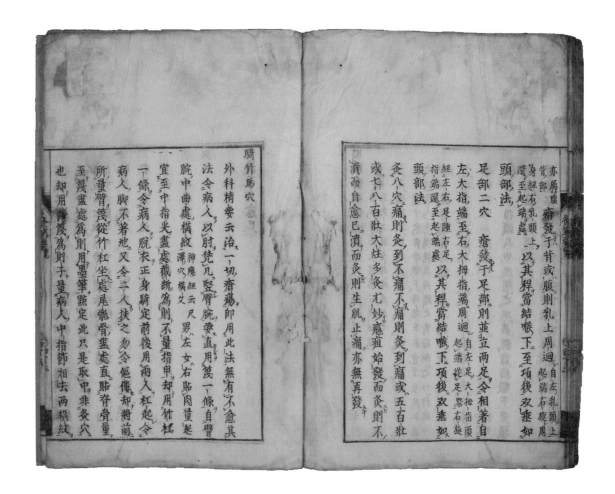

亦属腹背部。疮发于背或腹则乳上周回<small>自左乳头上起端，右旋周身，经右乳头上还至起端处</small>。以其杆当结喉下，至项后双垂，如头部法。

足部二穴 疮发于足部，则并立两足令相著，自左大趾端至右大拇趾端周回<small>自左足大拇指头起端，从足际右旋，经左右足踵，右足趾端还至起端处</small>。以其杆当结喉下，至项后双垂之，如头部法。

灸八穴，痛则灸到不痛，不痛则灸到痛。或五百壮，或七八百壮，大炷多灸尤妙。痈疽始发而灸，则不溃而自愈；已溃而灸，则生肌止痛，亦无再发。

骑竹马穴

《外科精要》云：治一切疮疡，即用此法，无有不愈。其法令病人以肘凭几，竖臂腕要直，用篾一条自臂腕中曲处横纹<small>《神应经》云尺泽穴横文</small>，男左女右，贴肉量起，宜至中指尖尽处截断为则，不量指甲。却用竹杠一条，令病认脱衣，正身骑定，前后用两人扛起，令病者脚不著地，又令二人扶之，勿令伛偻。却将前所量臂篾，从竹杠坐处，尾骶骨尽处，直贴脊骨，量至篾尽处为则，用墨笔点定，此只是取中，非灸穴也。却用薄篾为则子，量病人中指节，相去两横纹

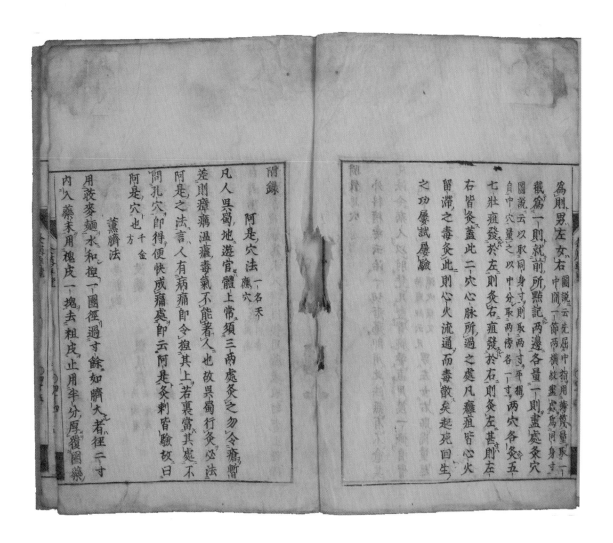

为则，男左女右《图说》云：先屈中指，用薄篾量取一中间一节，两横纹尽处，为同身寸，截为一则，就前所点记处两边，各量一则，尽处灸穴《图说》云：以取同身寸则取两寸平折，自中穴量之，以中分取两旁各一寸两穴各灸五七壮。疽发于左则灸右；疽发于右则灸左；甚则左右皆灸。盖此二穴，心脉所过之处，凡痈疽皆心火留滞之毒，灸此则心火流通，而毒散矣。起死回生之功，屡试屡验。

附录

阿是穴法　一名天应穴

凡人吴蜀地游官，体上常须三两处灸之，勿令疮暂差，则瘴疠、温疟、毒气不能著人也，故吴蜀行灸，必法阿是之法，言人有病痛，即令捏其上，若里当其处，不问孔穴，即得便快成痛处，即云阿是，灸刺皆验，故曰阿是穴也。《千金方》

薰脐法

用荞麦面水和捏一圈，径过寸余，如脐大者径二寸，内入药末，用槐皮一块，去粗皮，止用半分厚，覆圈药

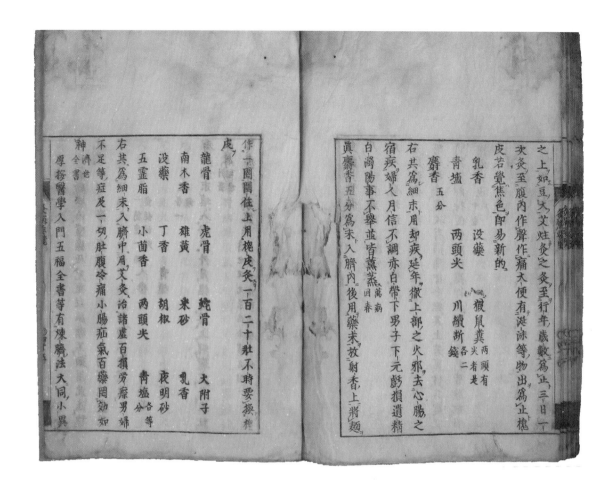

之上，如豆大艾炷灸之。灸至行年岁数为止，三日一次，灸至腹内作声作痛，大便有涎沫等物出为止，槐皮若觉焦色即易新的。

乳香　没药　猵鼠粪两头有尖者是　青盐　两头尖　川续断各二钱　麝香五分

上共为细末，用却疾延年，徹上部之火，邪去心肠之宿疾。妇人月信不调，赤白带下，男子下元亏损，遗精白浊，阳事不举，并皆熏蒸。《万病回春》

真麝香五分为末入脐内，后用药末放麝香上将面作一圈围住，上用槐皮灸一百二十壮，不时要换槐皮。

龙骨　虎骨　蛇骨　大附子　南木香　雄黄　朱砂　乳香　没药　丁香　胡椒　夜明砂　五灵脂　小茴香　两头尖　青盐各等分

上共为细末。入脐中，用艾灸治诸虚百损劳瘵。男妇不足等症及一切肚腹冷痛，小肠疝气，百药罔效，如神。《济世全书》

厚按：《医学入门》《五福全书》等有炼脐法，大同小异，

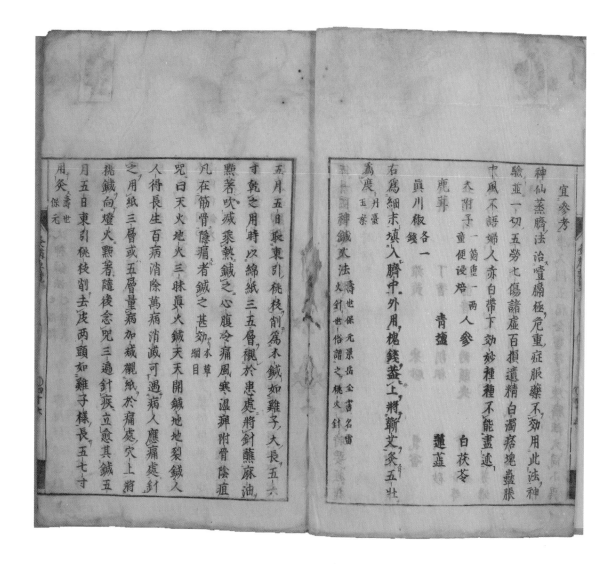

宜参考。

神仙蒸脐法　治噎膈，极危重症，服药不效，用此法神验。并一切五劳七伤，诸虚百损，遗精白浊，痞块蛊胀，中风不语，妇人赤白带下，效妙，种种不能尽述。

大附子一个，重一两，童便浸、焙　人参　白茯苓　鹿茸　青盐　莲蕊　真川椒各一钱

上为细末，填入脐中，外用槐钱盖上，将蕲艾灸五壮为度。《丹台玉案》

神针火法　《寿世保元》《景岳全书》名雷火针也，俗谓之桃花针。

五月五日取东引桃枝，削为木针，如鸡子大，长五六寸，干之，用时以绵纸三五层衬于患处，将针蘸麻油点著，吹灭，乘热针之。心腹冷痛，风寒湿痹，附骨阴疽，凡在筋骨隐痛者，针之甚效《本草纲目》。

咒曰：天火地火，三昧真火，针天天开，针地地裂，针人人得长生，百病消除，万病消灭。可遇病人应痛处针之，用纸三层或五层，量病加减，衬纸于痛处穴上，将桃针向灯火点著，随后念咒三遍，针疾立愈。其针五月五日，东引桃枝，削去皮，两头如鸡子样，长五七寸，用灸。《寿世保元》

雷火神针法世俗谓之神灸

用熟蕲艾末二两，乳香、没药、穿山甲、硫黄、雄黄、草乌头、川乌头、桃树皮末各一钱，麝香五分为末，拌艾。以厚纸裁成条，铺药艾于内，紧卷如指大，长三四寸，收贮瓶内，埋地中七七日，取出。用时于灯上点著，吹灭，隔纸十层，乘热针于患处，热气直入病处，其效更速。《本草纲目》主治同神针火。

苍术五钱，川芎三钱，硫黄二钱半，川山甲三钱，蔓荆子三钱，皂角三钱，麝香五分，雄黄一钱，艾叶不拘。以上为末。纸卷如指大，以草纸七层贴患处。将药燃起淬之，知痛则止。《寿世保元》

用猪牙皂角、威灵仙、细辛、羌活、白芷、川芎、川乌、草乌、白蒺藜、藁本、天麻、苍术、独活、良姜、官桂、雄黄、乳香、没药、麝香少许，余各等分为末，用熟艾薄铺绵纸上，少以药末掺艾上卷作条子，如筋大长五寸。遇痛针痛，其效如神。女人隔衣，上用纸三层，将火针灯上烧燃，竟就纸上蒸之，良久火息痛止，不欲发泄，唯蒸一壮；欲发泄者，三壮五壮，自然药气冲入经络，如著肉灸火一同。《医宗粹言》

白芷，独活，川芎，细辛，牙皂，川山甲，丁香，枳壳，松香，雄

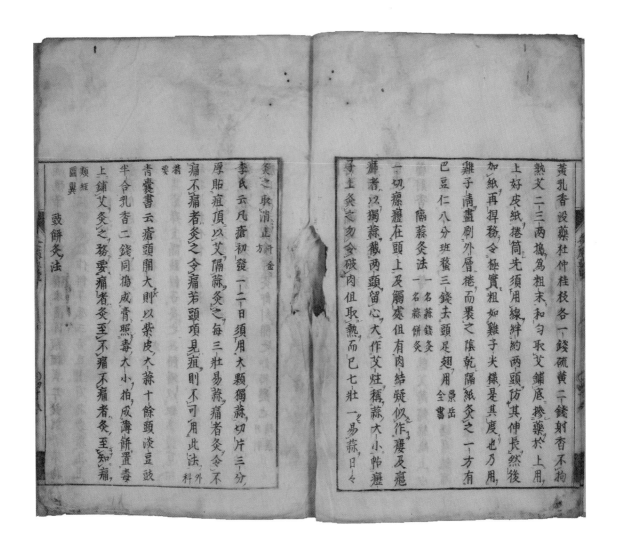

黄，乳香，没药，杜仲，桂枝各一钱，硫黄二钱，麝香不拘，熟艾二三两。捣为粗末，和匀，取艾铺底，掺药于上，用上好皮纸卷筒，先须用线绊约两头，防其伸长，然后加纸再捍，务令极实，粗如鸡子尖样，是其度也。乃用鸡子清尽刷外层，卷而裹之，阴干，隔纸灸之。一方有巴豆仁八分，斑蝥三钱，去头、足、翅用。《景岳全书》

隔蒜灸法 一名蒜钱灸、一名蒜饼灸

一切瘰疬在头上及触处，但有肉结，疑似作瘘及痛疥者。以独蒜截两头留心，大作艾炷，称蒜大小，贴疬子上灸之，勿令破肉，但取热而已。七壮一易，蒜日日灸之取消止。《千金方》

李氏云：凡疮初发一二日，须用大颗独蒜，切片三分厚贴疽顶，以艾隔蒜灸之，每三壮易蒜，痛者灸令不痛，不痛者灸之令痛。若头项见疽，则不可用此法。《外科精要》

《青囊书》云：疮头开大则以紫皮大蒜十余头，淡豆豉半合，乳香二钱，同捣成膏，照毒大小拍成薄饼，置毒上，铺艾灸之，务要痛者灸至不痛，不痛者灸至知痛。《类经图翼》

豉饼灸法

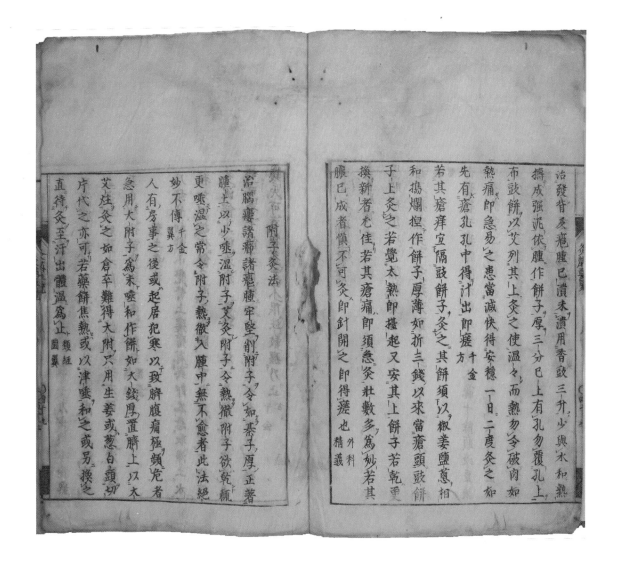

治发背及痈肿已溃未溃，用香豉三升少与水和，熟捣成如强泥，依肿作饼子，厚三分以上，有孔勿覆孔上，布豉饼以艾列其上灸之使温，温而热勿令破肉，如热痛即急易之，患当减，快得安稳，一日二度灸之。如先有疮孔，孔中得汁出即瘥。《千金方》

若其疮痒，宜隔豉饼子灸之，其饼须以椒姜盐葱相和，捣烂捏作饼子，厚薄如折三钱以来，当疮头豉饼子上灸之。若觉太热即抬起，又安其上饼子若干，更换新者尤佳。若其疮痛，即须急灸，壮数多为妙。若其脓已成者，慎不可灸，即针开之，即得瘥也。《外科精义》

附子灸法

治脑瘘诸疖诸痈肿，牢坚削附子令如棋子厚，正著肿上，以少唾湿附子，艾灸附子令热彻。附子欲干，辄更唾湿之，常令附子热彻，入肿中，无不愈者，此法绝妙不传。《千金翼方》

人有房事之后，或起居犯寒，以致脐腹痛极频危者，急用大附子为末，唾和作饼如大钱厚，置脐上，以大艾炷灸之。如仓卒难得大附，只用生姜，或葱白头切片代之亦可。若药饼焦热，或以津唾和之，或另换之，直待灸至汗出体温为止。《类经图翼》

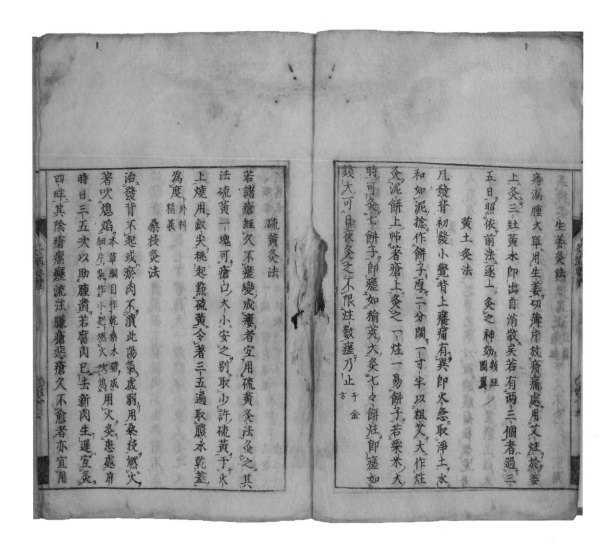

生姜灸法

痔漏肿大单用生姜切薄片，放痔痛处，用艾炷于姜上灸三壮，黄水即出，自消散矣。若有两三个者，过三五日照依前法逐一灸之，神效。《类经图翼》

黄土灸法

凡发背初发，小觉背上痒痛有异，即火急取净土水和如泥，捻作饼子，厚二分，阔一寸半，以粗艾大作炷，灸泥饼子贴著疮上灸之，一炷一易饼子。若粟米大时，可灸七饼子即瘥。如榆荚大，灸七七饼炷即瘥。如钱大，可日夜灸之，不限炷数瘥乃止。《千金方》

硫磺灸法

若诸疮经久不瘥，变成瘘者，宜用硫黄灸法灸之。其法:硫黄一块，可疮口大小安之，别取少许硫黄，于火上烧，用钗尖挑起，点硫黄令著三五遍，取脓水干差为度。《外科精义》

桑枝灸法

治发背不起，或瘀肉不溃。此阳气虚弱，用桑枝燃火，著吹熄焰《本草纲目》作干桑枝劈成细片，扎作小把燃火吹熄，用火灸患处疮片时日三五次，以助肿溃。若腐肉已去，新肉生迟，宜灸四畔。其阴疮瘰疬，流注，臁疮，恶疮久不愈者，亦宜用

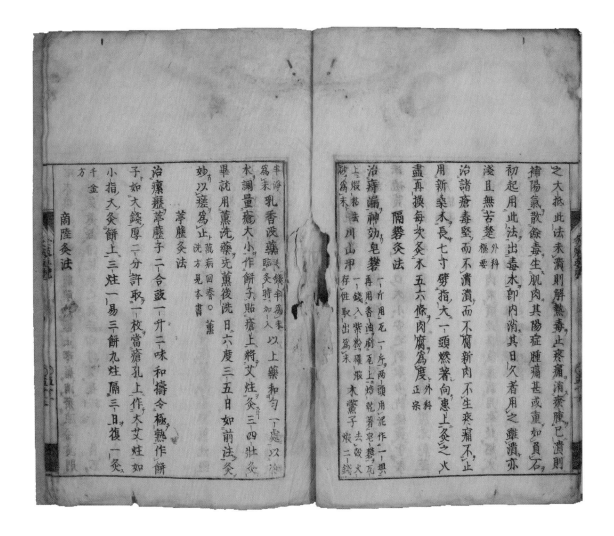

之。大抵此法，未溃则解热毒、止疼痛、消瘀肿；已溃则补阳气、散余毒、生肌肉。其阳症肿痛甚，或重如负石，初起用此法，出毒水，即内消；其日久者用之，虽溃亦浅，且无苦楚。《外科枢要》

治诸疮毒，坚而不溃，溃而不腐，新肉不生，疼痛不止，用新桑木长七寸，劈指大，一头燃着，向患上灸之，火尽再换，每次灸木五六条，肉腐为度。《外科正宗》

隔矾灸法

治痔漏神效。皂矾一斤，用瓦一片，两头用泥作一埧，再用香油刷瓦上焙干，著皂矾，瓦上煅枯，去砂为末 川山甲一钱入紫粉罐，煅存性，取出为末 木鳖子去壳火煅二钱半净为末 乳香 没药钱半为末，临灸时加入

以上药和匀，一处以冷水调，量疮大小作饼子，贴疮上，将艾炷灸三四壮，灸毕，就用薰洗，药先薰后洗，日六度，三五日如前法，灸妙以瘥为止。《万病回春》。薰洗方见本书

葶苈灸法

治瘰疬。葶苈子二合，豉一升二味，和捣令极熟作饼子如大钱，厚二分许，取一枚当疮孔上，作大艾炷如小指大，灸饼上，三炷一易，三饼九炷，隔三日复一灸。《千金方》

商陆灸法

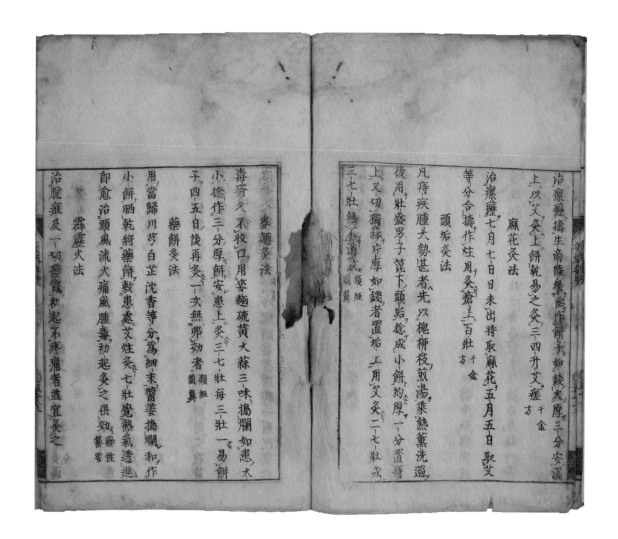

治瘰疬。捣生商陆根，捻作饼子如钱大，厚三分，安漏上，以艾灸上，饼干易之，灸三四升艾瘥。《千金方》

麻花灸法

治瘰疬，七月七日，日未出时，取麻花。五月五日取艾等分，合捣作炷，用灸疮上百壮。《千金方》

头垢灸法

凡痔疾肿，大势甚者，先以槐柳枝煎汤，乘热熏洗过后，用壮盛男子箆下头垢，捻成小饼约厚一分，置痔上，又切独蒜片厚如钱者，置垢上，用艾灸二七壮或三七壮，无不消敛。《类经图翼》

麦面灸法

毒疮久不收口，用麦面硫磺大蒜三味，捣烂如患大小，捻作三分厚，饼安患上，灸三七壮，每三壮一易饼子，四五日后再灸一次，无弗效者。《类经图翼》

药饼灸法

用当归，川芎，白芷，沉香等分为细末，酱、姜捣烂和作小饼，晒干将药饼敷患处，艾炷灸七壮觉热气透进即愈。治头风流火，痛风，肿毒，初起灸之俱效。《药性纂要》

霹雳火法

治脱疽及一切发背初起不疼痛者，并宜灸之。

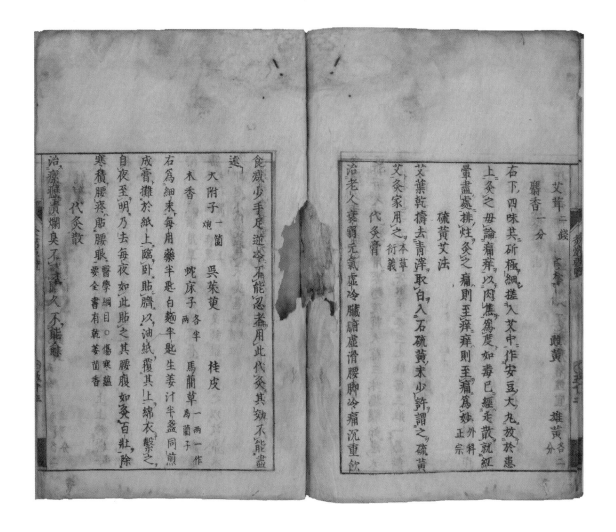

艾绒二钱　丁香　雌黄　雄黄各二分　麝香一分

右下四味，共研极细，搓入艾中，作安豆大丸放于患上灸之，毋论痛痒，以肉焦为度，如毒已经走散，就红晕尽处排炷灸之，痛则至痒，痒则至痛为妙。《外科正宗》

硫磺艾法

艾叶干捣去青淬，取白入石硫磺末少许，谓之硫磺艾灸家用之。《本草衍义》

代灸膏

治老人衰弱，元气虚冷，脏腑虚滑，腰脚冷痛沉重，饮食减少，手足逆冷，不能忍者。用此穴代灸其效不能尽述。

大附子一个炮　吴茱萸　桂皮　木香　蛇床子各半两　马蔺草一两。一作马蔺子

右为细末，每用药半匙，白面半匙，生姜汁半盏，同煎成膏，摊于纸上，临卧贴脐，以油纸覆其上，绵衣系之，自夜至明乃去。每夜如此贴之，其腰腹如灸百壮，除寒积腰疼，贴腰眼。《医学纲目》《伤寒蕴要全书》有干姜、茴香。

代灸散

治瘰疬溃烂，臭不可闻，久不能愈。

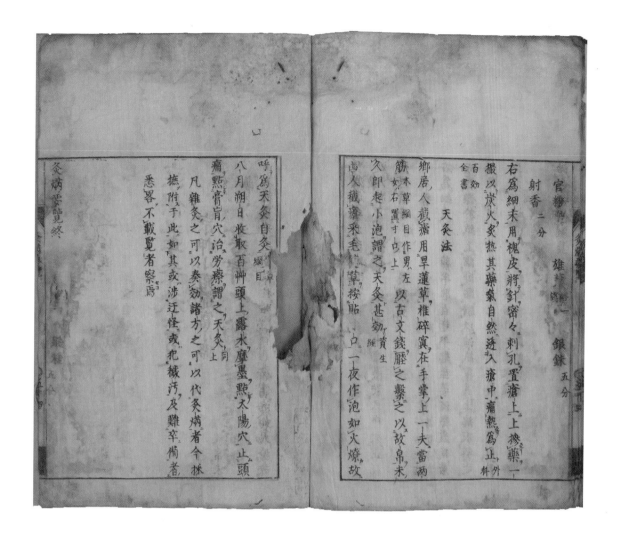

官粉　雄黄各一钱　　银朱一钱　麝香二分

右为细末。用槐皮将针密密刺孔，置疮上，上掺药一撮，以炭火灸热，其药气自然透入疮中，痛热为止。《外科百效全书》

天灸法

乡居人截疟用旱莲草椎碎，置在手掌上一夫，当两筋《本草纲目》作男左女右置寸口上，以古文钱压之。系之以故帛，未久即起小泡，谓之天灸，甚效。《资生经》

山人截疟，采毛茛草按贴寸口，一夜作泡如火撩，故呼为天灸、自灸。《本草纲目》

八月朔日收取百艸头上露水，摩墨点太阳穴止头痛，点膏肓穴治劳瘵，谓之天灸。同上

凡杂灸之可以奏效，诸方之可以代灸焫者，今采摭附子此如。其或涉迂怪或犯秽污，及难卒备者，悉略不载览者察焉。

灸焫要览终

（日）井上桐菴 撰　王旭东 校订

灸草考

日本延享五年刻本

　　《灸草考》一册，不分卷，日本医家井上桐菴撰。刊于日本延享五年（1748）。是书系统考证艾草之产地、生长、采收、形状、性味、功效等，认为古人把艾灸原料艾草与蓬、蒿等混为一谈，其实性味相去甚远，功效悬殊。作者尊陈嘉谟《本草蒙筌》认为野艾为艾之正品，因而认为李时珍《本草纲目》所载"蕲艾"以及日本本土产"胆吹艾"，实为"九牛草"，是艾之伪品。野艾性味温和，蕲艾作用峻烈，不可混用。本次整理以日本延享五年（1748）浪华青龙轩藏版刊行本为底本。

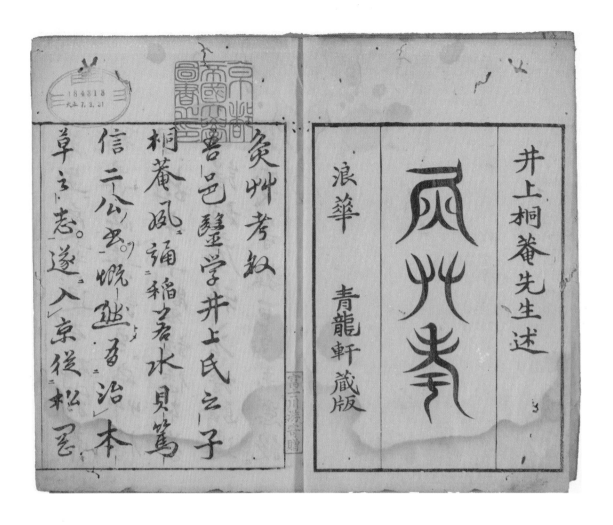

《灸草考》叙

　　吾邑医学井上氏之子桐菴，夙诵稻生若水[1]、贝笃信[2]二公书，慨然为治本草之志。遂入京后从松冈

---

①稻生若水：日本江户（今日本东京都）人，本草学者，著有《物产目录》《本草图翼》等。

②贝笃：即贝原益轩，日本江户时代初期儒学家、博物学家、平民教育家、本草学家。名笃信，字子诚，初号损轩，退隐后改号益轩，通称久兵卫。著有《益轩十训》《大和本草》《慎思录》《大疑录》等。

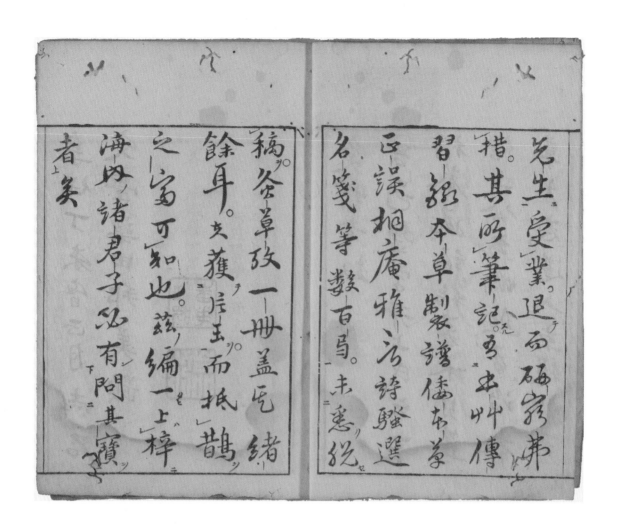

先生受业，退而研穷弗措，其所笔记，有《本草传习录》《本草制谱》《倭本草正误》《桐菴雅言》《诗骚选名笺》等数百弓①，未悉脱稿，《灸草考》一册盖其绪余耳，夫获片玉而抵鹊之富可知也。兹编一上梓，海内诸君子必有问其宝者矣。

———

①弓：同"纠"；道经借为卷帙之"卷"。此处即同"卷"。

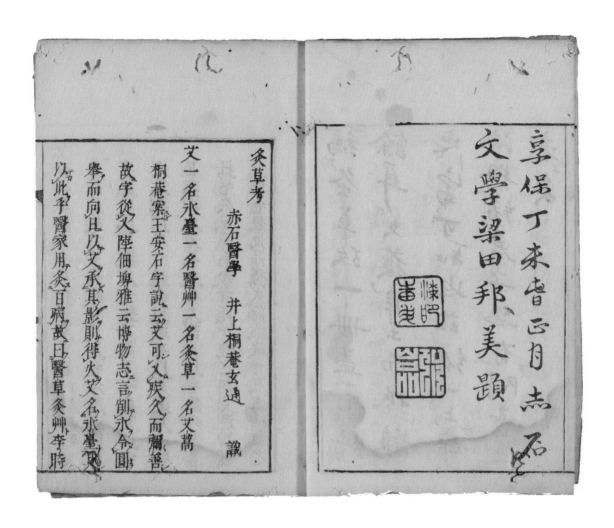

享保丁未①时正月　赤石文学　梁田邦美②题

灸草考

赤石医学　井上桐菴　玄通　识

艾　一名冰台，一名医草，一名灸草，一名艾蒿。

桐菴案：王安石《字说》云：艾可乂疾，久而弥善，故字从乂。

陆佃《埤雅》云：《博物志》言削冰令圆，举而向日，以艾承其影，则得火。艾名冰台，其以此乎。医家用灸百病，故曰医草、灸草。李时

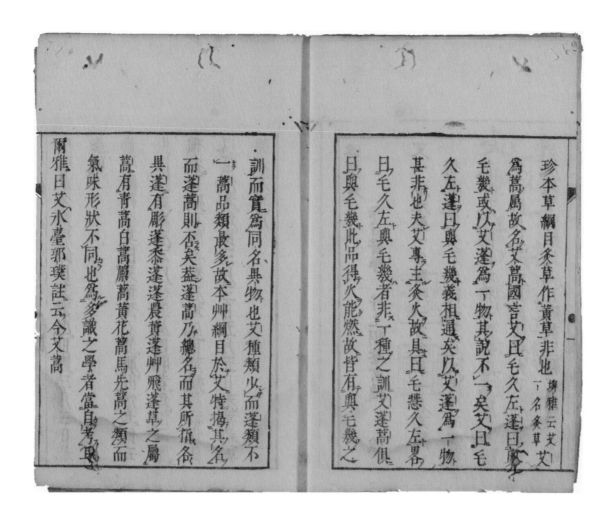

珍《本草纲目》灸草作黄草，非也。《埤雅》云：艾，一名灸草。艾为蒿属，故名艾蒿。国言艾曰毛久，左蓬曰与毛，几或以艾、蓬为一物，其说不一矣。艾曰毛久，左蓬曰与毛，几义相通矣。以艾、蓬为一物，甚非也。夫艾专主灸火，故具曰毛慧久，《左略》曰：毛久、左与、毛几者，非一种之训。艾、蓬、蒿俱曰与毛几，此品得火能燃，故皆有与毛几之训，而实为同名异物也。艾种类少，而蓬类不一，蒿品类最多，故《本草纲目》于艾特揭其名，而蓬蒿则否矣。盖蓬蒿乃总名，而其所指各异：蓬有彫蓬、黍蓬、蓬农、黄蓬草、飞蓬草之属；蒿有青蒿、白蒿、蔍蒿、黄花蒿、马先蒿之类，而气味、形状不同也。为多识之学者，当自考耳。

《尔雅》曰：艾，冰台。郭璞注云：今艾蒿。

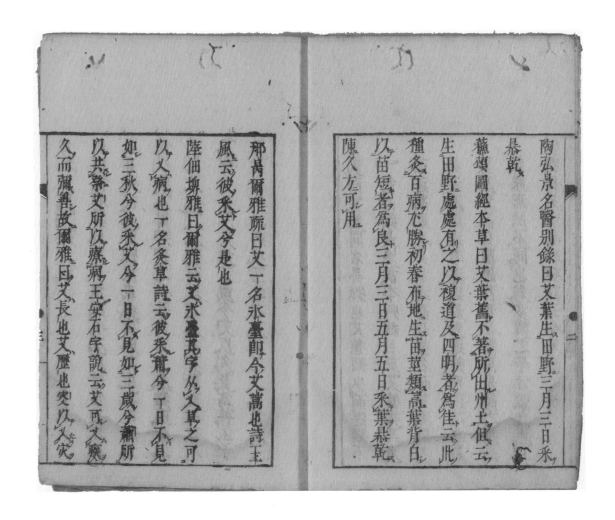

陶弘景《名医别录》曰：艾叶生田野，三月三日采，暴干。

苏颂《图经本草》曰：艾叶旧不著所出州土，但云生田野，处处有之。以复道①及四明②者为佳，云此种灸百病尤胜。初春布地生苗，茎类蒿，叶背白，以苗短者为良。三月三日，五月五日，采叶暴干，陈久方可用。

邢昺③《尔雅疏》曰：艾，一名冰台，即今艾蒿也。《诗·王风》云：彼采艾兮，是也。

陆佃《埤雅》曰：《尔雅》云：艾，冰台。其字从乂，草之可以乂病也。一名灸草。《诗》云：彼采萧兮，一日不见，如三秋兮。彼采艾兮，一日不见，如三岁兮。萧所以共祭，艾所以疗病。王安石《字说》云：艾可乂疾，久而弥善。故《尔雅》曰：艾，长也；艾，历也；乂以乂灾

①复道：古地名，今河南省汤阴县伏道镇。
②四明：古地名，今浙江宁波，以境内有四明山得名。
③邢昺：字叔明，北宋学者、教育家，著有《论语注疏》。

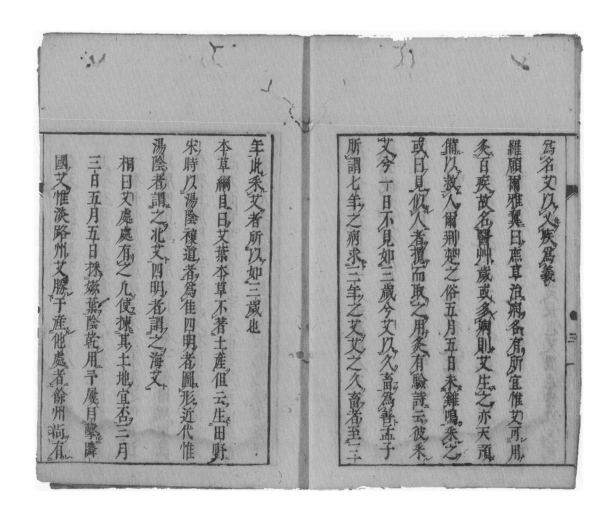

为名，艾以乂疾为义。

　　罗愿[①]《尔雅翼》曰：庶草治病，各有所宜，惟艾可用灸百疾，故名医草。岁或多病，则艾生之，亦天预备以救人耳。荆楚之俗，五月五日未鸡鸣采之。或曰见似人者，揽而取之，用灸有验。《诗》云：彼采艾兮，一日不见，如三岁兮。艾以久畜为善，《孟子》所谓：七年之病，求三年之艾。艾之久畜者至三年，此采艾者，所以如三岁也。

　　《本草纲目》曰：艾叶，本草不著土产，但云生田野。宋时以汤阴复道者为佳，四明者图形。近代惟汤阴者谓之北艾，四明者谓之海艾。

　　桐曰：艾处处有之，凡使拣其土地宜否，三月三日，五月五日采嫩叶，阴干用。予屡目击邻国艾，惟淡路州[②]艾胜于产他处者，余州尚有

---

① 罗愿：字端良，号存斋，徽州歙县呈坎人，南宋大臣。著有《新安志》《尔雅翼》和《罗鄂州小集》等。
② 淡路州：日本大八洲国之一，淡路，意为吾耻。相传伊奘诺尊和伊奘冉尊结为夫妇，并且产生了日本列岛。

佳艾不暇盡點撿優劣矣古人多用嫩葉取
其初得陽氣以類觸類所以發生陽氣也又
一種世俗所謂膽吹艾者所在有之唯產江
州膽吹山野州膽吹山者優于餘國所出故
俗稱曰膽吹艾形狀與艾稍同而其葉似艾
而大面青背淡白有毛茸而柔厚莖直生高
五六尺又有稍小者但因土地肥瘦耳本艸

綱目所載九牛草是也蘇頌圖經本草始載
之一名蘄艾蘄州多產之且勝于他州生者
故名蘄艾蓋非真艾與艾一類別種也猶菊
有野菊芹有野芹各皆異其氣味功用矣陳
嘉謨本草蒙筌云艾葉本經及諸註釋悉云
生于田野類蒿複道者爲佳未嘗以州土拘
也世俗反指此爲野艾至賤視之端午節臨

佳艾，不暇尽点，捡优劣矣。古人多用嫩叶，取其初得阳气，以类触类，所以发生阳气也。又一种世俗所谓胆吹艾者，所在有之，唯产江州[1]胆吹山、野州[2]胆吹山者，优于余国所出，故俗称曰"胆吹艾"。形状与艾稍同，而其叶似艾而大，面青背淡白，有毛茸而柔，厚茎直生，高五六尺。又有稍小者，但因土地肥瘦耳。《本草纲目》所载九牛草是也。苏颂《图经本草》始载之，一名蘄艾。蘄州多产之，且胜于他州生者，故名蘄艾。盖非真艾，与艾一类别种也。犹菊有野菊，芹有野芹，各皆异其气味、功用矣。陈嘉谟《本草蒙筌》云：艾叶，《本经》及诸注释悉云生于田野，类蒿，复道者为佳，未尝以州土拘也。世俗反指此为野艾，至贱视之。端午节临，

---

①江州：又称近江国，日本古代的令制国之一，今日本滋贺县。
②野州：又称下野国，日本古代的令制国之一，今日本栃木县。

僅懸戶辟疫而已。其治病症，遍求蘄州所产独茎、圆叶、背白、有芒者，称为艾之精英。倘有收藏，不吝价买，彼处仕宦，亦每采此，两京送入，重纸包封，以示珍贵。名益传远，四方尽闻。今以形状考之，九牛草者即此，人多不识，并以艾。《本经》注明云：气虽艾香，实非艾种，医用作炷，以灸风湿痹疼、瘘热积聚，尝获效者，亦因辛窜可以通利关窍而已。谓之全胜真艾，未必能然。大抵人之常情，贵远贱近，泥于习俗，胶固不移，纵有《本经》之本，诸家之注，何尝著一目视，以为真伪之别耶！噫！可胜叹哉？可胜叹哉！然《本草纲目》九牛草集解，时珍云陈嘉谟《本草蒙筌》以此为蘄艾，谬矣！是时珍似正其误，而反谬不可信。所谓知者一失也，宜

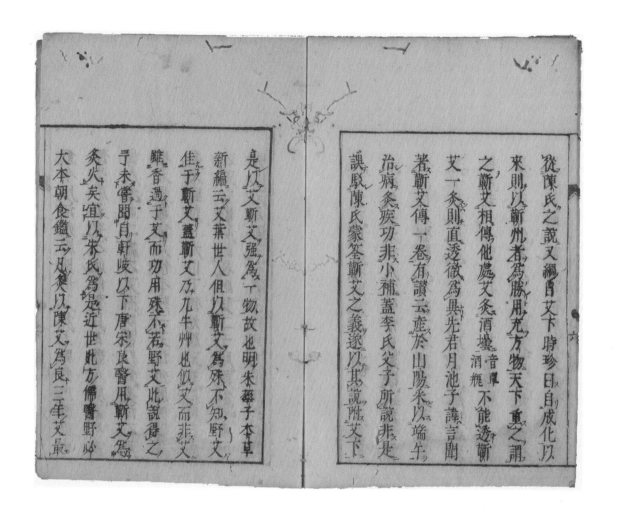

从陈氏之说。又《纲目》艾下，时珍曰：自成化以来，则以蕲州者为胜，用充方物，天下重之，谓之蕲艾。相传他处艾灸，酒坛音覃，酒瓶不能透，蕲艾一灸则直透彻为异。先君月池子讳言闻，著《蕲艾传》一卷，有赞云：产于山阳，采以端午，治病灸疾，功非小补。盖李氏父子所说非是，误驳陈氏《蒙筌》蕲艾之义，遂以其说附艾下。是以艾、蕲艾强为一物故也。明朱华子《本草新编》云：艾叶，世人但以蕲艾为殊，不知野艾佳于蕲艾。盖蕲艾乃九牛草也，似艾而非艾，虽香过于艾而功用殊不若野艾。此说得之。予未尝闻自轩岐以下，唐宋良医用蕲艾为灸火矣，宜以朱氏为是。近世此方儒医野必大《本朝食鉴》①云：凡灸以陈艾为良，三年艾最

① 《本朝食鉴》：是由日本医家人见必大仿照《本草纲目》体例撰写的食物本草学专著。

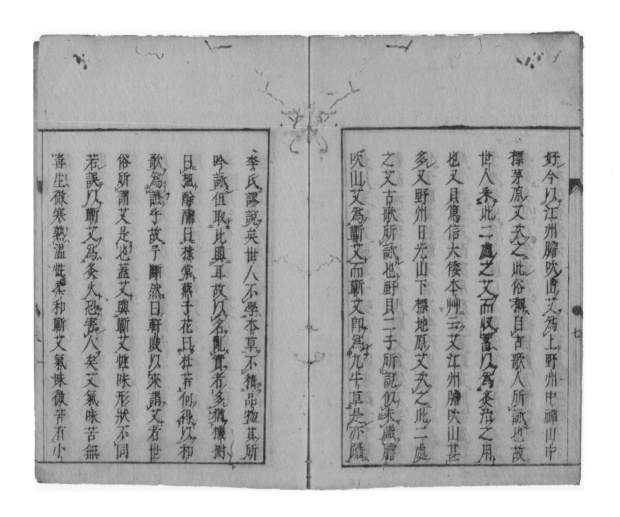

好。今以江州胆吹山艾为上，野州中禅山中标茅原艾次之，此俗称自古歌人所咏也，故世人采此二处之艾而收蓄，以为灸治之用也。又贝笃信《大倭本草》①云：艾，江州胆吹山甚多，又野州日光山下标地原艾次之。此二处之艾，古歌所咏也。野、贝二子所说似未识胆吹山艾为蕲艾，而蕲艾即为九牛草，是亦蹑李氏谬说矣。世人不学本草，不精品物，其所吟咏，但取比兴耳，故以名乱实者多，犹机树曰枫，酴醾曰棣，棠燕子花曰杜若，何得以和歌为证乎？故予断然曰：轩岐以来，谓艾者，世俗所谓艾是也。盖艾与蕲艾性味、形状不同，若误以蕲艾为灸火，恐害人矣。艾气味苦，无毒，生微寒，熟温，性柔和。蕲艾气味微苦，有小

①《大倭本草》：即《大和本草》，是一部类似于中国明代《本草纲目》的日本本草书籍。

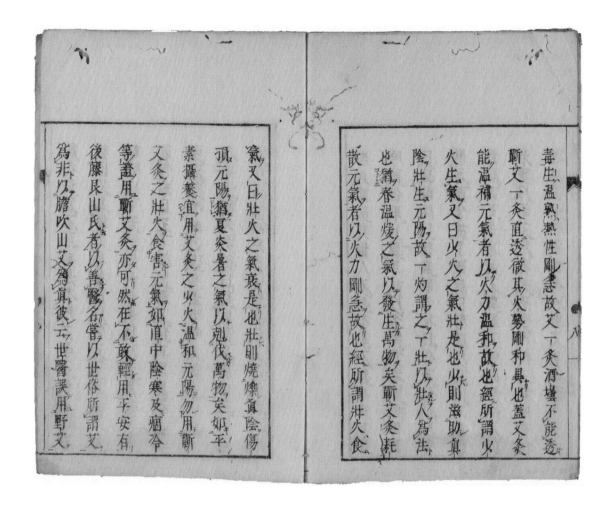

毒，生温，熟热，性刚急，故艾一灸酒坛不能透，蕲艾一灸直透彻，
其火势刚和异也。盖艾灸能温补元气者，以火力温和故也。《经》
所谓：少火生气。又曰：少火之气壮是也。少则资助真阴，壮生元
阳，故一灼谓之一壮，以壮人为法也，犹春温暖之气以发生万物矣。
蕲艾灸耗散元气者，以火力刚急故也。《经》所谓：壮火食气。又
曰：壮火之气衰是也。壮则烧烁真阴，伤损元阳，犹夏炎暑之气以
克伐万物矣。如平素摄养，宜用艾灸之少火温和元阳，勿用蕲艾灸
之壮火食害元气。如直中阴寒及痼冷等证，用蕲艾灸亦可，然在不
敢轻用。平安①有后藤艮山②氏者以善医名，尝以世俗所谓艾为非，
以胆吹山艾为真。彼云：世医误用野艾

①平安：即日本平安时代，也可称作平安京时代。
②后藤艮山：日本江户时期的著名医家，因提出万病源于"一气留滞"的疾病观和对中国医学的反思，对日
  本汉方医学产生了极大的影响，被称为日本汉方医学古方派的真正创始人。

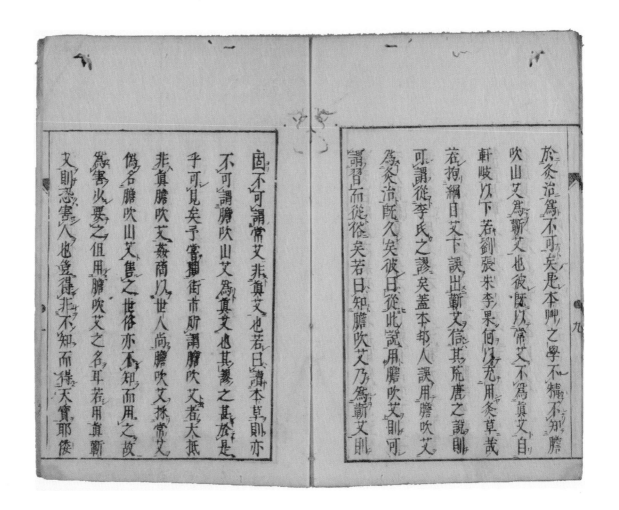

于灸治，为不可矣。是本草之学不精，不知胆吹山艾为蕲艾也。彼既以常艾不为真艾，自轩岐以下，若刘、张、朱、李，果何以充用灸草哉？若拘《纲目》艾下，误出蕲艾，信其荒唐之说，则可谓从李氏之谬矣。盖本邦人误用胆吹艾为灸治既久矣，彼曰从此说，用胆吹艾，则可谓习而从俗矣。若曰知胆吹艾乃为蕲艾，则固不可谓常艾非真艾也。若曰读本草则亦不可谓胆吹山艾为真艾也，其谬之甚于是乎可见矣。予尝观街市所谓胆吹艾者，大抵非真胆吹艾。奸商以世人尚胆吹艾，采常艾伪名胆吹山艾售之，世俗亦不知而用之，故为害少，要之但用胆吹艾之名耳。若用真蕲艾则恐害人也，岂得非不知而得天宝耶？倭、

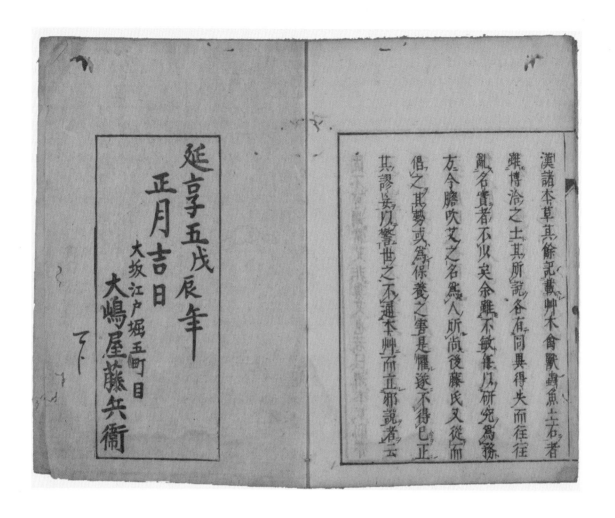

汉诸本草，其余记载草木禽兽虫鱼土石者。虽博洽之士，其所说各有同异得失，而往往乱名实者不少矣。余虽不敏，每以研究为务，方今胆吹艾之名为人所尚，后藤氏又从而倡之，其势或为保养之害是惧，遂不得已正其谬妄，以警世之不通本草而立邪说者云。

延享五年戊辰正月吉日

大阪江户堀五町目　大嶋屋藤兵衛

名家灸选大成

〔日〕浅井南皋 编纂 王慕然 校订

日本文化十年刻本

《名家灸选大成》三书，包括《名家灸选》一卷（浅井南皋，撰于文化二年1805）、《续名家灸选》一卷（平井庸信，撰于文化四年1807）、《名家灸选三编》一卷（平井庸信，撰于文化十年1813）共三部灸学著作。作者认为《黄帝内经》乃针刺、艾灸、服药三者并重，而后世之人因恐疼而惧针，恶热而畏灸，只喜甘药进补，乃至针灸学术得不到发展。为倡导简捷便利的艾灸之术，作者汇集了中、日两国前代大量灸疗文献、民间经验和临床治验，按照身体部位和疾病分类，分为上部病、中部病、下部病、缓治病、急需病、疮疡病、妇人病、小儿病、杂病等类目。全书竭力倡导灸穴，推崇奇穴，善用各种折量法取穴，是日本江户时期艾灸学术之集大成者。三书体例相同，后二书均为《名家灸选》之续编。

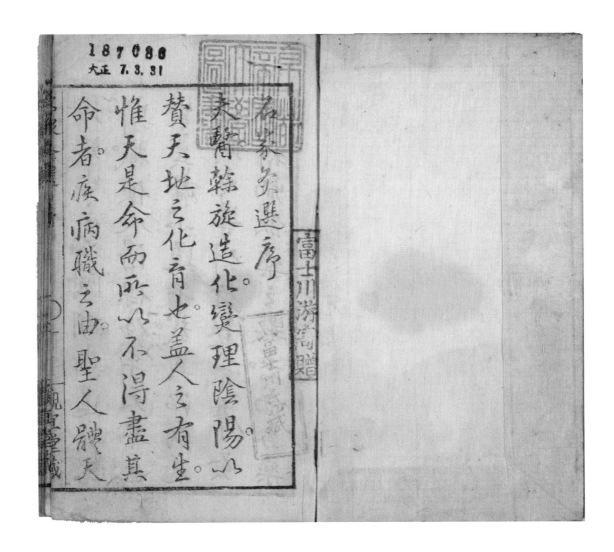

名家灸选序

夫医斡旋造化，燮理阴阳，以赞天地之化育也。盖人之有生，惟天是命，而所以不得尽其命者，疾病职之由。圣人体天

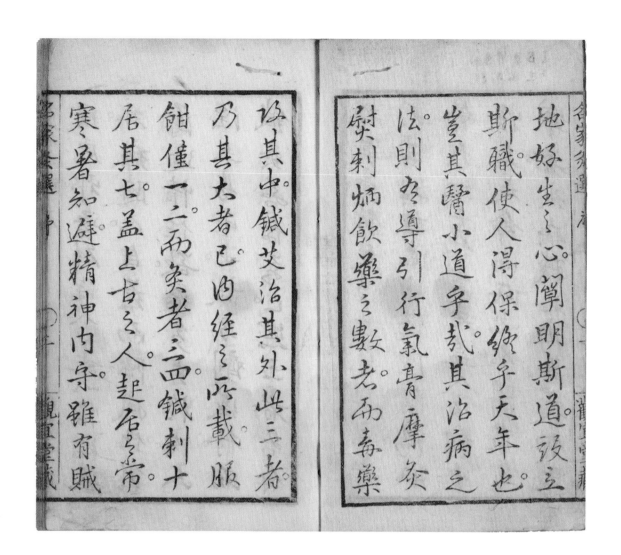

地好生之心，阐明斯道，设立斯职，使人得保终乎天年也，岂其医小道乎哉！其治病之法，则有导引、行气、膏摩、灸熨、刺炳、饮药之数者，而毒药攻其中，针、艾治其外，此三者乃其大者已。《内经》之所载，服饵仅一二，而灸者三四，针刺十居其七。盖上古之人，起居有常，寒暑知避，精神内守，虽有贼

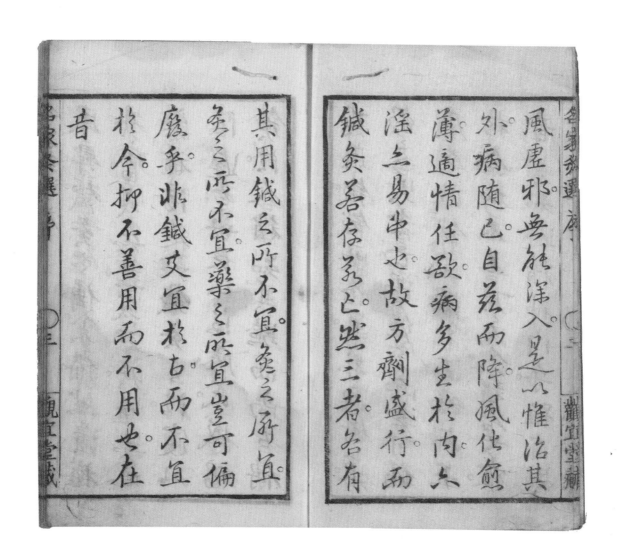

风虚邪，无能深入，是以惟治其外，病随已。自兹而降，风化愈薄，适情任欲，病多生于内，六淫亦易中也。故方剂盛行，而针灸若存若亡。然三者各有其用，针之所不宜，灸之所宜；灸之所不宜，药之所宜，岂可偏废乎？非针、艾宜于古，而不宜于今，抑不善用而不用也。在昔

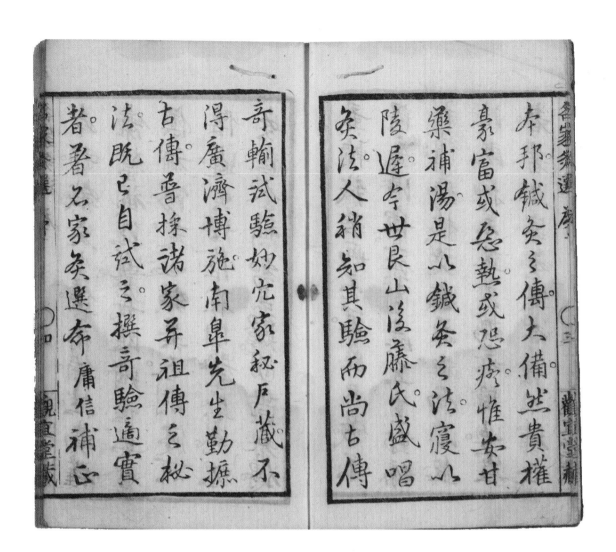

本邦鍼灸之傳大備。然貴權
豪富。或惡熱或恐疼。惟安甘
藥補湯。是以鍼灸之法。寢以
陵遲。今世艮山後藤氏盛唱
灸法。人稍知其驗而尚古傳
奇輸試驗妙穴。家秘戶藏。不
得廣濟博施。南皋先生勤摭
古傳普採諸家。幷祖傳之秘
法既已自試之。撰奇驗適實
者著名家灸選。命庸信補正

觀道堂藏板

本邦针灸之传大备，然贵权豪富，或恶热，或恐疼，惟安甘药补汤，是以针灸之法，寝以陵迟。今世艮山后藤氏，盛唱灸法。人稍知其验，而尚古传奇输，试验妙穴，家秘户藏，不得广济博施。南皋先生勤摭古传，普采诸家，并祖传之秘法，既已自试之，撰奇验适实者，著《名家灸选》，命庸信补正焉。嗚乎！先生善用三法，而其針刺補瀉，迎奪隨濟之法，全存於心手。若非其人，則不可傳也。灸法惟在因證取穴，不失毫毛，尚易為傳。蓋此舉也，特傳其易傳而已矣。余深喜古傳再明於今，秘法博傳於世，而助氣回陽之功，大補於生化。因忘固陋，漫題數言，以為之敘云。于時

焉。呜乎！先生善用三法，而其针刺补泻，迎夺随济之法，全存于心手。若非其人，则不可传也。灸法惟在因证取穴，不失毫毛，尚易为传。盖此举也，特传其易传而已矣。余深喜古传再明于今，秘法博传于世，而助气回阳之功，大补于生化。因忘固陋，漫题数言，以为之叙云。于时

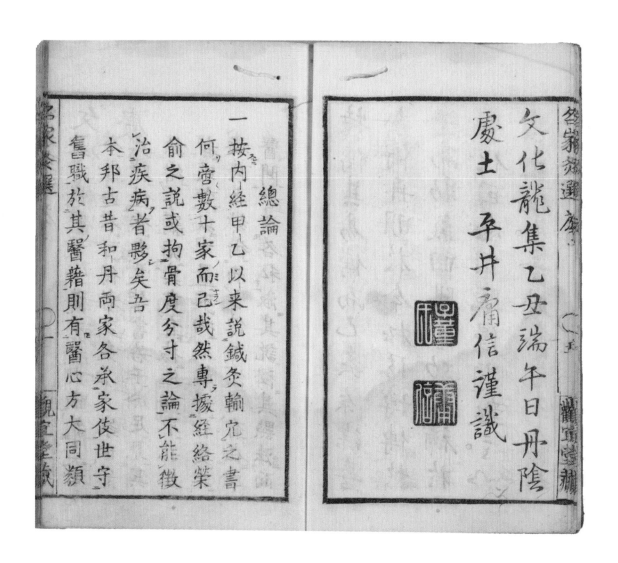

文化龙集乙丑端午日

丹阴处士　平井庸信谨识

总论

　　○按《内经》《甲乙》以来，说针灸输穴之书，何啻数十家而已哉。然专据经络荣俞之说，或拘骨度分寸之论，不能征治疾病者伙矣。吾本邦古昔和、丹两家，各承家技，世守旧职。于其医籍，则有《医心方》《大同类

名家灸选大成 一三九
日本文化十年刻本

聚方》《顿医方》《金兰方》等大备，然至于今散逸，不可得者多矣。惟亨家世守其职，仅有存其禁书若干，亦足见其余绪耳。窃阅其书，有据经络取孔穴者，或有以寸量、不拘经输者。皆莫非救民之妙术，而古传泯然。适有在草医间者，然各私淑其说，秘其点法，而奏其效者亦不戡，其术简易而切治病者也。于是不拘新故，不选雅俗，勉取其有效验者，聊辑录之，为小册子，示之子弟而已。

○或问：如子之言，则经络之说不可据乎？予云：经络府输，阴阳会通者，习医之大本，曷可废乎？且征病位病候者，经络是据，无稽之狡儿，或废不由，固未足与议治法耳。夫经络也者，人身之基础，犹土地之有山河径路也；孔穴也者，治病府会也，犹郡县之有都会厅舍也。须取其有效验者，自征治病而已。

○或问：《甲乙》《明堂》《资生》皆曰：灸何个壮大略不过七八壮？《千金》及《翼方》间或曰二三百壮？或千壮？何壮数之多寡大异乎？将适何法？予云：沉疴痼疾之成也，非一朝一夕之渐也，灸之不至多，则何解沉寒于骨髓、何碎癖块于腹里、何破积毒于脏腑、何生阳气于经隧？能灸者，随疾病之浅深、多少增减，唯效是适可也。

○或问：灸法之书，大率皆说时日禁忌与人神所在，尽可据乎？予云：《内经》未尝论，但勿刺大劳、大怒、大饥、大醉之言，灸法亦宜忌也。其他风雨雷震，日月薄蚀，及人身多热恶寒，多忙劳力，前后三日勿犯房欲之类，是宜避忌而已。然亦是等灸平稳缓症之禁法也，若临仓卒急症，则无一禁忌，必勿论时日。若夫天明气朗，起居饮食如故，则灸之万全矣。

○论曰：微数之脉，慎不可灸，因火为邪，为烦逆。诚乎斯言矣。大凡病人脉状见浮滑洪大诸数，烦躁，口渴，咽痛，面赤，

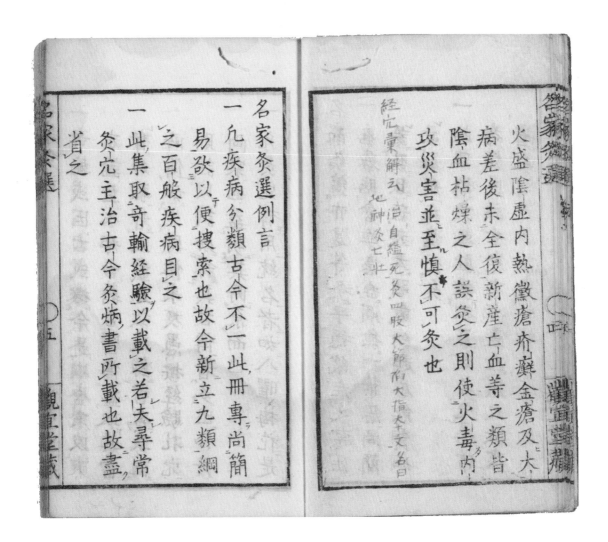

火盛，阴虚内热，霉疮、疥癣、金疮，及大病瘥后未全复，新产亡血等之类，皆阴血枯燥之人，误灸之则使火毒内攻，灾害并至，慎不可灸也。

名家灸选例言

　　○凡疾病分类，古今不一。此册专尚简易，欲以便搜索也。故今新立九类纲之，百般疾病目之。

　　○此集取奇输经验以载之，若夫寻常灸穴、主治，古今灸煽书所载也，故尽省之。

○奇输，或因古，或采今，是以唐宋以下方论，至本邦古籍、古医传，尽取其当有效验者以载之，故或录书名，或记所传。如先师传来，及愚按经验孔穴，则注以"试效"称；其古传者，多出和、丹两家也。盖明其所原而已。

○凡灸穴，有用统名者，如"八曜""梅花"是也。其他皆言治某病，从传说也。

○此集专尚经验，故有奇验明征者，虽非奇输，间有载之者也。

○凡灸有用寸量，无穴名者，及孔穴所在，难以辞谕者，各作小图，便考索孔穴。的实明白者，不俟图而已。

○凡灸壮多寡，宜量疾浅深，而多少增

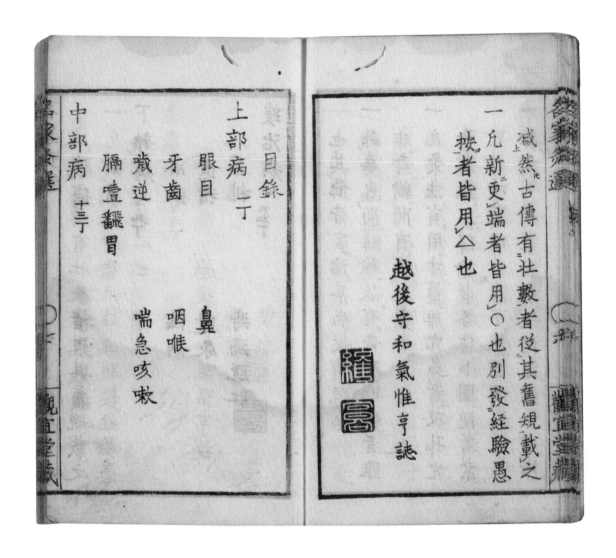

减。然古传有壮数者，从其旧规载之。

〇凡新更，端者皆用"〇"也。别发经验、愚按者皆用"△"也。

越后守和气惟亨志

目录

---

① 一丁：即第一页。"丁"，量词。

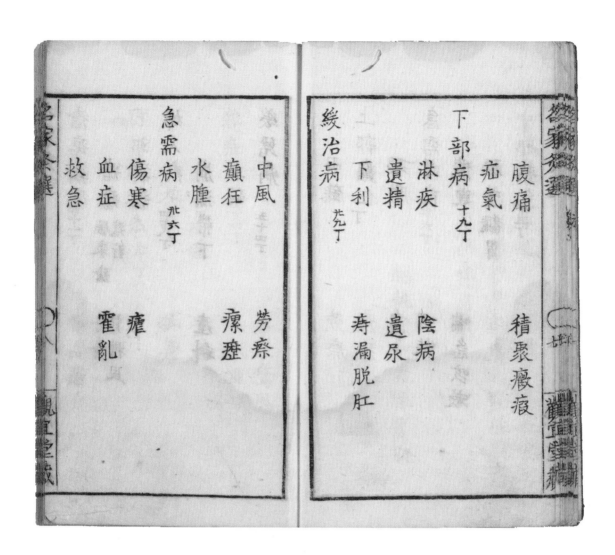

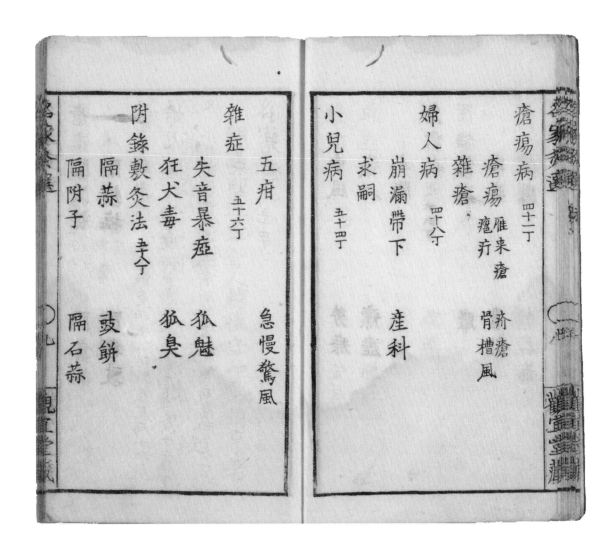

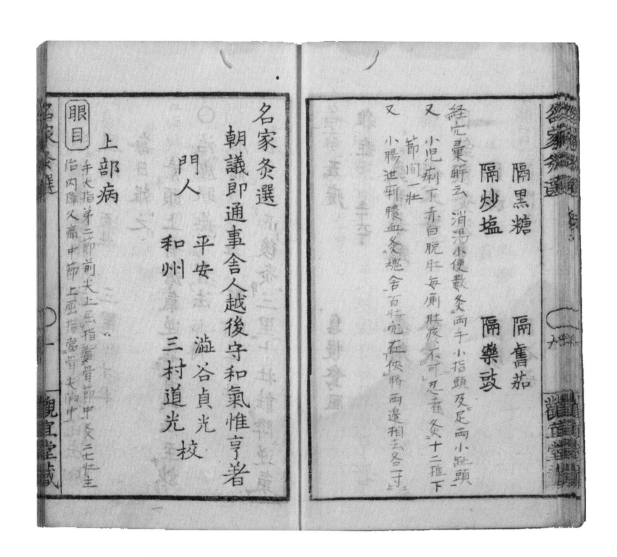

隔黑糖　　隔旧茄

隔炒盐　　隔药豉

名家灸选

朝议郎通事舍人　越后守　和气惟亨　著

　门人　平安　涩谷贞光　和州　三村道光　校

上部病

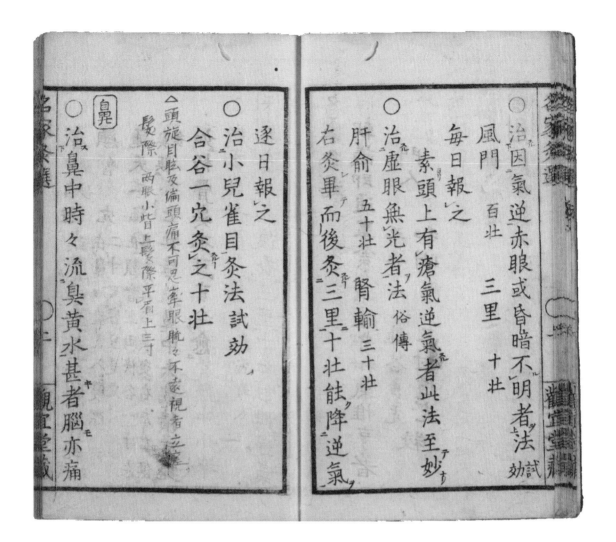

○ 治因气逆赤眼，或昏暗不明者法。试效

风门百壮　三里十壮

每日报之。

素头上有疮气、逆气者，此法至妙。

○ 治虚眼无光者法。俗传

肝俞五十壮　肾输三十壮

右灸毕，而后灸三里十壮，能降逆气。逐日报之。

○ 治小儿雀目灸法。试效

合谷一穴，灸之十壮。

鼻

○ 治鼻中时时流臭黄水，甚者脑亦痛

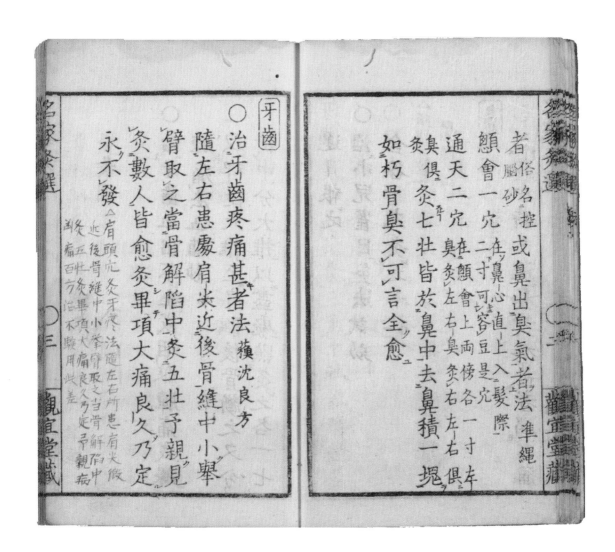

者俗名控脑疹。或鼻出臭气者法。《准绳》

囟会一穴在鼻心直上，入发际二寸，可容豆是穴。

通天二穴在囟会上两旁各一寸。左臭灸左，右臭灸右，左右俱臭，俱灸。

灸七壮，皆于鼻中，去鼻积一块，如朽骨，臭不可言，全愈。

牙齿

○ 治牙齿疼痛甚者法。《苏沈良方》

随左右患处，肩尖近后骨缝中，小举臂取之，当骨解陷中灸五壮。予亲
见灸数人皆愈。灸毕，项大痛，良久乃定。永不发。

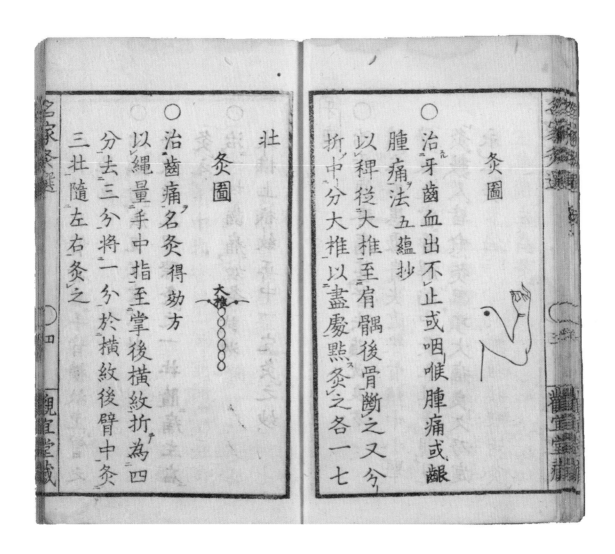

灸图（图见上）

○ 治牙齿血出不止，或咽喉肿痛，或龈肿痛法。《五蕴抄》

以稗①从大椎至肩髃后骨断之，又分折，中分大椎，以尽处点灸之，各一

七壮。

灸图（图见上）

○ 治齿痛，名灸。《得效方》

以绳量手中指至掌后横纹，折为四分，去三分，将一分于横纹后臂中灸

三壮。随左右灸之。

---

①稗：此字在中国针灸著作如《圣济总录·针灸门》《类经图翼》《罗遗编》中，类似灸法中均作"绳"或
　"线"。

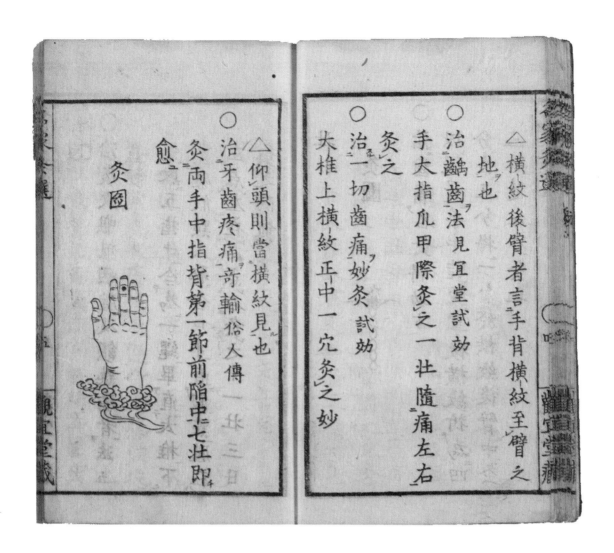

△横纹后臂者，言手背横纹至臂之地也。

○　治龋齿法。见宜堂试效

　　手大指爪甲际灸之一壮。随痛左右灸之。

○　治一切齿痛，妙灸。试效

　　大椎上横纹正中一穴，灸之妙。

　　△仰头则当横纹见也。

○　治牙齿疼痛，奇输。俗人传

　　灸两手中指背第一节前陷中七壮，即愈。

　　灸图 （图见上）

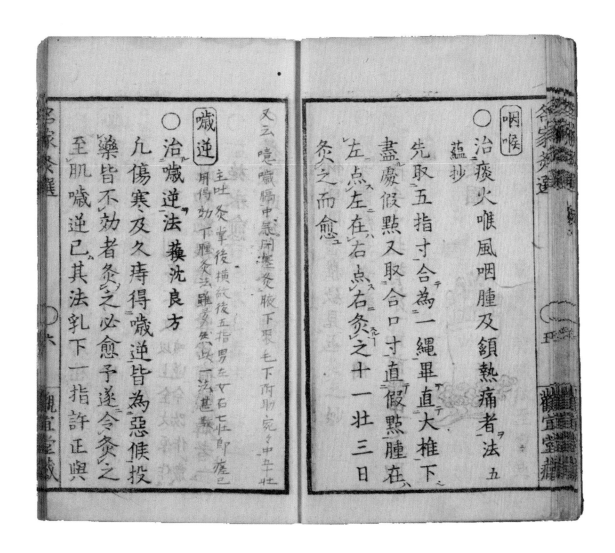

○　治痰火喉风，咽肿及颔热痛者法。《五蕴抄》

　　先取五指寸合为一绳毕，直大椎下尽处假点；又取合口寸直假点。肿在

左，点左；在右，点右。灸之十一壮。三日灸之而愈。

咙逆

○　治咙逆法。《苏沈良方》

　　凡伤寒及久痔，得咙逆者，皆为恶候，投药皆不效者，灸之必愈。予遂

令灸之至肌。咙逆已。其法：乳下一指许，正与

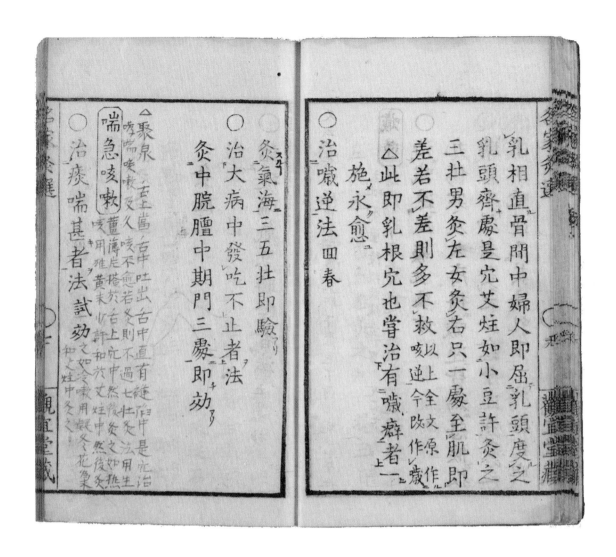

乳相直骨间中。妇人即屈乳头度之，乳头齐处是穴。艾炷如小豆许。灸之三壮。男灸左，女灸右。只一处至肌即瘥。若不瘥，则多不救。以上全文原作咳逆，今改作哕。

　　△此即乳根穴也。尝治有哕癖者，一施永愈。

○　治哕逆法。《回春》

　　灸气海，三五壮即验。

○　治大病中发，吃不止者法。

　　灸中脘、膻中、期门三处即效。

　　喘急咳嗽

○　治痰喘甚者法。试效

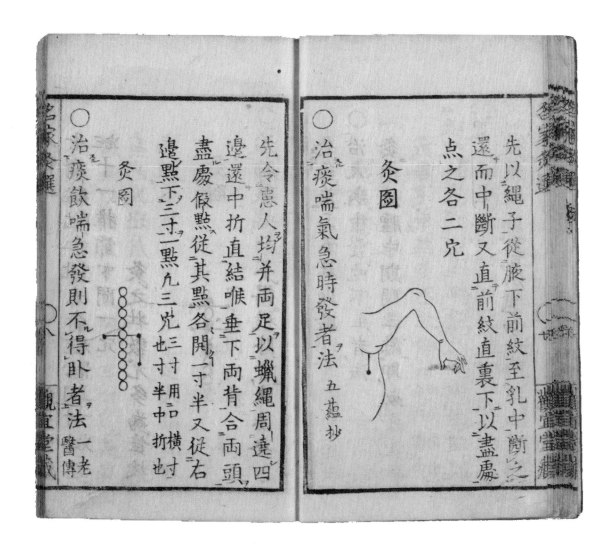

先以绳子从腋下前纹至乳中，断之，还而中断，又直前纹直里下，以尽处点之，各二穴。

灸图（图见上）

○ 治痰喘气急时发者法。《五蕴抄》

先令患人均并两足，以蜡绳周绕四边，还中折，直结喉垂下，两背合两头，尽处假点，从其点各开一寸半，又从右边点下三寸一点，凡三穴。三寸用口横寸也，寸半中折也。

灸图（图见上）

○ 治痰饮喘急，发则不得卧者法。一老医传

名家灸选大成 一五五

日本文化十年刻本

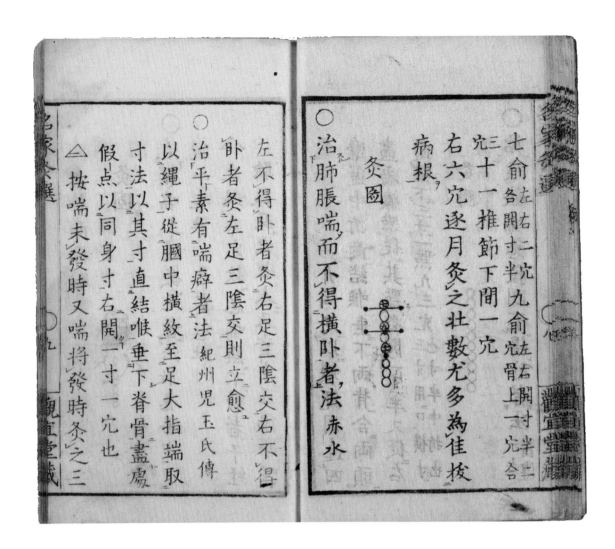

七俞左右二穴，各开寸半，九俞左右开寸半，二穴，骨上一穴，合三穴，十一椎
节下间一穴。

上六穴，逐月灸之，壮数尤多为佳，拔病根。

灸图（图见上）

○ 治肺胀，喘而不得横卧者法。《赤水》

左不得卧者，灸右足三阴交，右不得卧者，灸左足三阴交。则立愈。

○ 治平素有喘癖者法。纪州儿玉氏传

以绳子从胭中横纹至足大指端取寸法，以其寸直结喉垂下脊骨尽处假点，
以同身寸右开一寸，一穴也。

△按喘未发时，又喘将发时，灸之三

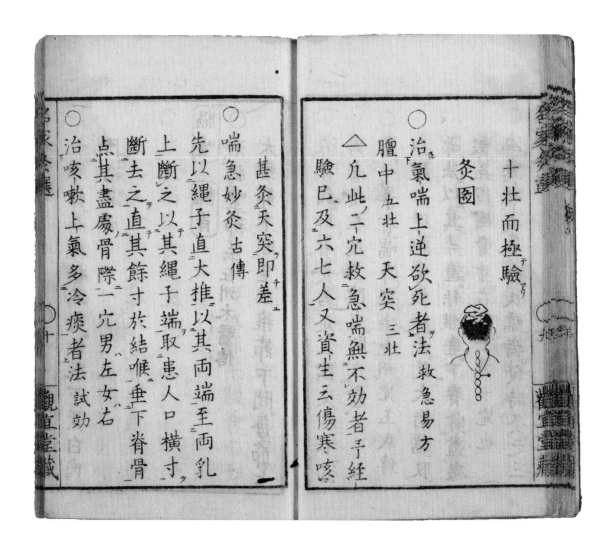

十壮而极验。

灸图（图见上）

○ 治气喘上逆欲死者法。《救急易方》

膻中五壮　天突三壮

△凡此二穴，救急喘无不效者。予经验已及六七人。又《资生》云：伤寒咳甚，灸天突即瘥。

○ 喘急妙灸。古传

先以绳子直大椎，以其两端至两乳上断之，以其绳子端取患人口横寸，断去之，直其余寸于结喉，垂下脊骨，点其尽处骨际一穴。男左女右。

○ 治咳嗽上气，多冷痰者法。试效

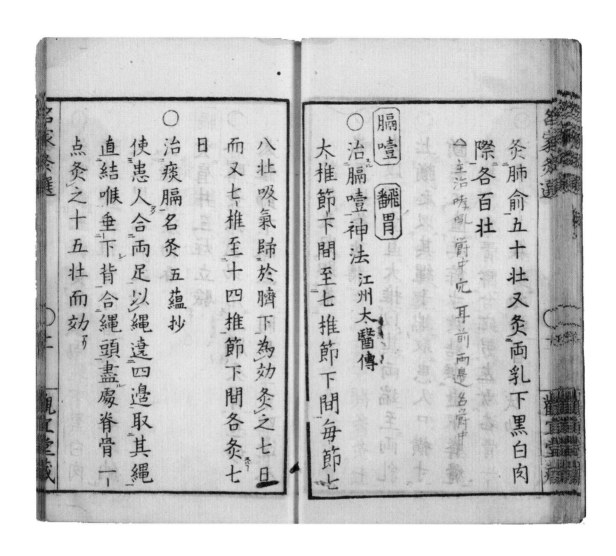

灸肺俞五十壮，又灸两乳下黑白肉际各百壮。

膈噎　**翻胃**

○　治膈噎神法。江州太医传

大椎节下间至七椎节下间，每节七八壮。吸气归于脐下为效。灸之七日，
而又七椎至十四椎节下间，各灸七日。

○　治痰膈名灸。《五蕴抄》

使患人合两足，以绳绕四边，取其绳，直结喉垂下背，合绳头尽处脊骨
一点，灸之十五壮而效。

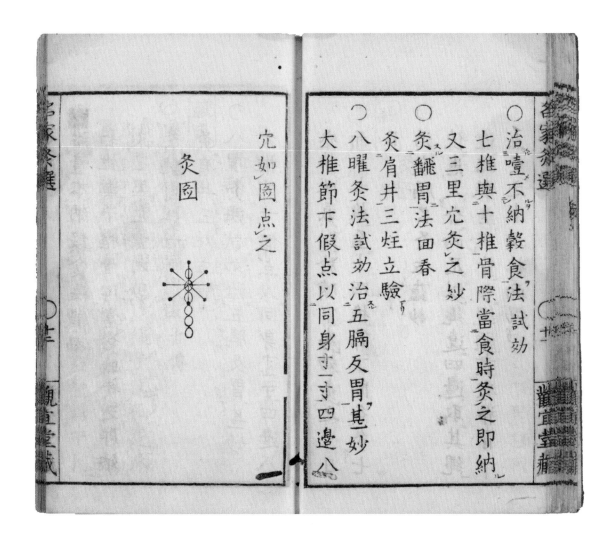

○ 治噎，不纳谷食法。试效

七椎与十椎骨际，当食时灸之，即纳。又，三里穴灸之妙。

○ 灸翻胃法。《回春》

灸肩井三炷，立验。

○ 八曜灸法。试效

治五膈反胃甚妙。

大椎节下假点，以同身寸一寸，四边八穴，如图点之。

灸图（图见上）

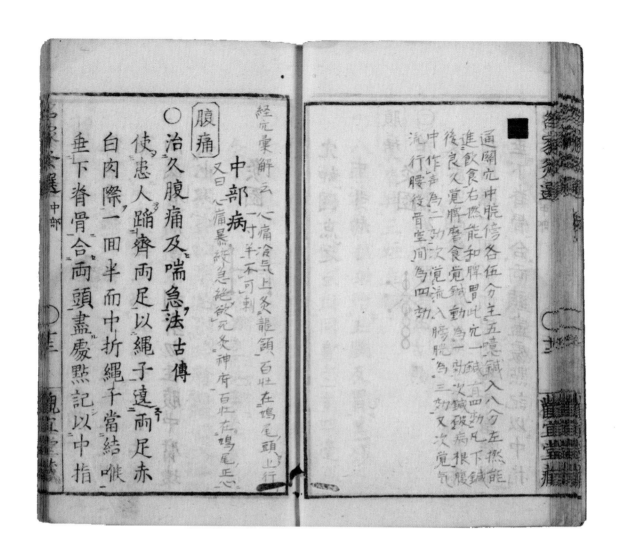

中部病

○ 治久腹痛，及喘急法。古传

使患人蹈齐两足，以绳子绕两足赤白肉际，一回半而中折。绳子当结喉
垂下脊骨，合两头尽处点记，以中指

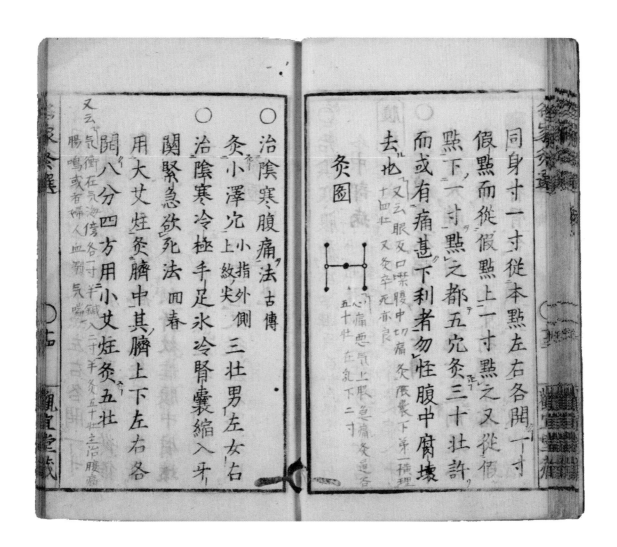

同身寸一寸，从本点左右各开一寸假点，而从假点上一寸点之，又从假点下
一寸点之，都五穴，灸三十壮许。而或有痛甚下利者，勿怪，腹中腐坏去也。

灸图（图见上）

○　治阴寒腹痛法。古传

　　灸小泽穴小指外侧上纹尖三壮，男左女右。

○　治阴寒冷极，手足冰冷，肾囊缩入，牙关紧急，欲死法。《回春》

　　用大艾炷灸脐中，其脐上下左右各开八分，四方用小艾炷灸五壮。

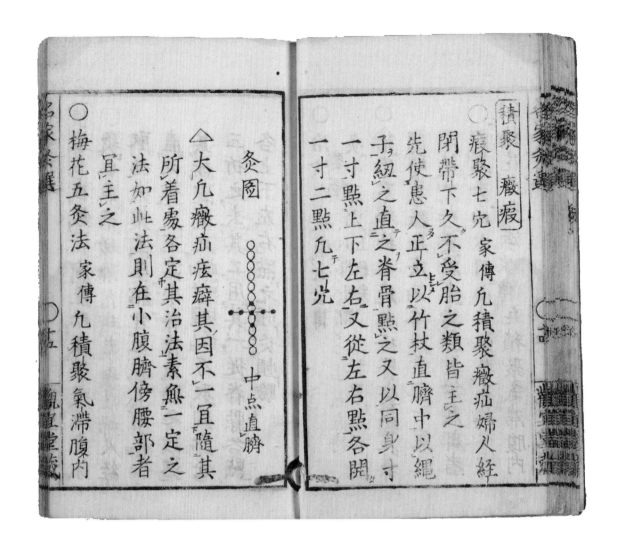

积聚 癥瘕

○ 瘕聚七穴 _{家传} 凡积聚、癥疝，妇人经闭，带下，久不受胎之类，皆主之。

先使患人正立，以竹杖直脐中，以绳子纽之，直之脊骨，点之。又以同身寸一寸点上下左右。又从左右点各开一寸，两点，凡七穴。

灸图（图见上）

△大凡癥疝疙癖，其因不一，宜随其所着处各定其治法，素无一定之法。如此法，则在小腹脐旁腰部者，宜主之。

○ 梅花五灸法 _{家传} 凡积聚，气滞腹内，

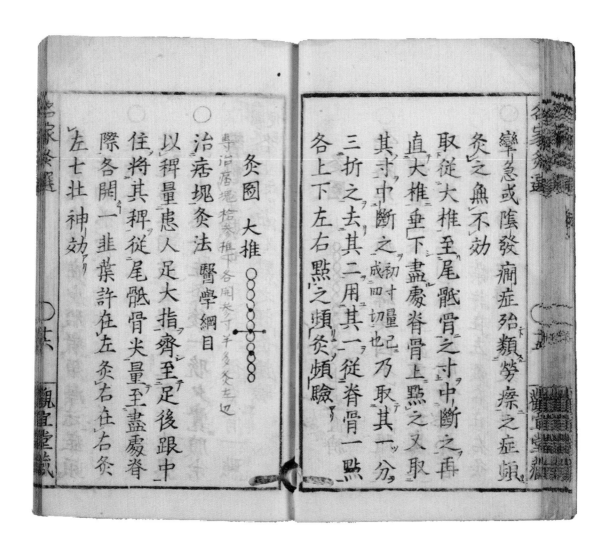

挛急，或阴发痫症，殆类劳瘵之症。频灸之，无不效。

取从大椎至尾骶骨之寸，中断之；再直大椎垂下，尽处脊骨上点之；又取其寸，中断之，初寸量已成四切也，乃取其一分，三折之，去其二，用其一，从脊骨一点各上下左右点之，频灸频验。

灸图（图见上）

○ 治痞块灸法。《医学纲目》

以稗量患人足大指，齐至足后跟中住，将其稗从尾骶骨尖量，至尽处脊际各开一韭叶许，在左灸右，在右灸左，七壮。神效。

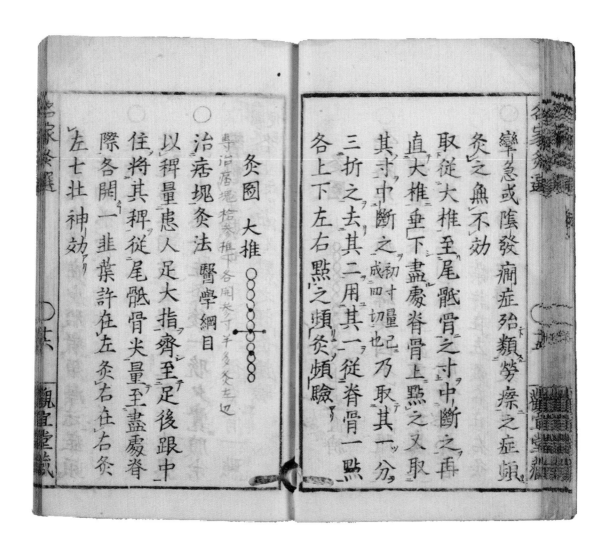

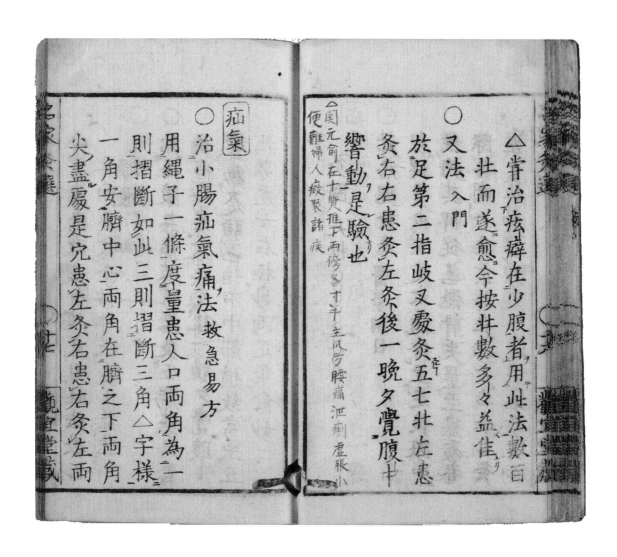

△尝治痃癖在少腹者，用此法数百壮而遂愈。今按壮数，多多益佳。

○ 又法《入门》

于足第二指歧叉处灸五七壮。左患灸右，右患灸左。灸后一晚夕觉腹中响动，是验也。

疝气

○ 治小肠疝气痛法。《救急易方》

用绳子一条，度量患人口两角，为一则，折断；如此三则，折断三角△字样。一角安脐中心，两角在脐之下两角尖尽处是穴。患左灸右，患右灸左，两

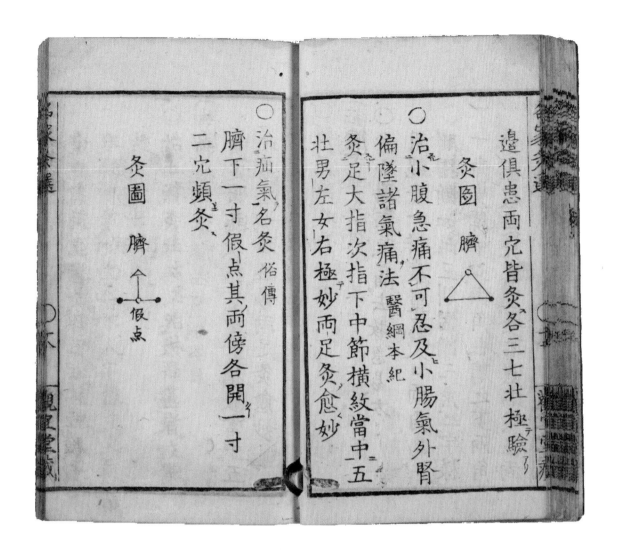

边俱患，两穴皆灸。各三七壮，极验。

灸图（图见上）

○ 治小腹急痛不可忍，及小肠气，外肾偏坠，诸气痛法。《医纲本纪》

灸足大指、次指下中节横纹当中，五壮。男左女右。极妙，两足灸愈妙。

○ 治疝气，名灸。俗传

脐下一寸假点，其两旁各开一寸，两穴频灸。

灸图（图见上）

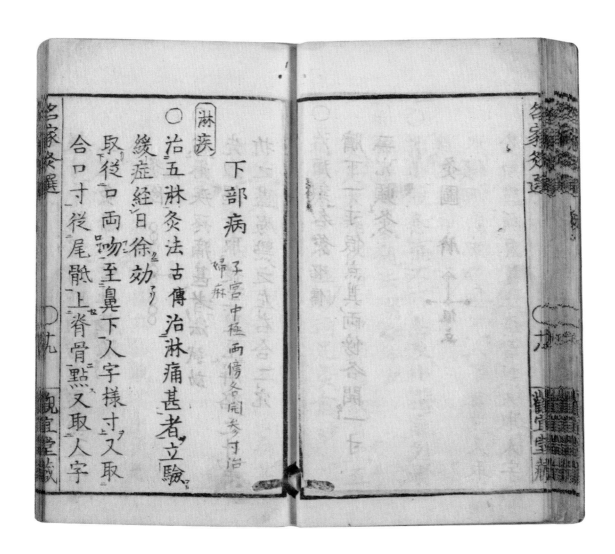

下部病

淋疾

〇 治五淋灸法。古传 治淋痛甚者，立验；缓症，经日徐效。
取从口两吻至鼻下，人字样寸。又取合口寸，从尾骶上脊骨点；又取人字

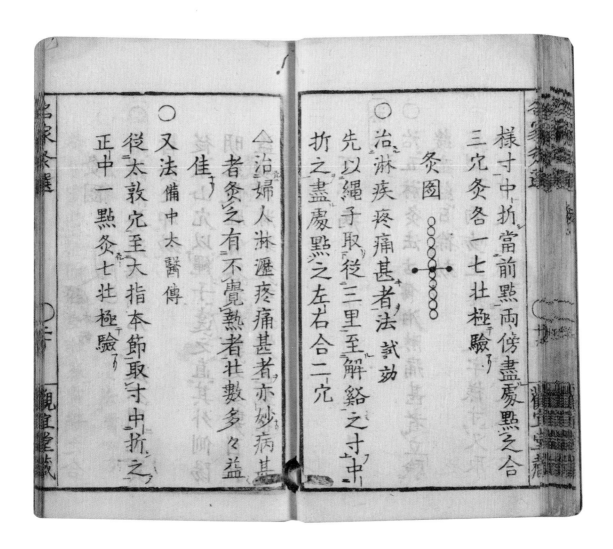

様寸，中折，当前点两旁尽处点之，合三穴。灸各一七壮，极验。

灸图（图见上）

○　治淋疾疼痛甚者法。试效

先以绳子取，从三里至解溪之寸，中折之，尽处点之，左右合二穴。

△治妇人淋沥疼痛，甚者亦妙。病甚者灸之，有不觉热者。壮数多多益佳。

○　又法。备中太医传

从大敦穴至大指本节取寸，中折之，正中一点。灸七壮，极验。

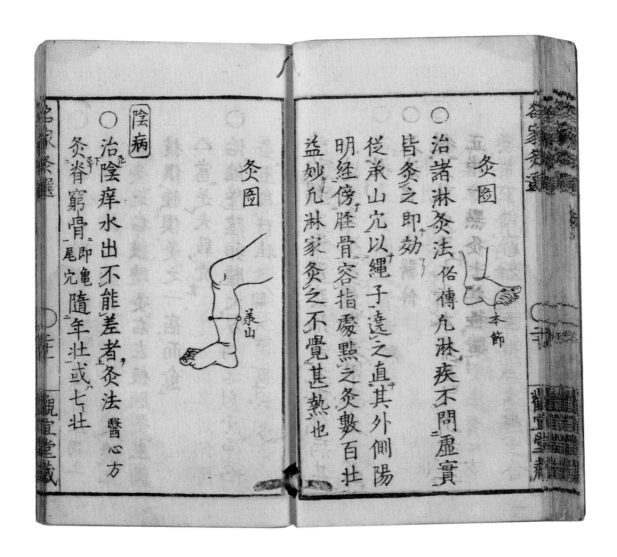

灸图（图见上）

○ 治诸淋灸法。俗传　凡淋疾，不问虚实，皆灸之，即效。

从承山穴以绳子绕之，直其外侧阳明经旁胫骨容指处点之，灸数百壮，益妙。凡淋家灸之，不觉甚热也。

灸图（图见上）

阴病

○ 治阴痒水出，不能瘥者，灸法。《医心方》

灸脊穷骨即龟尾穴，随年壮，或七壮。

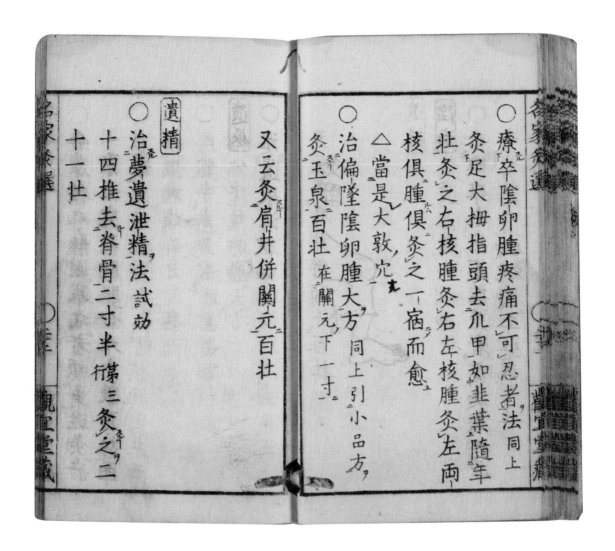

○ 疗卒阴卵肿，疼痛不可忍者法。同上

　灸足大拇指头去爪甲如韭叶，随年壮灸之。右核肿，灸右；左核肿，灸

左；两核俱肿，俱灸之。一宿而愈。

　△当是大敦穴。

○ 治偏坠，阴卵肿大方。同上引《小品方》

　灸玉泉百壮。在关元下一寸

　又云：灸肩井并关元百壮。

遗精

○ 治梦遗泄精法。试效

　十四椎去脊骨二寸半第三行灸之，二十一壮。

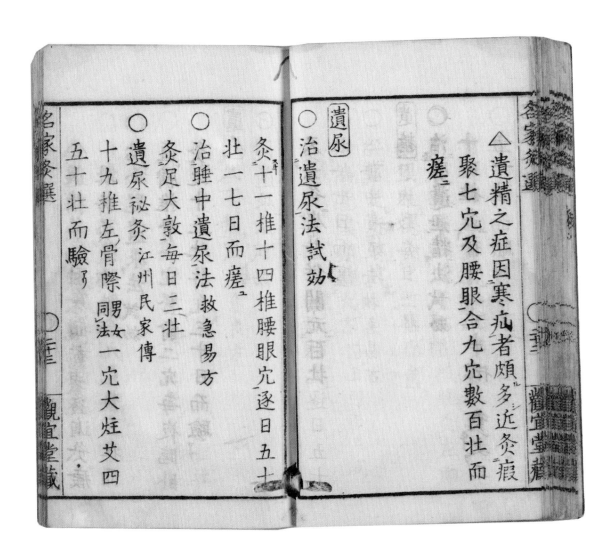

△遗精之症，因寒疝者颇多近，灸瘢聚七穴及腰眼，合九穴，数百壮而瘥。

遗尿

○ 治遗尿法。试效

灸十一椎、十四椎腰眼穴，逐日五十壮，一七日而瘥。

○ 治睡中遗尿法。救急易方

灸足大敦，每日三壮。

○ 遗尿秘灸。江州民家传

十九椎左骨际男女同法一穴，大炷艾四五十壮而验。

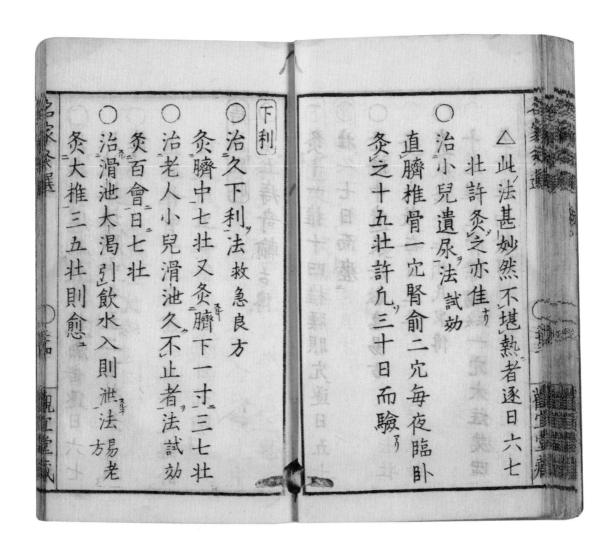

△此法甚妙，然不堪热者，逐日六七壮许，灸之亦佳。

○ 治小儿遗尿法。_{试效}

直脐椎骨一穴，肾俞二穴，每夜临卧灸之十五壮，凡三十日而验。

下利

○ 治久下利法。《_{救急良方}》

灸脐中七壮，又灸脐下一寸三七壮。

○ 治老人小儿滑泻，久不止者法。_{试效}

灸百会，日七壮。

○ 治滑泻，大渴引饮，水入则泄法。_{易老方}

灸大椎三五壮则愈。

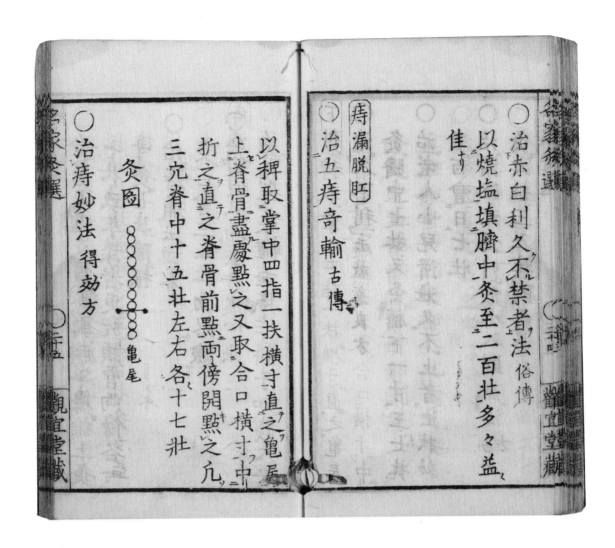

○ 治赤白利久不禁者法。俗传

以烧盐填脐中，灸至二百壮，多多益佳。

痔漏脱肛

○ 治五痔奇输。古传

以稗取掌中四指一扶横寸，直之龟尾上脊骨尽处点之，又取合口横寸，中折之，直之脊骨前点，两旁开点之，凡三穴。脊中十五壮，左右各十七壮。

灸图（图见上）

○ 治痔妙法。《得效方》

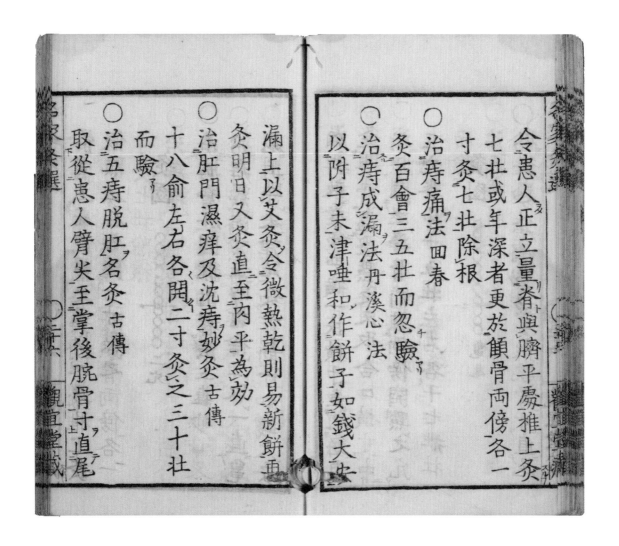

令患人正立，量脊与脐平处椎上，灸七壮。或年深者，更于椎骨两旁各一寸灸七壮，除根。

○ 治痔痛法。《回春》

灸百会三五壮而忽验。

○ 治痔成漏法。《丹溪心法》

以附子末，津唾和作饼子，如钱大，安漏上，以艾灸令微热，干则易新饼再灸。明日又灸，直至肉平为效。

○ 治肛门湿痒，及沉痔，妙灸。古传

十八俞左右各开二寸，灸之三十壮而验。

○ 治五痔、脱肛，名灸。古传

取从患人臂尖至掌后腕骨寸，直尾

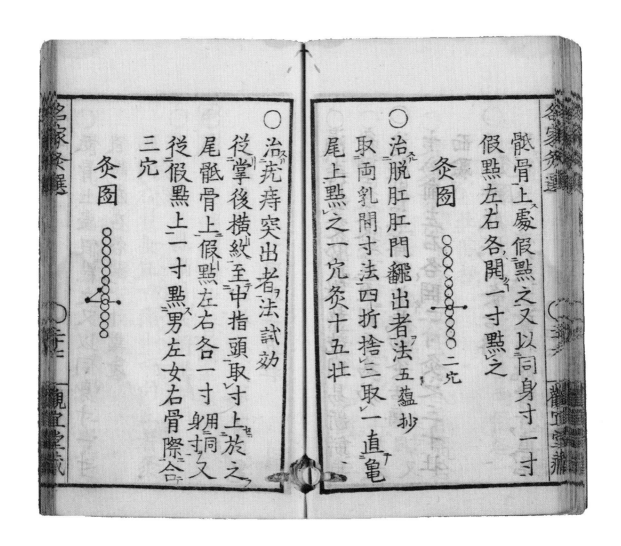

骶骨上处假点之，又以同身寸一寸假点左右各开一寸点之。

灸图（图见上）

○ 治脱肛，肛门翻出者法。《五蕴抄》

取两乳间寸法，四折，舍三取一，直龟尾上点之，一穴灸十五壮。

○ 治疣痔突出者法。试效

从掌后横纹至中指头取寸，上于之尾骶骨上假点，左右各一寸用同身寸，

又从假点上一寸点，男左女右骨际，合三穴。

灸图（图见上）

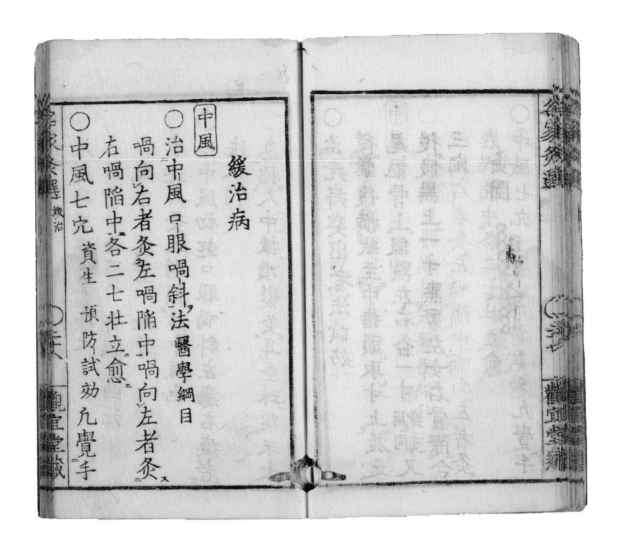

缓治病

中风

○ 治中风口眼㖞斜法。《医学纲目》

㖞向右者，灸左㖞陷中；㖞向左者，灸右㖞陷中。各二七壮，立愈。

○ 中风七穴。《资生》 预防试效　凡觉手

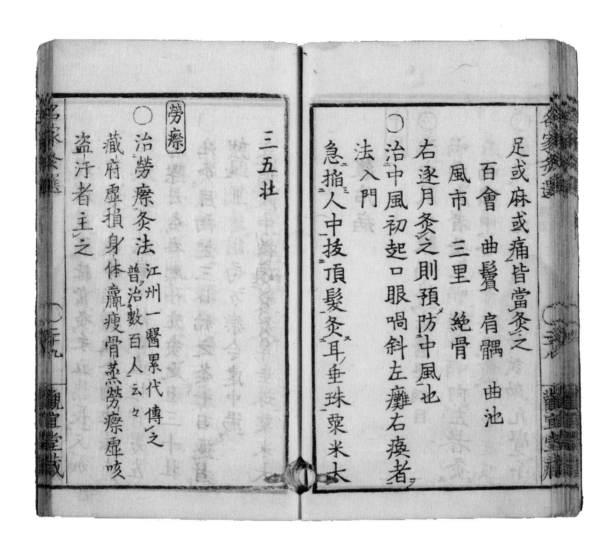

足或麻或痛，皆当灸之。

　　百会　曲鬓　肩髃　曲池　风市　三里　绝骨

　　上逐月灸之，则预防中风也。

○　治中风初起，口眼歪斜，左瘫右痪者法。《入门》

　　急掐人中，拔顶发，灸耳垂珠粟米大三五壮。

劳瘵

○　治劳瘵灸法。<small>江州一医累代传之，普治数百人云云</small>

　　脏腑虚损，身体羸瘦，骨蒸劳瘵，虚咳盗汗者主之。

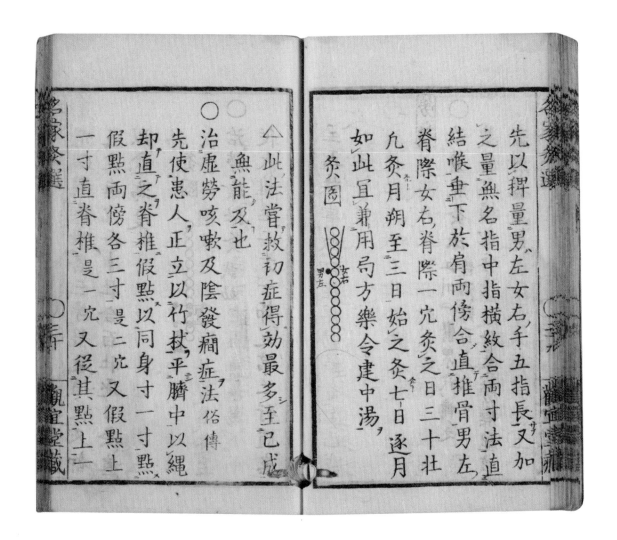

先以秤量男左女右手五指长，又加之量无名指中指横纹，合两寸法，直结喉垂下于肩两旁合，直椎骨男左脊际，女右脊际，一穴，灸之日三十壮。凡灸，月朔至三日始之，灸七日。逐月如此。宜兼用《局方》乐令建中汤。

灸图（图见上）

△此法尝救初症，得效最多，至已成，无能及也。

○ 治虚劳咳嗽，及阴发痫证法。俗传

先使患人正立，以竹杖平脐中，以绳却，直之，脊椎假点，以同身寸一寸点，假点两旁各三寸是二穴，又假点上一寸，直脊骨是一穴，又从其点上一

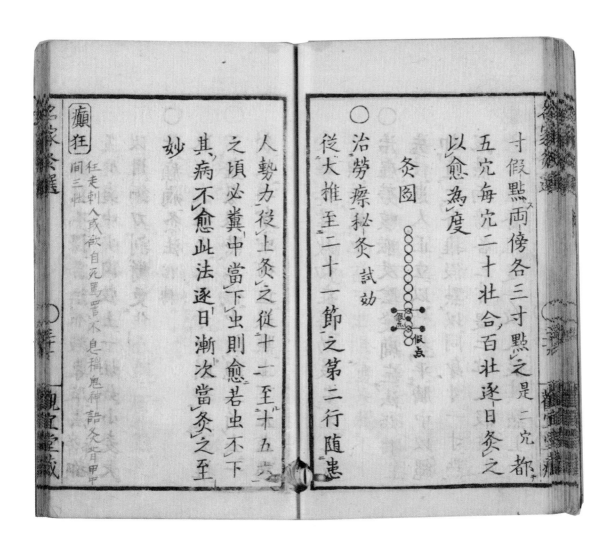

寸假点，两旁各三寸点之是二穴，都五穴。每穴二十壮，合百壮，逐日灸之，以愈为度。

灸图（图见上）

○ 治劳瘵秘灸。试效

从大椎至二十一节之第二行，随患人势力，从上灸之，从十一至十五六之顷必粪，中当下虫则愈。若虫不下，其病不愈。此法逐日渐次当灸之，至妙。

癫狂

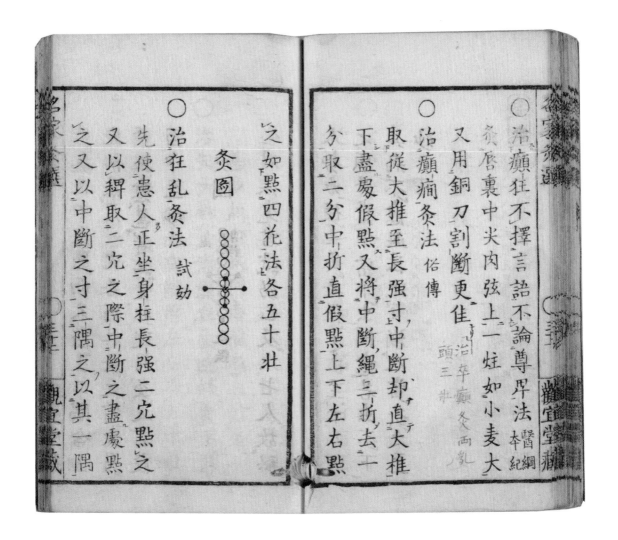

○ 治癫狂，不择言语，不论尊卑法。《医纲本纪》

　　灸唇里中尖肉弦上一炷，如小麦大。又用铜刀割断更佳。

○ 治癫痫灸法。俗传

　　取从大椎至长强寸，中断，却直大椎下尽处假点；又将中断绳三折，去

一分，取二分，中折，直假点上下左右点之，如点四花法，各五十壮。

　　灸图（图见上）

○ 治狂乱灸法。试效

　　先使患人正坐，身柱、长强二穴点之，又以秤取二穴之际，中断之，尽

处点之；又以中断之寸三隅之，以其一隅

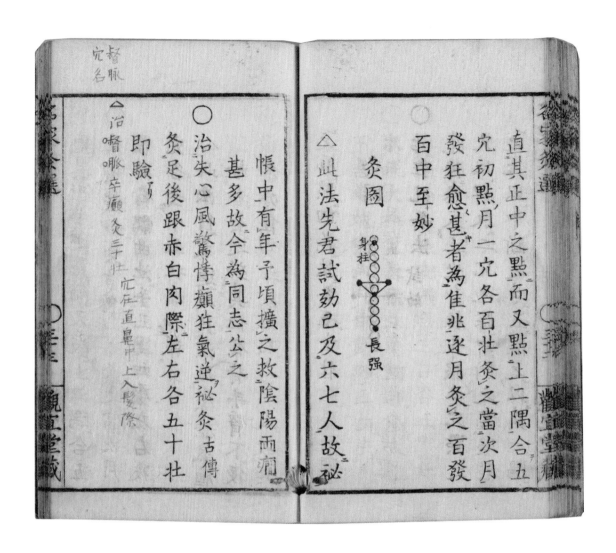

直其正中之点，而又点上二隅，合五穴初点，月一穴，各百壮灸之。当次月发狂愈甚者，为佳兆。逐月灸之，百发百中，至妙。

灸图（图见上）

△此法先君试效，已及六七人，故秘帐中有年。予顷扩之，救阴阳两痫甚多。故今为同志公之。

○ 治失心风，惊悸癫狂，气逆，秘灸。古传

灸足后跟赤白肉际，左右各五十壮，即验。

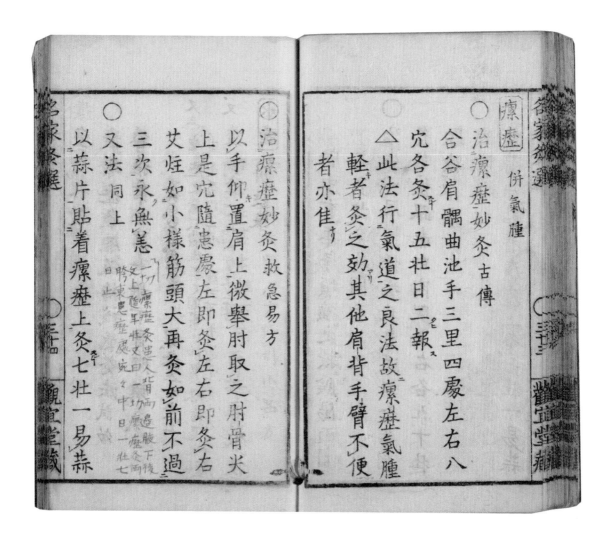

瘰疬 并气肿

○ 治瘰疬妙灸。古传

　　合谷、肩髃、曲池、手三里四处，左右八穴，各灸十五壮，日二报。

　　△此法行气道之良法，故瘰疬气肿轻者灸之效。其他肩背手臂不便者
亦佳。

○ 治瘰疬妙灸。《救急良方》

　　以手仰置肩上，微举肘取之，肘骨尖上是穴。随患处，左即灸左，右即
灸右。艾炷如小样筋[1]头大。再灸如前，不过三次永无恙。

○ 又法。同上

　　以蒜片贴着瘰疬上，灸七壮一易蒜

---

①筋：据文义，当为"筋"字。

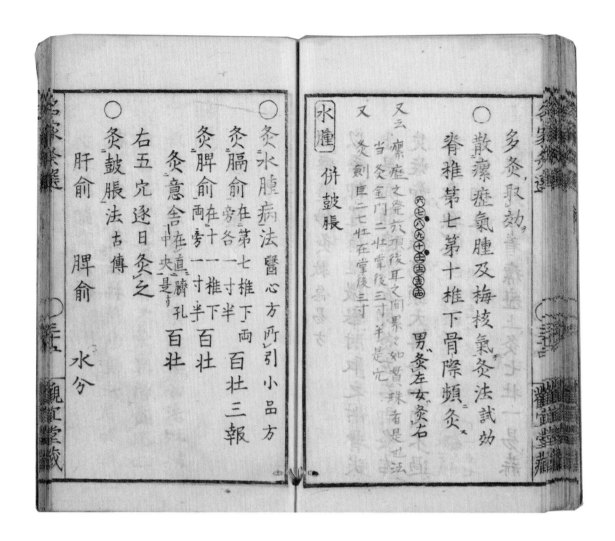

多灸取效。

○　散瘰疬气肿，及梅核气灸法。试效

脊椎第七、第十椎下骨际，频灸。

灸图（图见上）　男灸左，女灸右

水肿 并鼓胀

○　灸水肿病法。《医心方》所引《小品方》

灸膈俞在第七椎下两旁各一寸半，百壮，三报。

灸脾俞在第十一椎下两旁各一寸半，百壮。

灸意舍在直脐孔中央是，百壮。

上五穴，逐日灸之。

○　灸鼓胀法。古传

肝俞　脾俞　水分

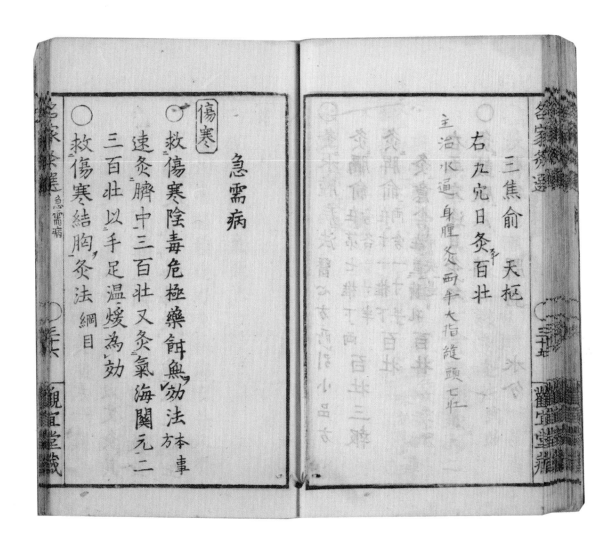

三焦俞　天枢

右九穴，日灸百壮。

急需病

伤寒

○ 救伤寒阴毒危极，药饵无效法。《本事方》

速灸脐中三百壮，又灸气海、关元二三百壮，以手足温暖为效。

○ 救伤寒结胸灸法。《纲目》

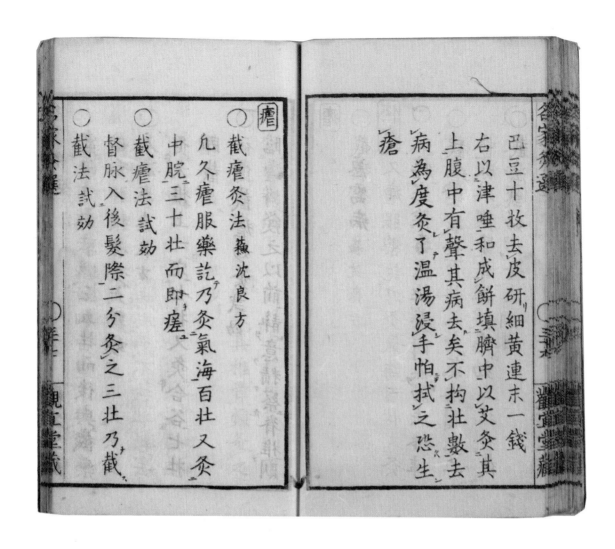

巴豆十枚，去皮，研细；黄连末一钱

上以津唾和成饼，填脐中，以艾灸其上。腹中有声，其病去矣。不拘壮

数，去病为度。灸了，温汤浸手帕拭之，恐生疮。

疟

○ 截疟灸法。《苏沈良方》

凡久疟，服药讫，乃灸气海百壮。又灸中脘三十壮而即瘥。

○ 截疟法。试效

督脉，入后发际二分，灸之三壮乃截。

○ 截法。试效

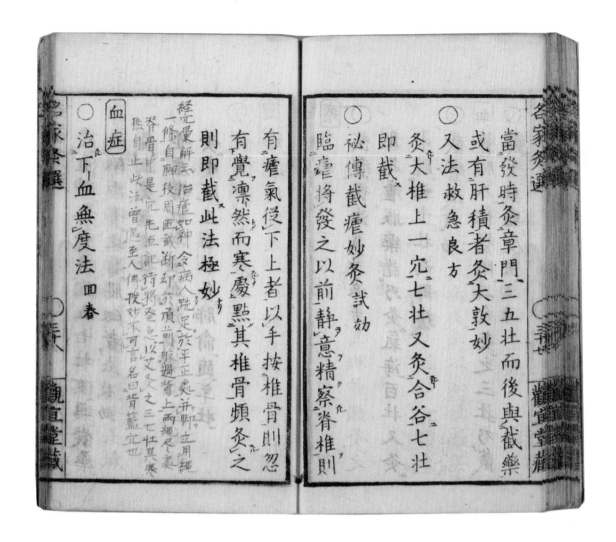

当发时，灸章门三五壮，而后与截药。或有肝积者，灸大敦妙。

○ 又法。《救急良方》

灸大椎上一穴七壮。又灸合谷七壮，即截。

○ 秘传截疟妙灸。试效

临疟将发之以前，静意精察脊椎，则有疟气从下上者，以手按椎骨，则忽有觉凛然而寒处，点其椎骨，频灸之，则即截。此法极妙。

血症

○ 治下血无度法。《回春》

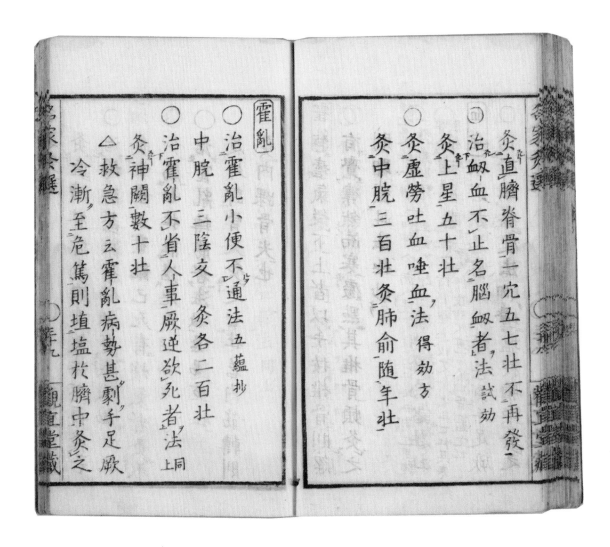

灸直脐脊骨一穴，五七壮，不再发。

○ 治衄血不止，名脑衄者法。试效

灸上星五十壮。

○ 灸虚劳吐血、唾血法。《得效方》

灸中脘三百壮；灸肺俞随年壮。

霍乱

○ 治霍乱，小便不通法。《五蕴抄》

中脘　三阴交　灸各二百壮

○ 治霍乱，不省人事，厥逆欲死者法。同上

灸神阙数十壮。

△《救急方》云：霍乱病势甚剧，手足厥冷，渐至危笃，则填盐于脐中，

灸之

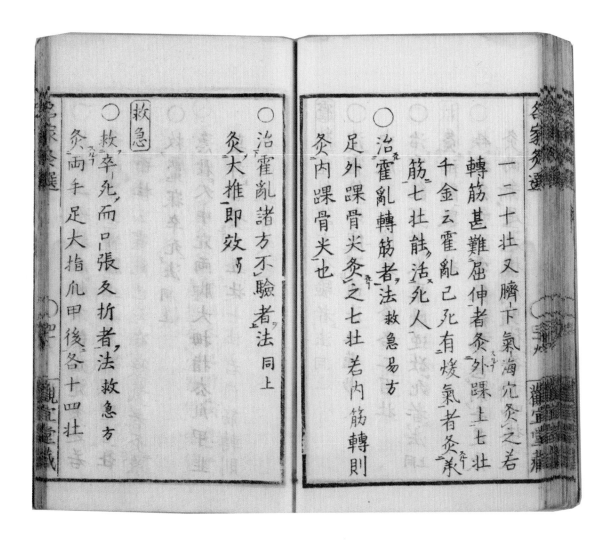

一二十壮。又，脐下气海穴灸之。若转筋甚，难屈伸者，灸外踝上七壮。

《千金》云：霍乱已死，有暖气者，灸承筋七壮，能活死人。

○　治霍乱转筋者法。_{救急易方}

　　足外踝骨尖灸之七壮。若内筋转，则灸内踝骨尖也。

○　治霍乱，诸方不验者法。_{同上}

　　灸大椎，即效。

　　救急

○　救卒死而口张反折者法。《_{救急方}》

　　灸两手足大指爪甲后各十四壮。

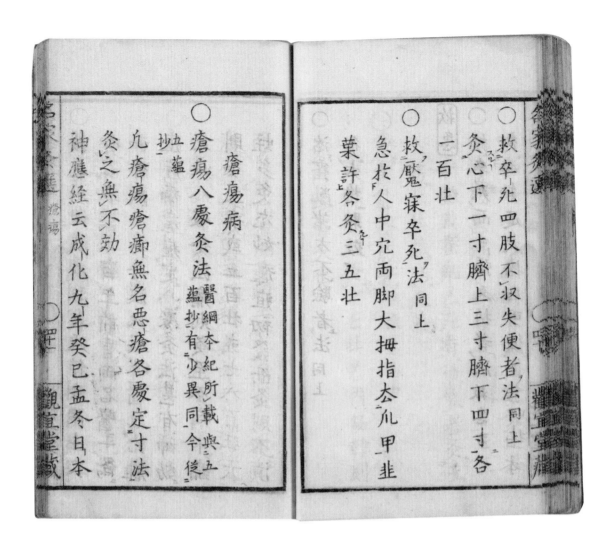

○ 救卒死，四肢不收，失便者法。同上

　　灸心下一寸、脐上三寸、脐下四寸，各一百壮。

○ 救魇寐卒死法。同上

　　急于人中穴、两脚大拇指去爪甲韭叶许，各灸三五壮。

疮疡病

○ 疮疡八处灸法。《医纲本纪》所载与《五蕴抄》有少异同，今从《五蕴抄》。

　　凡疮疡、疮疖、无名恶疮，各处定寸法灸之，无不效。

　　《神应经》云：成化九年癸巳孟冬日，本

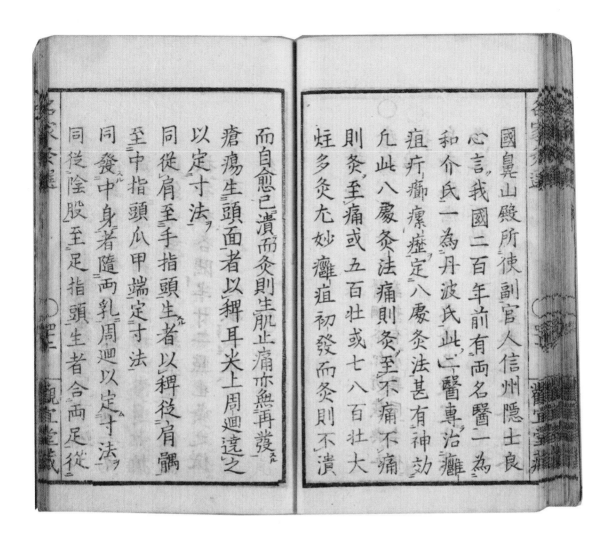

国鼻山殿所使副官人信州隐士良心言：我国二百年前，有两名医，一为和介
氏，一为丹波氏。此二医专治痈疽、疔疖、瘰疬，定八处灸法，甚有神效。
凡此八处灸法，痛则灸至不痛，不痛则灸至痛。或五百壮，或七八百壮，大
灶多灸尤妙。痈疽初发而灸，则不溃而自愈；已溃而灸，则生肌止痛，小无
再发。

疮疡生头面者，以稗耳尖上周廻绕之，以定寸法；

同从肩至手指头生者，以稗从肩髃至中指头爪甲端定寸法；

同发中身者，随两乳周廻，以定寸法。

同从阴股至足指头生者，合两足，从

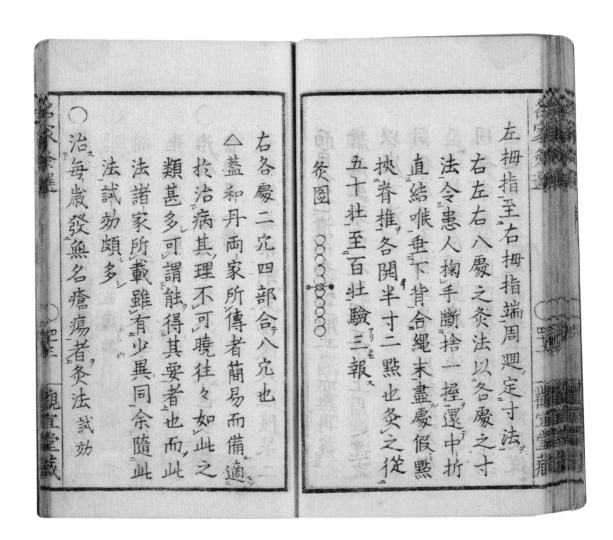

左拇指至右拇指端周廻定寸法。

　　上左右八处之灸法，以各处之寸法，令患人掬手断舍一握，还中折，直结喉垂下背合，绳末尽处假点，挟脊椎，各开半寸，二点也。灸之。从五十壮至百壮验。三报。

　　灸图（图见上）

　　上各处二穴，四部合八穴也。

　　△盖和、丹两家所传者，简易而备适于治病，其理不可晓。往往如此之类甚多，可谓能得其要者也。而此法诸家所载，虽有少异同，余随此法试效颇多。

　　○　治每岁发无名疮疡者，灸法。试效

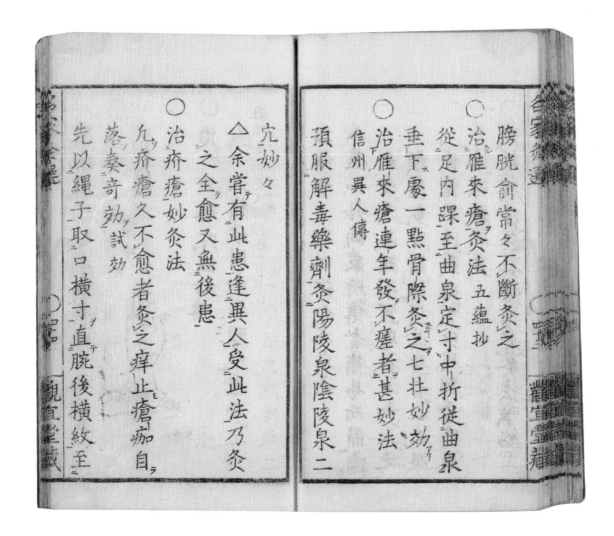

膀胱俞，常常不断灸之。

○ 治雁来疮灸法。《五蕴抄》

从足内踝至曲泉定寸，中折，从曲泉垂下处一点骨际，灸之七壮，妙效。

○ 治雁来疮，连年发不瘥者，甚妙法。信州异人传

预服解毒药剂，灸阳陵泉、阴陵泉二穴，妙妙。

△余尝有此患，逢异人受此法，乃灸之，痊愈，又无后患。

○ 治疥疮妙灸法。

凡疥疮久不愈者，灸之痒止，疮痂自落，奏奇效。试效

先以绳子取口横寸，直腕后横纹，至

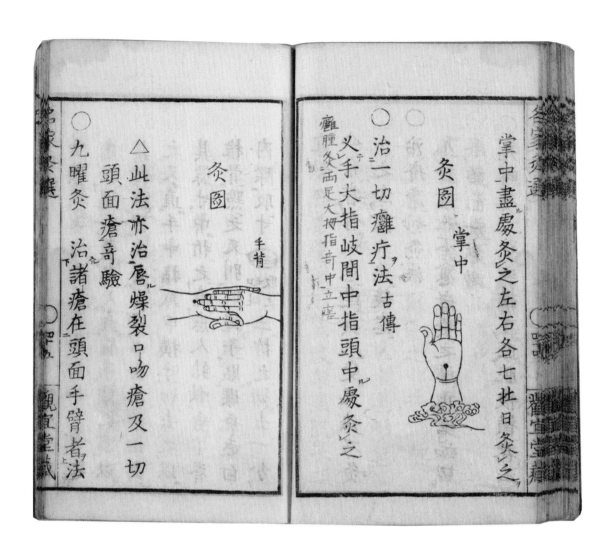

掌中，尽处灸之，左右各七壮，日灸之。

　　灸图（图见上）

○　治一切痈疔法。<small>古传</small>

　　叉手大指歧间，中指头中处灸之。

　　灸图（图见上）

△此法亦治唇燥裂口，吻疮，及一切头面疮，奇效。

○　九曜灸

　　治诸疮在头面、手臂者法。

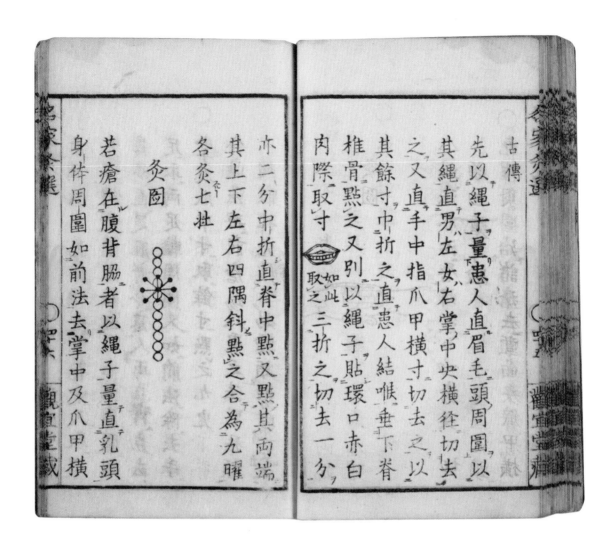

古传

　　先以绳子量患人，直眉毛，头周围，以其绳直男左女右掌中央横径，切去之；又直手中指爪甲横寸，切去之，以其余寸中折之，直患人结喉垂下脊椎骨点之；又别以绳子贴环口赤白肉际取寸（图见上）如此取之，三折之，切去一分，亦二分中折，直脊中点；又点其两端，其上下左右四隅斜点之，合为九曜，各灸七壮。

　　灸图（图见上）

　　若疮在腹、背、胁者，以绳子量，直乳头身体周围如前法，去掌中及爪甲横寸，取余寸，直结喉垂下脊中；又取环口寸如前九穴点之。

若疮在足胫者，令患人正立，齐左右足，取两足轮周围，又如前法，除去手掌及爪甲寸，取余寸点之，九穴。

△此法与前疮疡八处之法点法颇相似，孔穴稍多，效验颇仿佛。要之其源出于和、丹两家，存一家秘术而已。

○ 治骨槽风法。试效

灸足后跟赤白肉际名女室穴，左右各五十壮，一月而验。

△尝救颔腮穿孔，脓血淋漓者验。

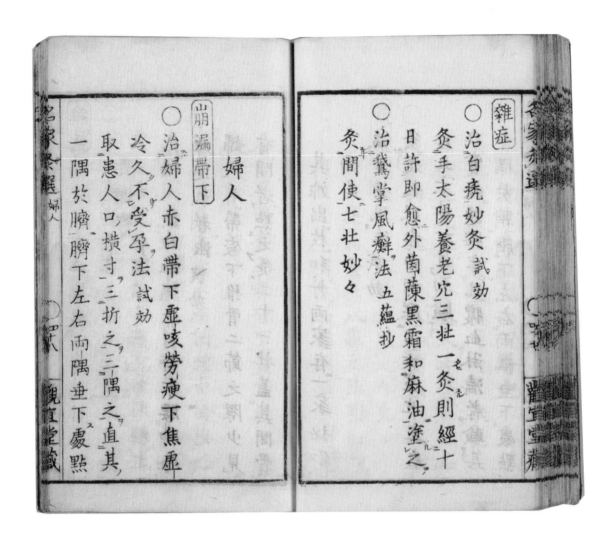

○ 治白秃妙灸。试效

灸手太阳养老穴三壮，一灸则经十日许即愈。外茵陈黑霜和麻油涂之。

○ 治鹅掌风癣法。《五蕴抄》

灸间使七壮，妙妙。

妇人

崩漏带下

○ 治妇人赤白带下，虚咳劳瘦，下焦虚冷，久不受孕法。试效

取患人口横寸，三折之，三隅之，直其一隅于脐，脐下左右两隅垂下处点

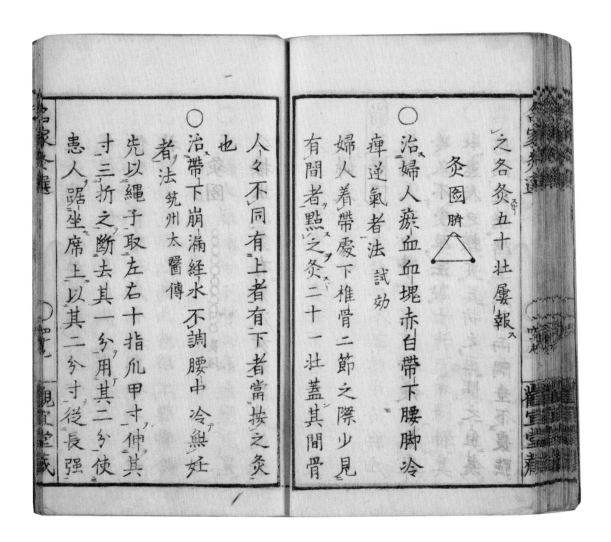

之，各灸五十壮，屡报。

灸图（图见上）

○ 治妇人瘀血血块，赤白带下，腰脚冷痹，逆气者法。试效

妇人着带处下椎骨二节之际，少见有间者，点之，灸二十一壮。盖其间骨人人不同，有上者，有下者，当按之灸也。

○ 治带下崩漏，经水不调，腰中冷，无妊者法。筑州太医传

先以绳子取左右十指爪甲寸，伸其寸，三折之，断，去其一分，用其二分，使患人踞坐席上，以其二分寸，从长强

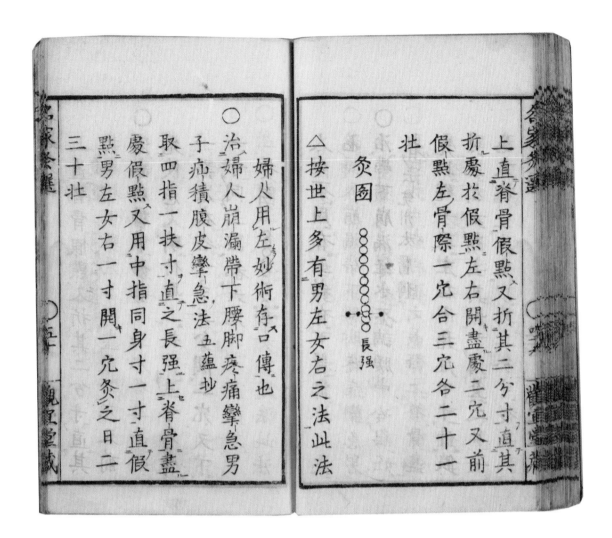

上直脊骨假点，又折其二分寸，直其折处于假点，左右开尽处二寸；又前假
点左骨际一穴，合三穴，各二十一壮。

灸图（图见上）

△按世上多有男左女右之法，此法妇人用左。妙术存口传也。

○ 治妇人崩漏带下，腰脚疼痛挛急，男子疝积，腹皮挛急法。《五蕴抄》

取四指一夫寸，直之长强上脊骨尽处，假点；又用中指同身寸一寸，直
假点男左女右一寸开，一穴，灸之，日二三十壮。

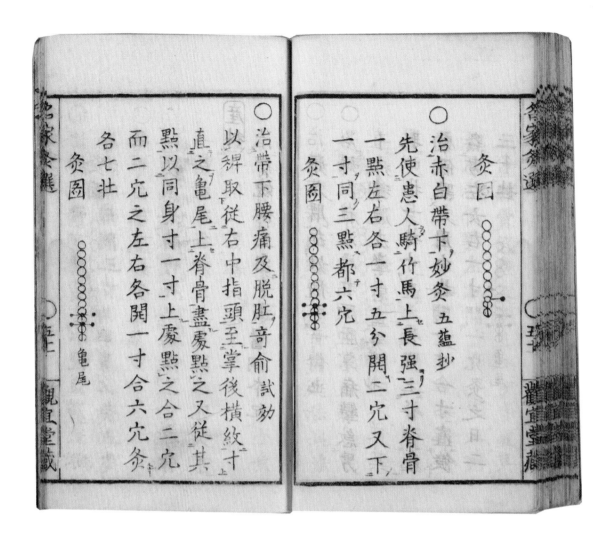

灸图（图见上）

○ 治赤白带下，妙灸。《五蕴抄》

先使患人骑竹马，上长强三寸脊骨一点，左右各一寸五分开二穴；又下一寸，同三点，都六穴。

灸图（图见上）

○ 治带下，腰痛，及脱肛，奇俞。试效

以稗取，从右中指头至掌后横纹寸，直之龟尾上脊骨尽处，点之；又从其点，以同身寸一寸上处点之，合二穴；而二穴之左右各开一寸，合六穴，灸各七壮。

灸图（图见上）

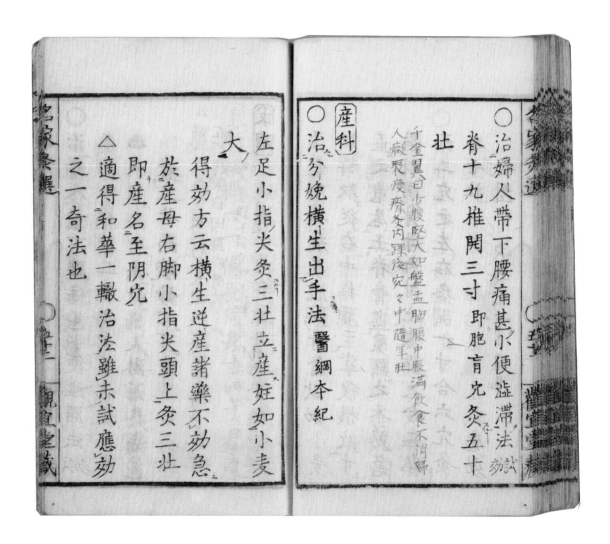

○ 治妇人带下，腰痛甚，小便涩滞法。试效

脊十九椎开三寸即胞肓穴，灸五十壮。

产科

○ 治分娩横生出手法。《医纲本纪》

左足小指尖，灸三壮，立产。炷如小麦大。

《得效方》云：横生逆产，诸药不效，急于产母右脚小指尖头上灸三壮，即

产，名至阴穴。

△适得和华一辙治法，虽未试，应效之一奇法也。

名家灸选大成 一九九

日本文化十年刻本

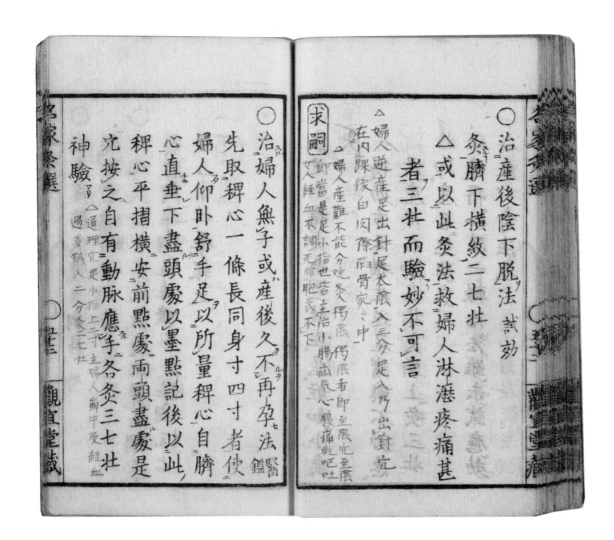

○ 治产后阴下脱法。_{试效}

灸脐下横纹二七壮。

△或以此灸法救妇人淋沥疼痛甚者，三壮而验。妙不可言。

求嗣

○ 治妇人无子，或产后久不再孕法。《医鉴》

先取秤心一条，长同身寸四寸者，使妇人仰卧，舒手足。以所量秤心自脐心直垂下，尽头处以墨点记，后以此秤心平折，横安前点处，两头尽处是穴，按之自有脉动应手。各灸三七壮。神验。

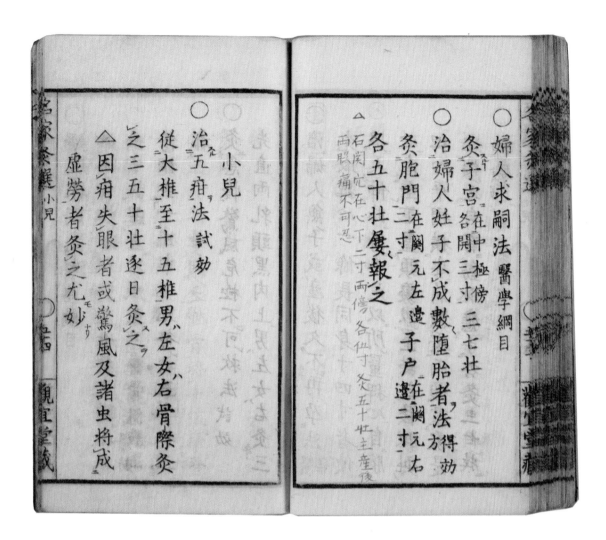

○妇人求嗣法。《医学纲目》

灸子宫穴在中极旁各开三寸三七壮。

○治妇人妊子不成，数堕胎者法。《得效方》

灸胞门在关元左边二寸、子户在关元右边二寸各五十壮。屡报之。

小儿

○治五疳法。试效

从大椎至十五椎男左女右骨际，灸之三五十壮。逐日灸之。

△因疳失眼者，或惊风，及诸虫将成虚劳者，灸之尤妙。

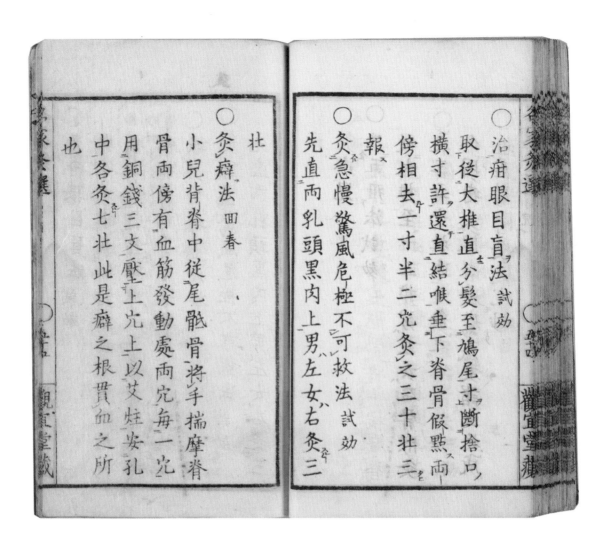

○ 治疳眼目盲法。试效

取从大椎直分发至鸠尾寸，断舍口横寸许，还直结喉垂下脊骨假点，两旁相去一寸半，二穴，灸之三十壮，三报。

○ 灸急慢惊风，危急不可救法。试效

先直两乳头黑肉上，男左女右，灸三壮。

○ 灸癖法。《回春》

小儿背脊中，从尾骶骨将手揣摩脊骨两旁有血筋发动处，两穴，每一穴用铜钱三文压上穴上，以艾炷安孔中，各灸七壮。此是癖之根，贯血之所也。

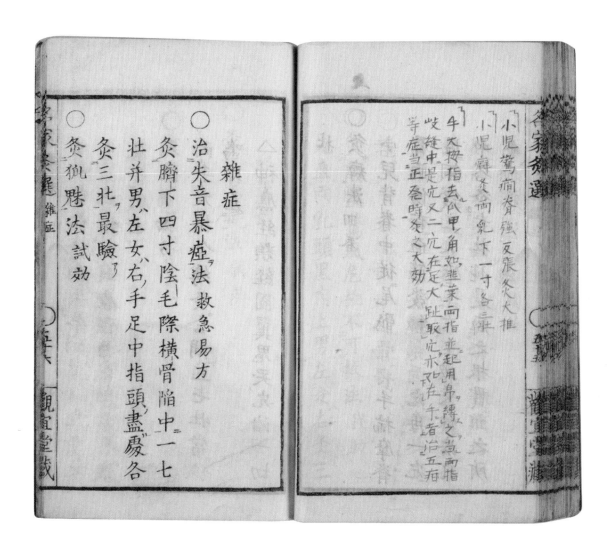

杂症

○ 治失音暴哑法。《救急良方》

灸脐下四寸阴毛际横骨陷中，一七壮。并男左女右，手足中指头尽处，各

灸三壮。最验。

○灸狐魅法。试效

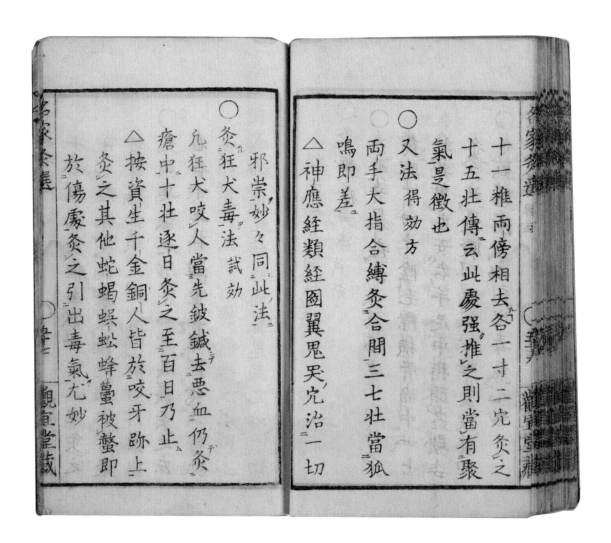

十一椎两旁相去各一寸，二穴，灸之十五壮。传云：此处强推之，则当有聚气，是征也。

○ 又法。《得效方》

两手大指合缚，灸合间，三七壮，当狐鸣即瘥。

△《神应经》《类经图翼》鬼哭穴，治一切邪祟，妙妙，同此法。

○ 灸狂犬毒。试效

凡狂犬咬人，当先鈹针去恶血，仍灸疮中十壮。逐日灸之，至百日乃止。

△按：《资生》《千金》《铜人》皆于咬牙迹上灸之。其他蛇蝎蜈蚣蜂虿被螫，即于伤处灸之，引出毒气尤妙。

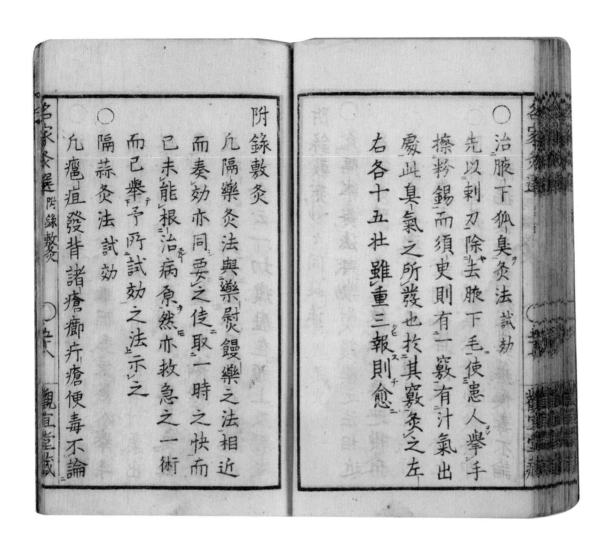

○ 治腋下狐臭灸法。试效

先以刺刀除去腋下毛，使患人举手，擦粉锡，而须臾则有一窍，有汁气出处，此臭气之所发也，于其窍灸之，左右各十五壮。虽重，三报则愈。

附录：敷灸

凡隔药灸法，与药熨馒药之法相近，而奏效亦同。要之徒取一时之快而已，未能根治病原。然亦救急之一术而已。举予所试效之法示之。

○ 隔蒜灸法。试效

凡痈疽发背，诸疮疖、疔疮、便毒，不论

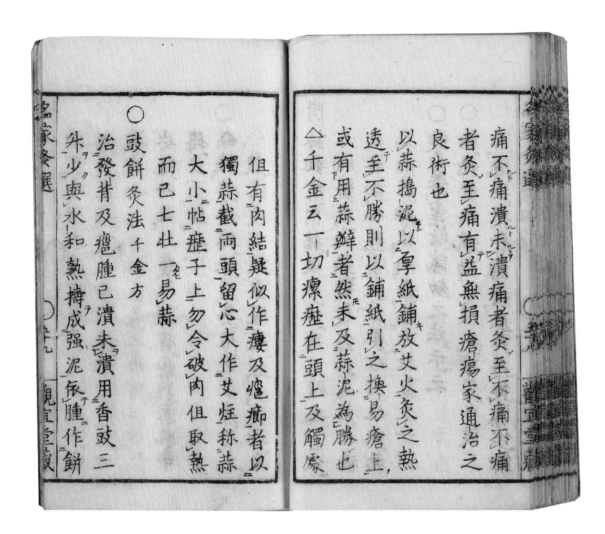

痛不痛，溃未溃，痛者灸至不痛，不痛者灸至痛。有益无损。疮疡家通治之良术也。

以蒜捣泥，以厚纸铺，放艾火灸之热透，至不胜，则以铺纸引之，换易疮上。或有用蒜瓣者，然未及蒜泥为胜也。

△《千金》云：一切瘰疬在头上及触处，但有肉结，疑似作瘘及痈疖者，以独蒜截两头，留心，大作艾炷，称蒜大小，贴疬子上，勿令破肉，但取热而已。七壮一易蒜。

〇　豉饼灸法。《千金方》

治发背及痈肿，已溃未溃。用香豉三升，少与水和熟捣成强泥，依肿作饼

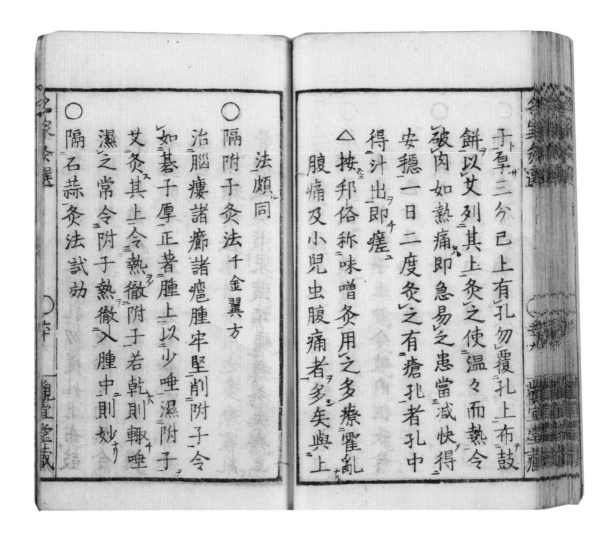

子，厚三分。以上有孔勿覆，孔上布豉饼，以艾列其上，灸之，使温温而热，令破肉如热痛，即急易之，患当减快，得安稳。一日二度灸之。有疮孔者，孔中得汁出，即瘥。

△按：邦俗称味噌，灸用之多，疗霍乱腹痛及小儿虫腹痛者多矣，与上法颇同。

○ 隔附子灸法。《千金翼方》

治脑瘘、诸疖、诸痈肿牢坚。削附子令如棋子厚，正着肿上，以少唾湿附子，艾灸其上，令热彻附子。若干，则辄唾湿之，常令附子热彻入肿中，则妙。

○ 隔石蒜灸法。试效

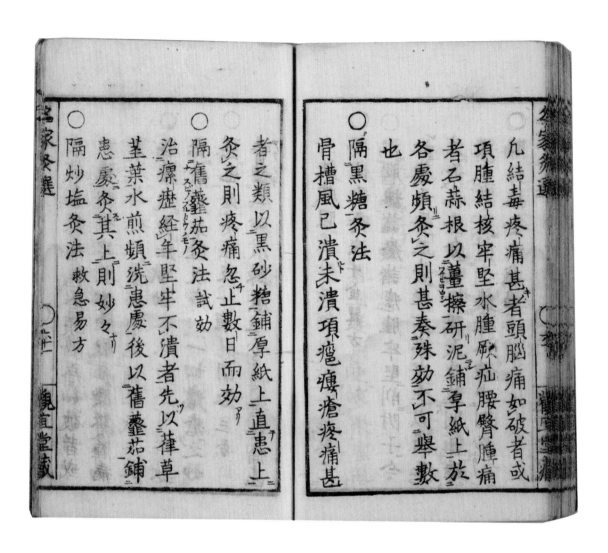

凡结毒疼痛甚者，头脑痛如破者，或项肿结核牢坚，水肿，厥疝，腰臀肿痛者，石蒜根以姜擦研泥，铺厚纸上，于各处频灸之，则甚奏殊效，不可举数也。

○ 隔黑糖灸法

骨槽风已溃未溃，项痛瘘疮，疼痛甚者之类，以黑砂糖铺厚纸上，直患上灸之，则疼痛忽止，数日而效。

○ 隔旧甑茄灸法。*试效*

治疗瘰疬经年，坚牢不溃者，先以葎草茎叶水煎频洗患处，后以旧甑茄铺患处，灸其上，则妙妙。

○ 隔炒盐灸法。*《救急易方》*

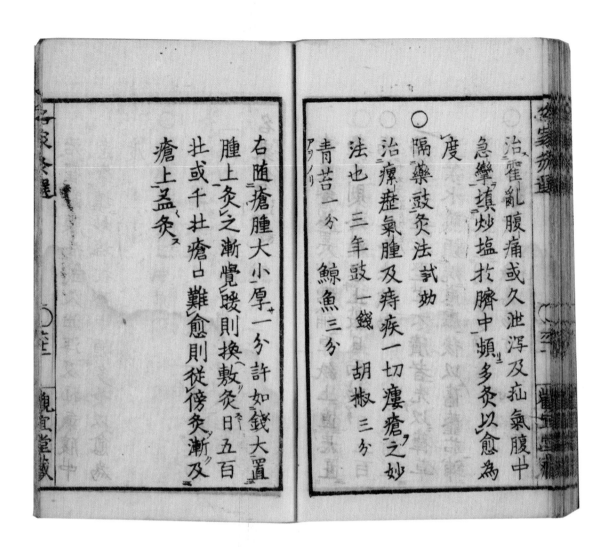

治霍乱腹痛，或久泄泻，及疝气腹中急挛。填炒盐于脐中，频多灸，以愈为度。

○　隔药豉灸法。<small>试效</small>

治瘰疬气肿，及痔疾，一切瘘疮之妙法也。

三年豉<small>一钱</small>　胡椒<small>三分</small>　青苔<small>一分</small>　鲸鱼<small>三分</small>

上随疮肿大小，厚一分许，如钱大，置肿上灸之。渐觉暖，则换敷灸，日五百壮或千壮。疮口难愈，则从旁灸，渐及疮上益灸。

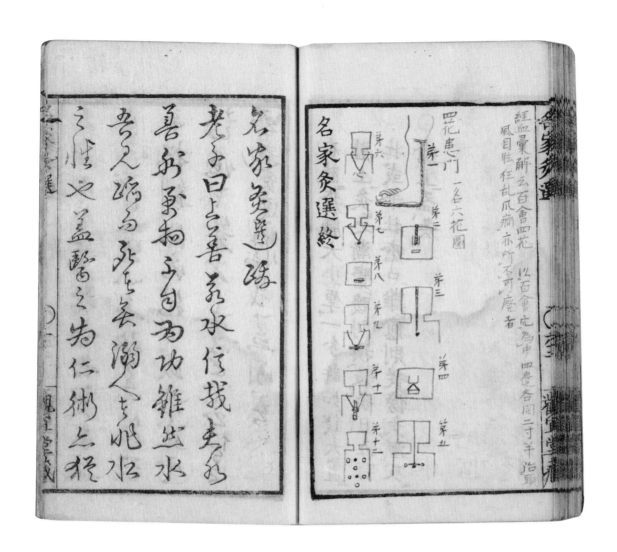

名家灸选跋

　　老子曰：上善若水，信哉。夫水善于万物，不自为功。虽然，吾见蹈而死者矣。溺人者，非水之性也。盖医之为仁术，亦犹

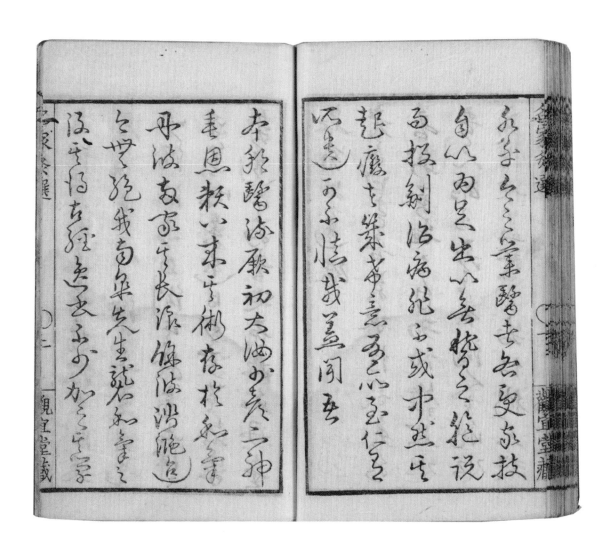

水乎？今之业医者，各受家技，自以为足，出以无稽之臆说，而投剑治病，非不或中，然其起废者几希，意盈以至，仁有所遗，可不慎哉？盖闻吾本邦医流，厥初大汝、少彦二神，垂恩赖以来，其术存于和气、丹波两家，其长浪余波踏滟，迄今无绝。我南皋先生，袭和气之后，其得古经逸书不少，加之其学

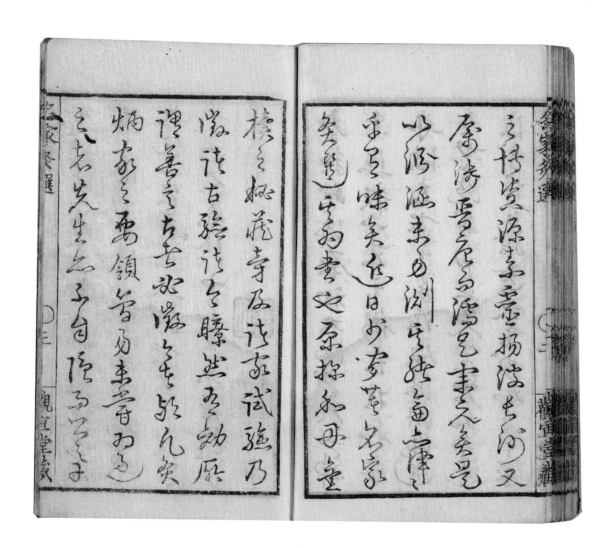

之博，资源《素》《灵》，扬波长沙，又属涉晋唐，而濡足宋元矣。是以纷涵
未易，测其绪富，亦津津乎有味矣。近日少彡著《名家灸选》，其为书也，原
探和、丹金椟之秘，藏寺及诸家试验，乃征诸古验诸今，瞭然有效。所谓善
言古者，必征今者软。凡灸炳家之要领，简易未尝为过之者。先生亦不自隐，
而公之于

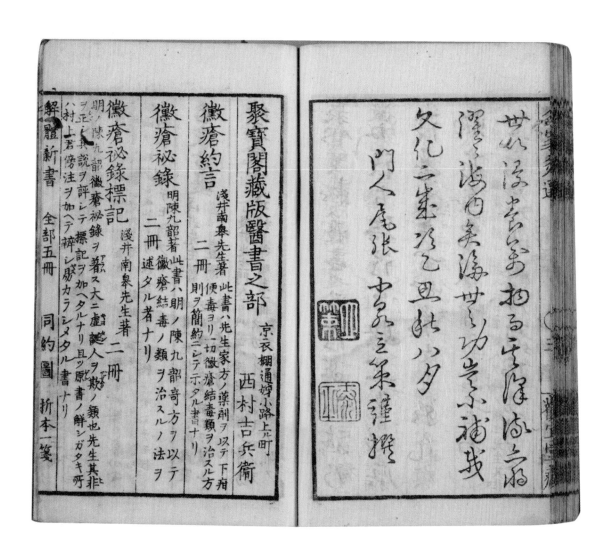

世，以浸养万物，而其泽流亦将濯之海内矣。沦世之功，岂小补哉！

文化二年岁次乙丑秋八月

门人尾张　小泉立策谨撰

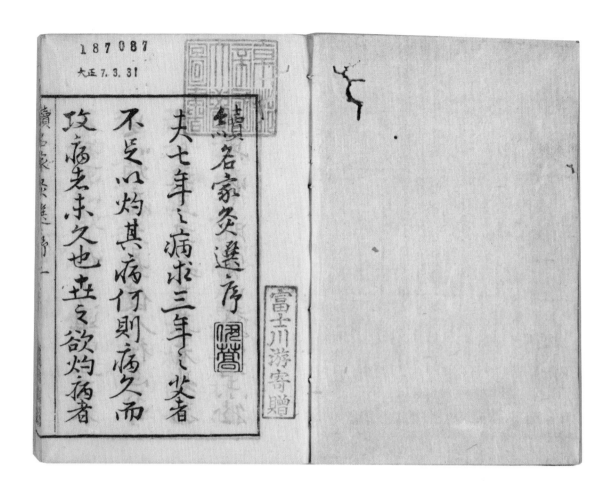

续名家灸选

平井庸信　编纂

日本文化十年观宜堂藏版

续名家灸选序

　　夫七年之病，求三年之艾者，不足以灼其病。何则？病久而攻病者未久也。世之欲灼病者

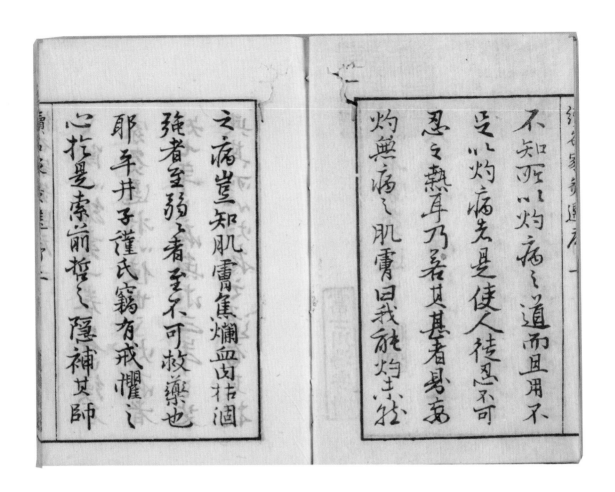

不知所以灼病之道，而且用不足以灼病者，是使人徒忍不可忍之热耳。乃若其甚者，是妄灼无病之肌肤，曰我能灼未然之病，岂知肌肤焦烂，血肉枯涸，强者至弱，弱者至不可救药也耶。平井子谨氏窃有戒惧之心，于是索前辈之隐，补其师

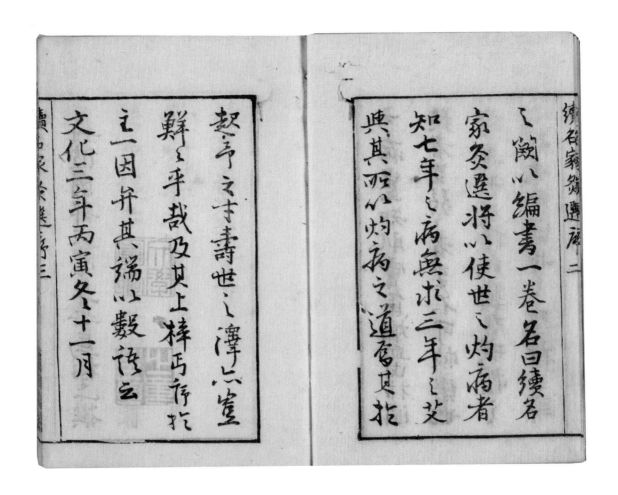

之阙，以编书一卷，名曰《续名家灸选》，将以使世之灼病者，知七年之病，无求三年之艾，与其所以灼病之道焉。其于起予之寸，寿世之泽，亦岂鲜鲜乎哉！及其上梓，丐序于主一，因弁其端以数语云。

文化三年丙寅冬十一月

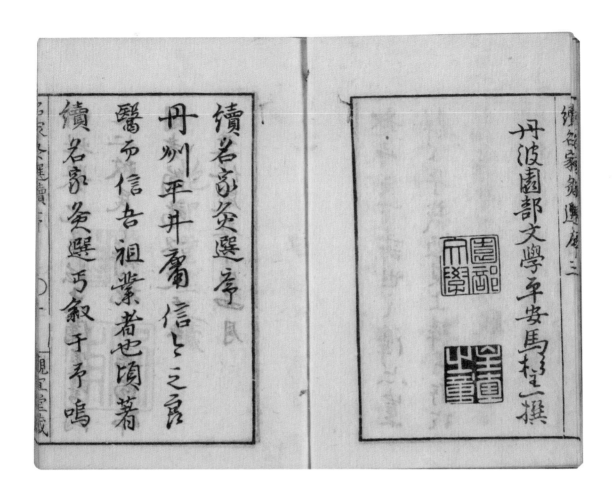

丹波园部文学平安马衫主一撰

续名家灸选序

　　丹州平井庸信，今之良医，而信吾祖业者也。顷著《续名家灸选》，丐叙
于予。呜

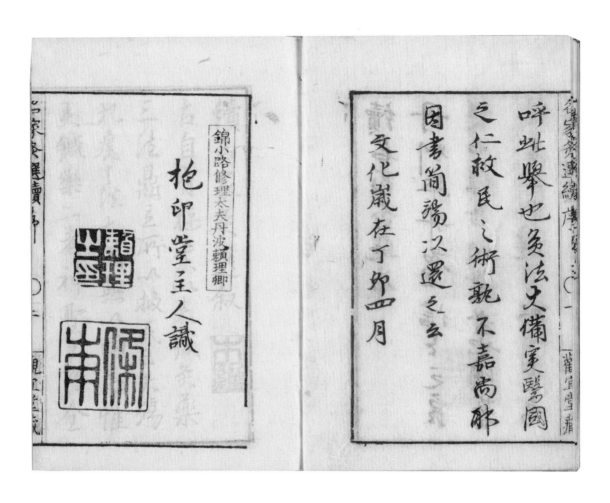

呼！此举也，灸法大备，实医国之仁，救民之术，孰不嘉尚耶！因书简端，
以还之云。

　　　　　　　　　　　　　　　　文化岁在丁卯四月

　　　　　　　　　　　　　　锦小路修理太夫丹波赖理卿

　　　　　　　　　　　　　　　　抱印堂主人识

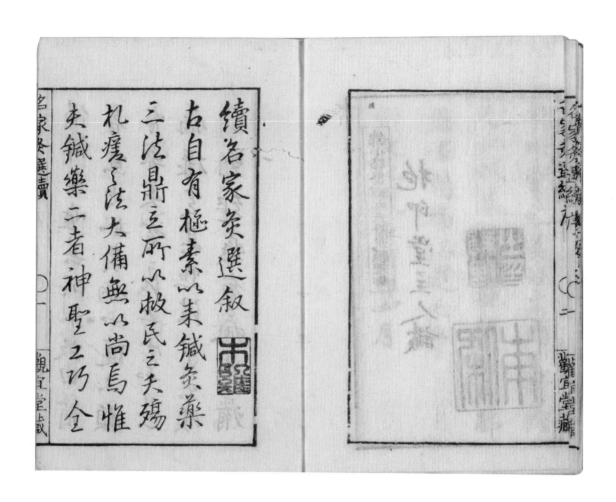

续名家灸选叙

古自有《枢》《素》以来，针、灸、药三法鼎立，所以救民之夭殇。札
瘥之法大备，无以尚焉。惟夫针、药二者，神圣工巧全

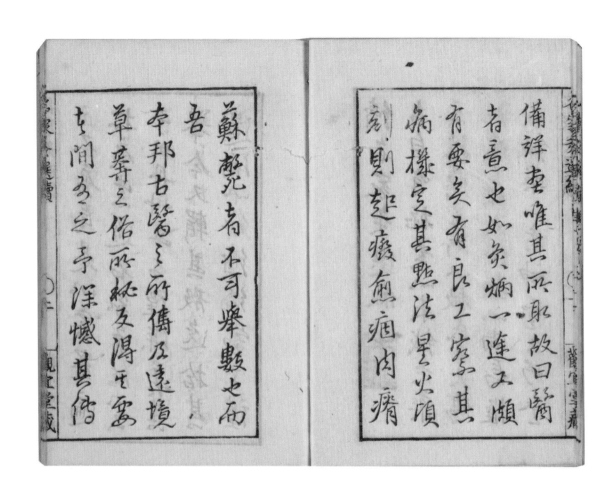

备详尽，唯其所取，故曰：医者意也。如灸炳一途，又颇有要矣。有良工察其病机，定其点法星火，顷刻则起废愈痼，肉瘤苏毙者，不可举数也。而吾本邦古医之所传，及远境草莽之所俗所秘，反得其要者间有之。予深憾其传

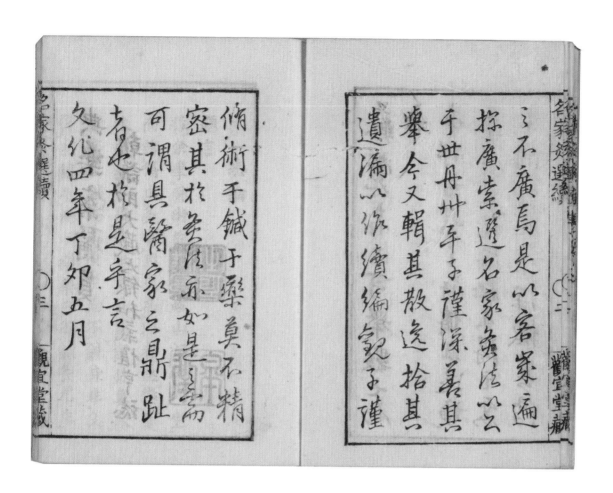

之不广焉，是以客岁遍探广索，选名家灸法，以公于世。丹州平子谨深善其举，今又辑其散逸，拾其遗漏，以作续编。观子谨修术，于针于药，莫不精密，其于灸法，亦如是之需，可谓具医家之鼎趾者也。于是乎言。

文化四年丁卯五月

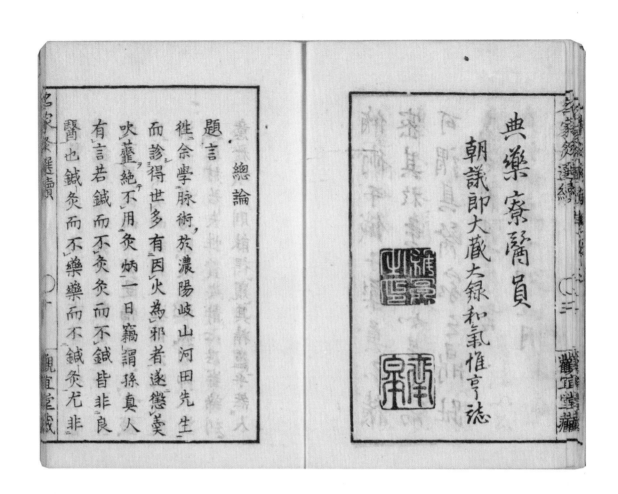

典药寮医员

朝议郎大藏大录　和气惟亨志

总论

题言：

往余学脉术于浓阳岐山河田先生，而诊得世多有因火为邪者，遂惩羹吹齑，绝不用灸炳一日。窃谓：孙真人有言：若针而不灸，灸而不针，皆非良医也。针灸而不药，药而不针灸，尤非良医也。夫治病之法，有导引、行气、膏摩、针刺、灸炳、饮药之数者，能并用之，而可谓良而已。于是幡然覃思于针艾有年矣。而针刺之道，补泻、迎夺、随济之法，实为难矣，世虽无明师，人岂乏良材？若夫性质安静，心思审谛，刻意于坟典，则能得窥其精蕴乎。然人各有能明目者，可使视色；聪耳者，可使听音。其可使行针艾，其可使导引行气，其可使按积抑痹者，各得其能，方乃可行耳。若彼许学士，见热入血室，已成结胸，当刺期门者，曰：予不能针，请善针者针之。要之惟在能知其治法矣。然则焉责备于一人乎？灸炳也者，因证按穴，心思详谛，则得之执匕者，人人可兼行之。其十二经、十五络、三百六十五俞，及其切要之孔穴，诸针灸之书可屈指。吾南皋先生采摭本邦古遗法，选名家灸法，予又仿颦，辑录其逸漏者，以续貂尾，示之子弟辈矣。

〇《千金方》云：凡点灸法，皆须平直四体，无使倾倒。灸时孔穴不正，无益事，徒破好肉耳。若此编所辑，最多绳子度量之法，依体之拳缩，其差何惟毫厘乎哉。殊要令平正。或谓：予曰孔穴也者，其大法而已，经络府俞，皮肤之外，何得详审乎？惟灸骨隙，则不中法度，

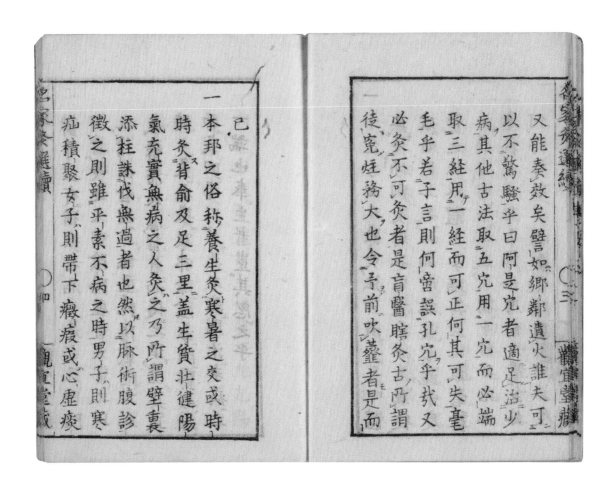

又能奏效矣。譬如乡邻遗火，谁夫可以不惊骚乎？曰阿是穴者，适足治少病，其他古法，取五穴用一穴，而必端取三经，用一经而可正，何其可失毫毛乎？若子言，则何啻误孔穴乎哉！又必灸不可灸者，是盲医瞎灸。古所谓徒冤，烂务大也。令予前吹齑者是而已。

〇 本邦之俗称养生灸，寒暑之交，或时时灸背俞及足三里，盖生质壮健，阳气充实，无病之人灸之，乃所谓壁里添柱，诛伐无过者也。然以脉术、腹诊征之，则虽平素不病之时，男子则寒疝积聚，女子则带下癥瘕，或心虚痰郁等症，有宿疾者，滔滔是也，经曰：陷下者灸之。又曰：阴阳虚者，火当之。以上诸症，皆因心气虚耗，阳气陷下，血气郁滞，寒湿留着而得之，须量其宜，时时灸之，散寒邪，除阴毒，开郁破滞，助气回阳，以防其未然，则治未病之一端也。奉生者，岂其忽止乎？

○《明堂》曰：凡灸，先灸上，后灸下。凡先阳后阴，是灸法当然之理也。古法灸四花患门者，灸足三里泻火。予扩此法：凡灸腹背诸穴者，皆灸足三里五七壮，以使引火气于下，不上冲，是试验之良法也。

○ 凡壮数多寡，须因丁壮赢弱消息之。

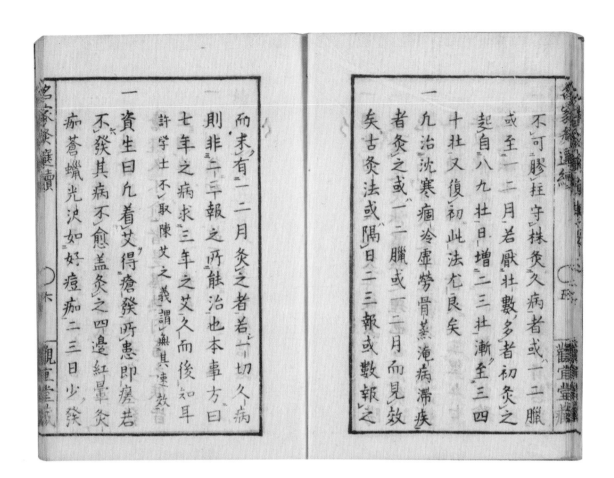

不可胶柱守株。灸久病者，或一二腊，或至一二月。若厌壮数多者，初灸之，起自八九壮，日增二三壮，渐至三四十壮，又复初。此法尤良矣。

凡治沉寒痼冷，虚劳骨蒸，淹病滞疾者，灸之或一二腊，或一二月而见效矣。古灸法，或隔日二三报，或数报之，而未有一二月灸之者。若一切久病。则非二三报之所能治也。《本事方》曰：七年之病，求三年之艾，久而后知耳。许学士不取陈艾之义，谓无其速效。

○《资生》曰：凡着艾，得疮，发所患即瘥。若不发，其病不愈。盖灸之四边红晕，灸痂苍蜡，光泽如好，痘痂二三日少发

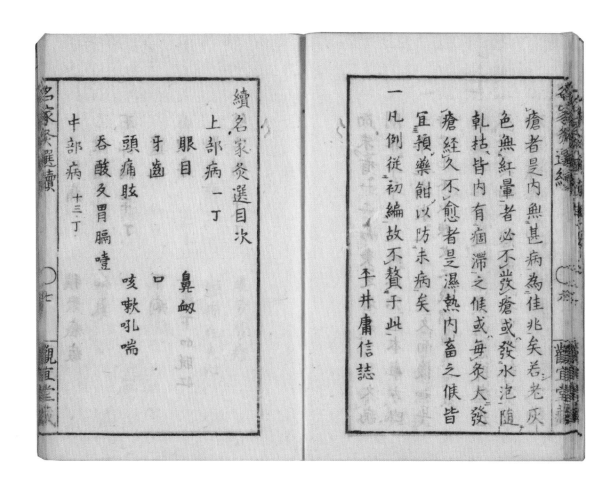

疮者，是内无甚病，为佳兆矣。若老灰色，无红晕者，必不发疮，或发水泡，随干枯，皆内有痼滞之候。或每灸大发疮，经久不愈者，是湿热内蓄之候，皆宜预药钳，以防未病矣。

○ 凡例从初编，故不赘于此。

平井庸信志

续名家灸选目次

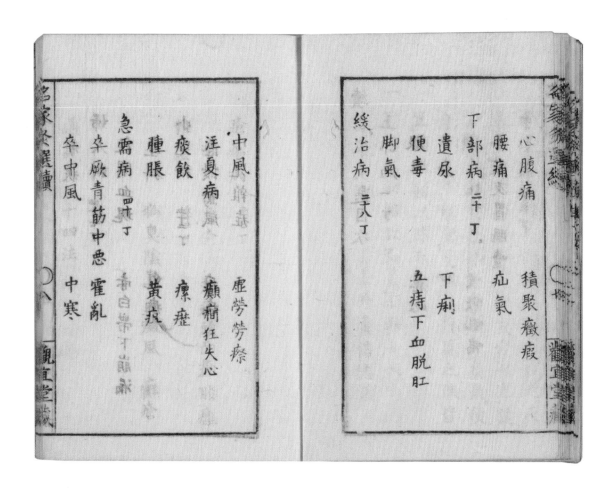

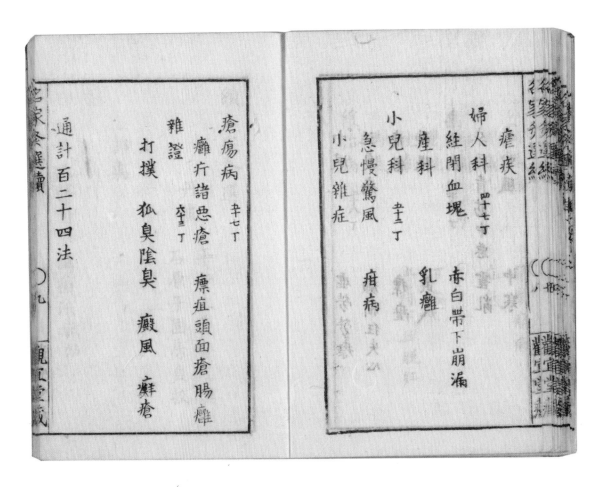

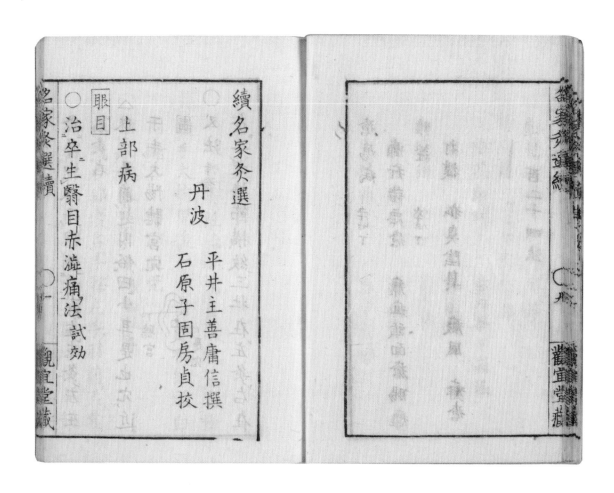

续名家灸选

丹波　平井主善庸信　撰

石原子固房贞　校

上部病

眼目

○　治卒生翳，目赤涩痛法。試效

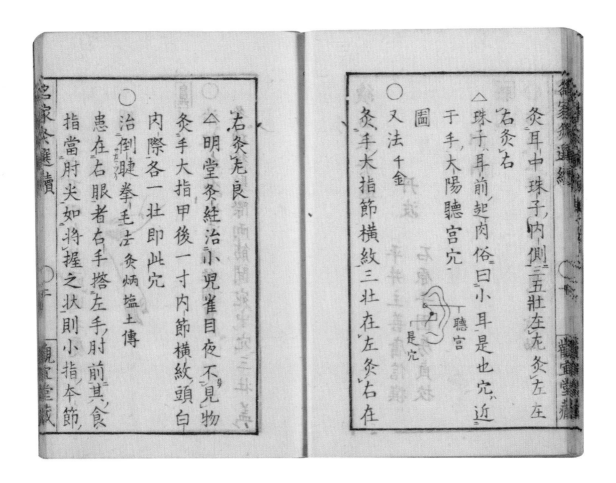

灸耳中珠子内侧三五壮。在左灸左，在右灸右。

△珠子，耳前起肉，俗曰小耳是也。穴近于手太阳听宫穴。

穴图（图见上）

○ 又法。《千金》

灸手大指节横纹三壮。在左灸右，在右灸左，良。

△《明堂灸经》治小儿雀目，夜不见物，灸手大指甲后一寸内节横纹头白肉际各一壮，即此穴。

○ 治倒睫拳毛法。《灸焫盐土传》

患在右眼者，右手搭左手肘前，其食指当肘尖，如将握之状，则小指本节

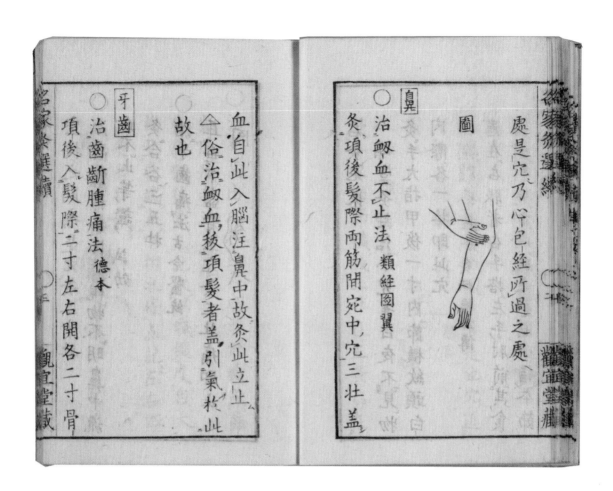

处是穴。乃心包经所过之处。

穴图（图见上）

鼻

○ 治衄血不止法。《类经图翼》

灸项后发际两筋间宛中穴，三壮。盖血自此入脑，注鼻中，故灸此立止。

△俗治衄血拔项发者，盖引气于此故也。

牙齿

○ 治齿龈肿痛法。德本

项后入发际二寸左右，开各二寸骨

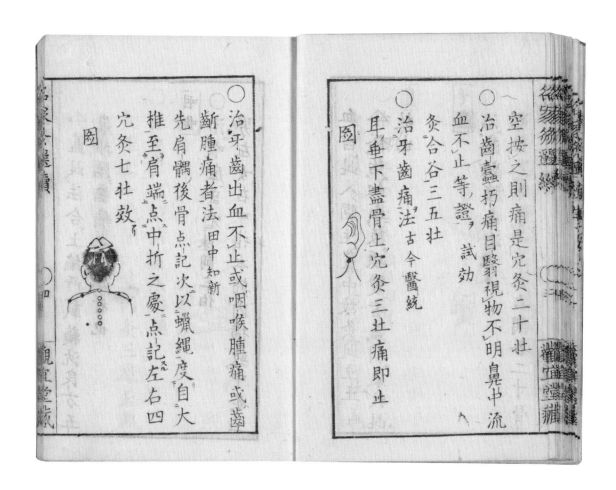

空，按之则痛，是穴。灸二十壮。

○ 治齿蠹朽痛，目翳，视物不明，鼻中流血不止等证。试效

　　灸合谷三五壮。

○ 治牙齿痛法。《古今医统》

　　耳垂下尽骨上穴，灸三壮，痛即止。

　　穴图（图见上）

○ 治牙齿出血不止，或咽喉肿痛，或齿龈肿痛者法。《田中知新》

　　先肩髃后骨点记，次以蜡绳度，自大椎至肩端，点，中折之处点记，左右四穴，灸七壮，效。

　　灸图（图见上）

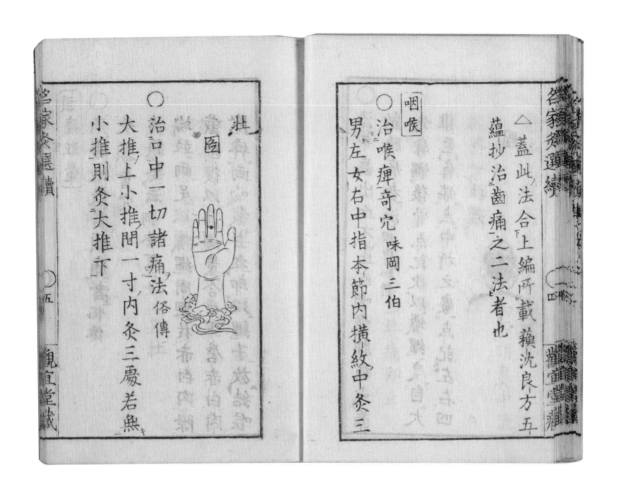

△盖此法合上编所载《苏沈良方》《五蕴抄》治齿痛之二法者也。

咽喉

○ 治喉痹奇穴。味冈三伯

　　男左女右，中指本节内横纹中，灸三壮。

　　灸图（图见上）

○ 治口中一切诸痛法。俗传

　　大椎上小椎间一寸内，灸三处。若无小椎，则灸大椎下。

名家灸选大成 二三五
日本文化十年刻本

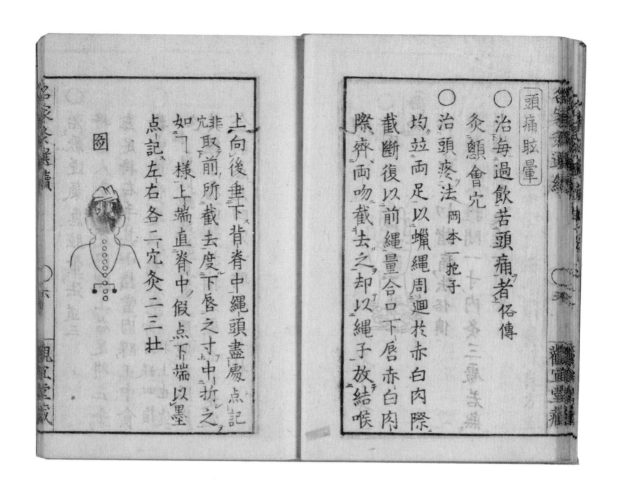

头痛眩晕

○　治每过饮，苦头痛者。俗传

　　灸囟会穴。

○　治头疼法。冈本一抱子

　　均并两足，以蜡绳周廻于赤白肉际，截断，复以前绳量合口下唇赤白肉际，齐两吻截去之，却以绳子放结喉上，向后垂下，背脊中绳头尽处点记非穴，取前所截去，度下唇之寸，中折之，如"⌐"样，上端直脊中，假点，下端以墨点记，左右各二穴，灸二三壮。

　　灸图（图见上）

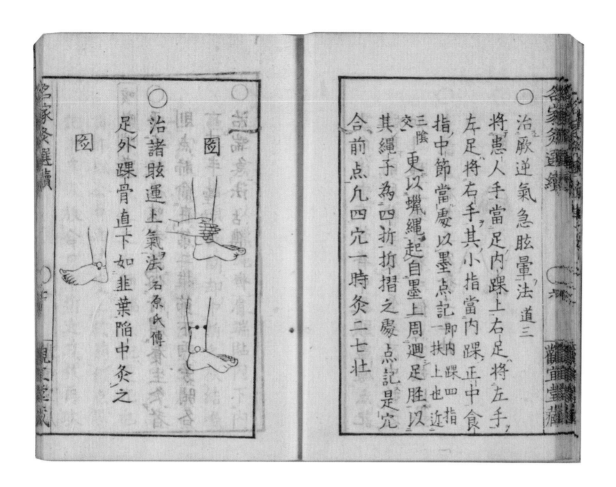

○治厥逆气急眩晕法。_{道三}

　　将患人手当足内踝上，右足将左手，左足将右手，其小指当内踝正中，食指中节当处，以墨点记_{即内踝四指一扶上也}，近三阴交，更以蜡绳起自墨上，周廻足胫，以其绳了为四折，折摺之处点记，是穴。合前点，凡四穴。一时灸二七壮。

　　灸图（图见上）

○　治诸眩运上气法。_{石原氏传}

　　足外踝骨直下如韭叶陷中灸之。

　　灸图（图见上）

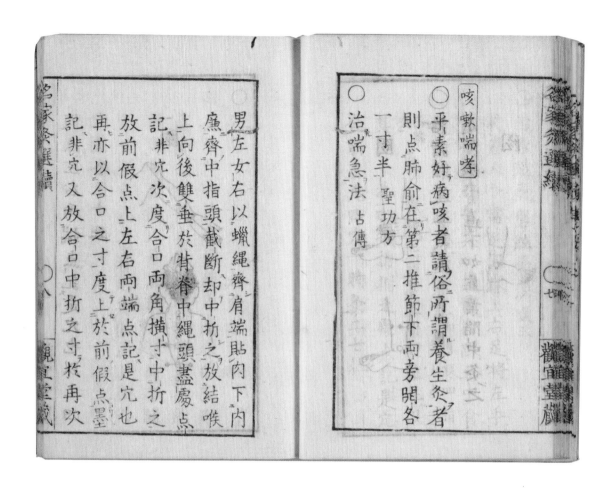

咳嗽喘哮

○ 平素好病咳者，请俗所谓养生灸者，则点肺俞，在第二椎节下两旁开各一寸半。《圣功方》

○ 治喘急法。古传

男左女右，以蜡绳齐肩端贴肉下内廉，齐中指头截断，却中折之，放结喉上，向后双垂于背脊中，绳头尽处点记非穴，次度合口两角横寸，中折之，放前假点上，左右两端点记，是穴也。再亦以合口之寸度上于前假点，墨记非穴，又放合口中折之寸，于再次

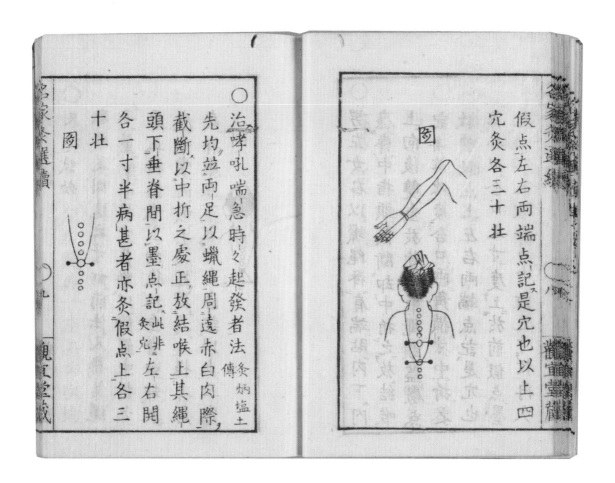

假点左右两端点记，是穴也。以上四穴，灸各三十壮。

灸图（图见上）

○ 治哮吼喘急，时时起发者法。《灸焫盐土传》

先均并两足，以蜡绳周绕赤白肉际，截断，以中折之处正放结喉上，其绳头下垂脊间，以墨点记此非灸穴，左右开各一寸半，病甚者亦灸假点上，各三十壮。

灸图（图见上）

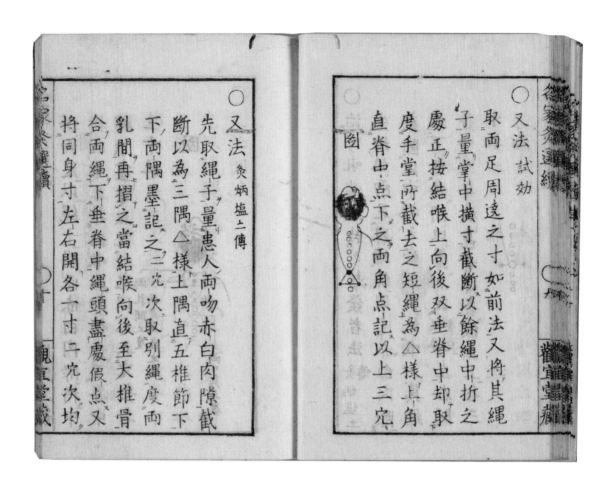

○ 又法。试效

取两足周绕之寸，如前法，又将其绳子量掌中横寸，截断，以余绳中折之处，正按结喉上，向后双垂脊中，却取度手掌所截去之短绳为△样，上角直脊中点下之两角点记。以上三穴。

灸图（图见上）

○ 又法。《灸焫盐土传》

先取绳子量患人两吻赤白肉隙，截断，以为三隅△样，上隅直五椎节下，下两隅墨记之二穴，次取别绳度两乳间，再摺之，当结喉向后至大椎骨，合两绳下垂脊中，绳头尽处假点，又将同身寸左右开各一寸二穴，次均

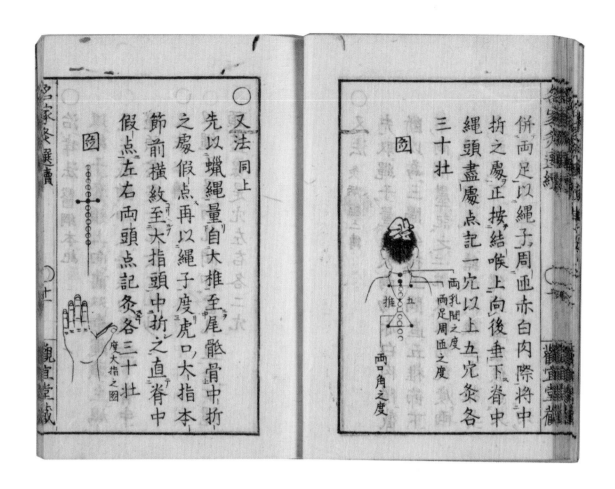

并两足，以绳子周匝赤白肉际，将中折之处正按结喉上，向后垂下脊中，绳头尽处点记一穴。以上五穴，灸各三十壮。

灸图（图见上）

○　又法。同上

先以蜡绳量，自大椎至尾骶骨。中折之处假点；再以绳子度虎口大指本节前横纹，至大指头，中折之，直脊中假点，左右两头点记，灸各三十壮。

灸图（图见上）

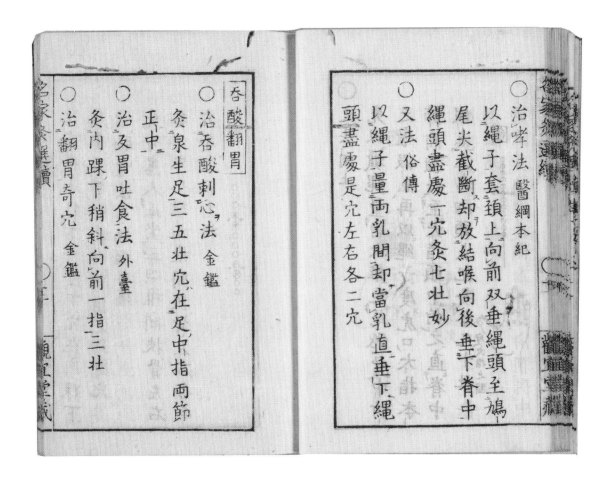

○ 治哮法。《医纲本纪》

以绳子套颈上，向前双垂绳头至鸠尾尖，截断，却放结喉，向后垂下脊

中，绳头尽处一穴，灸七壮，妙。

○ 又法。俗传

以绳子量两乳间，却当乳直垂下，绳头尽处是穴。左右各二穴。

吞酸翻胃

○ 治吞酸刺心法。《金鉴》

灸泉生足三五壮。穴在足中指两节正中。

○ 治反胃吐食法。《外台》

灸内踝下稍斜，向前一指。三壮。

○ 治翻胃奇穴。《金鉴》

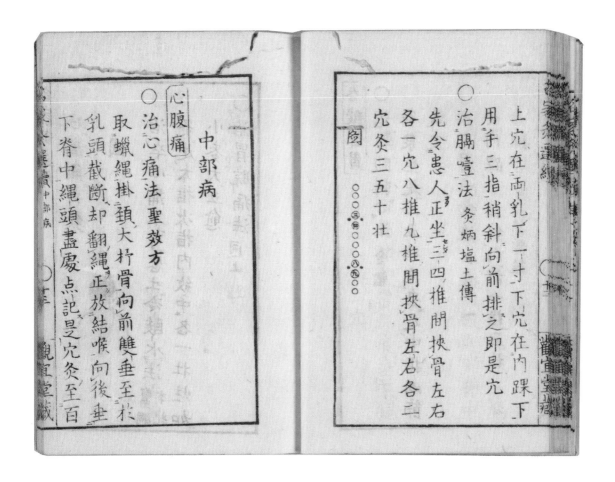

上穴在两乳下一寸，下穴在内踝下，用手三指稍斜向前排之，即是穴。

○ 治膈噎法。《灸炳盐土传》

先令患人正坐，三四椎间挟骨左右各一穴；八椎九椎间挟骨左右各二穴。

灸三五十壮。

灸图（图见上）

中部病

心腹痛

○ 治心痛法。《圣效方》

取蜡绳挂颈大抒骨，向前双垂至于乳头。截断，却翻绳，正放结喉，向后垂下脊中，绳头尽处点记是穴。灸至百

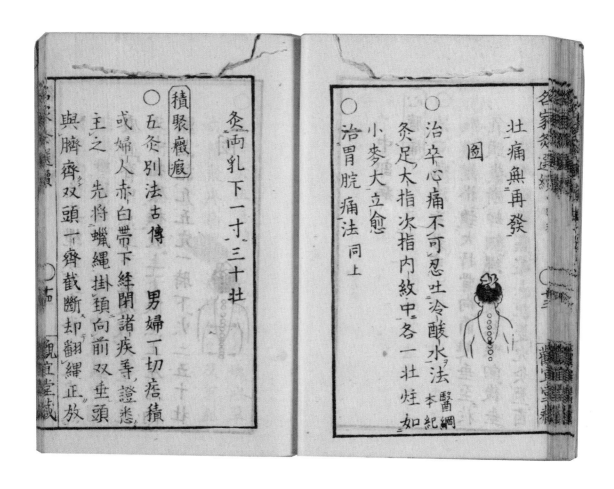

壮，痛无再发。

灸图（图见上）

○ 治卒心痛不可忍，吐冷酸水法。《医纲本纪》

灸足大指次指内纹中，各一壮。炷如小麦大，立愈。

○ 治胃脘痛法。同上

灸两乳下一寸，三十壮。

积聚癥瘕

○ 五灸别法。古传

男妇一切痞积，或妇人赤白带下，经闭诸疾等证，悉主之。

先将蜡绳挂颈，向前双垂，与脐齐，双头一齐截断，却翻绳，正放

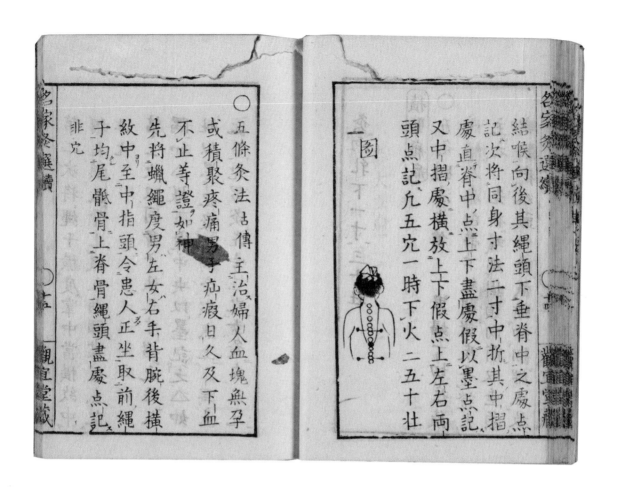

结喉向后，其绳头下垂脊中之处点记；次将同身寸法二寸中折，其中摺处直脊中，点，上下尽处以墨点记；又中摺处横放上下假点上，左右两头点记。凡五穴。一时下火，二五十壮。

灸图（图见上）

○ 五条灸法。古传

主治妇人血块无孕，或积聚疼痛，男子疝瘕日久，及下血不止等证，如神。

先将蜡绳度男左女右手背腕后横纹中，至中指头，令患人正坐，取前绳子均尾骶骨上脊骨，绳头尽处点记非穴。

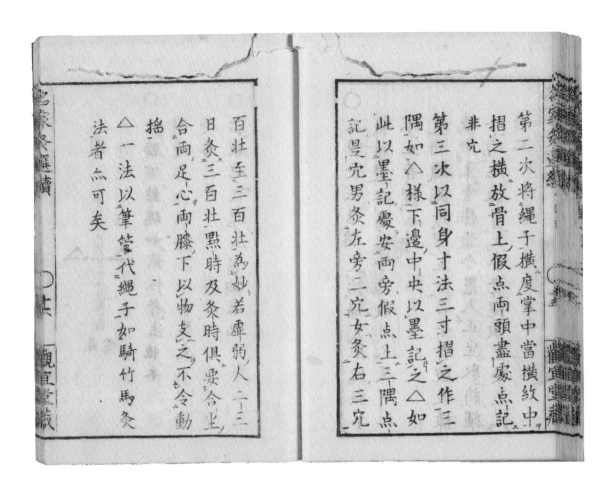

第二次，将绳子横度掌中当横纹中，摺之，横放骨上，假点，两头尽处点记非穴。

第三次，以同身寸法三寸摺之，作三隅，如△样，下边中央以墨记之△，如此，以墨记处安两旁假点上，三隅点记是穴。男灸左旁二穴，女灸右三穴，百壮至三百壮为妙。若虚弱人二三日灸三百壮点时及灸时，俱要合坐，合两足心，两膝下以物支之，不令动摇。

△一法以笔管代绳子，如骑竹马灸法者，亦可矣。

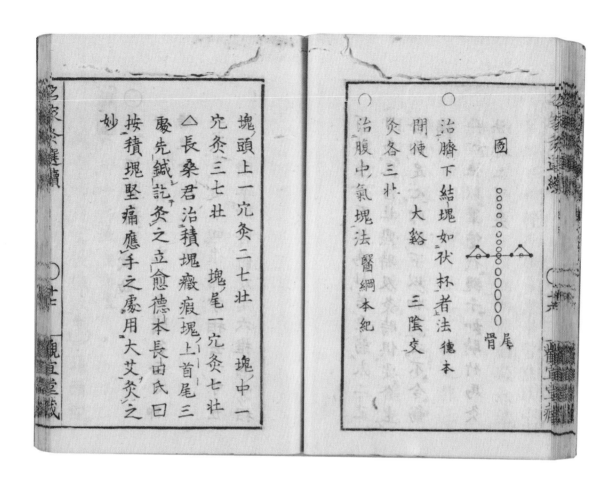

灸图（图见上）

○ 治脐下结块如伏杯者法。德本

间使　太溪　三阴交

灸各三壮。

○ 治腹中气块法。《医纲本纪》

块头上一穴，灸二七壮。块中一穴，灸三七壮。块尾一穴，灸七壮。

△长桑君治积块癥瘕，块上首尾三处，先针讫，灸之立愈。德本长田氏

曰：按积块坚痛，应手之处，用大艾灸之妙。

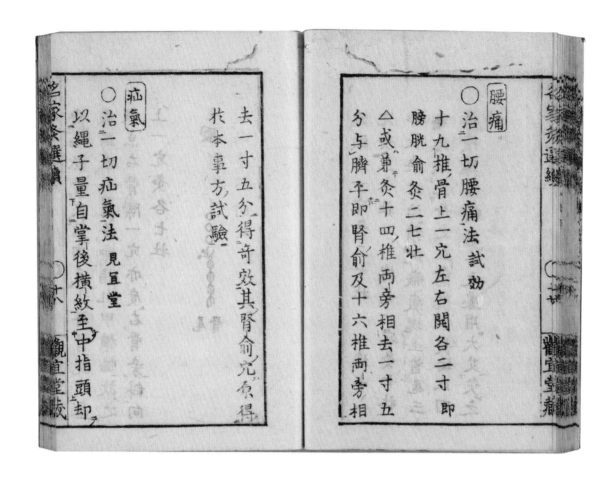

腰痛

○ 治一切腰痛。试效

十九椎骨上一穴,左右开各二寸即膀胱俞,灸二七壮。

△或兼灸十四椎两旁相去一寸五分,与脐平,即肾俞;及十六椎两旁相

去一寸五分。得奇效。其肾俞穴原得于《本事方》,试验。

疝气

○ 治一切疝气法。见宜堂

以绳子量自掌后横纹至中指头,却

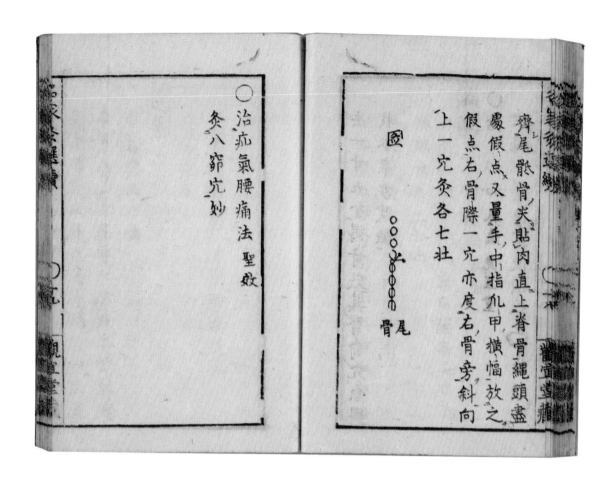

齐尾骶骨尖贴肉，直上脊骨，绳头尽处假点；又量手中指爪甲横幅，放之假点右骨际，一穴；亦度右骨旁斜向上，一穴；灸，各七壮。

灸图（图见上）

○　治疝气、腰痛法。《圣效》

灸八窌穴，妙。

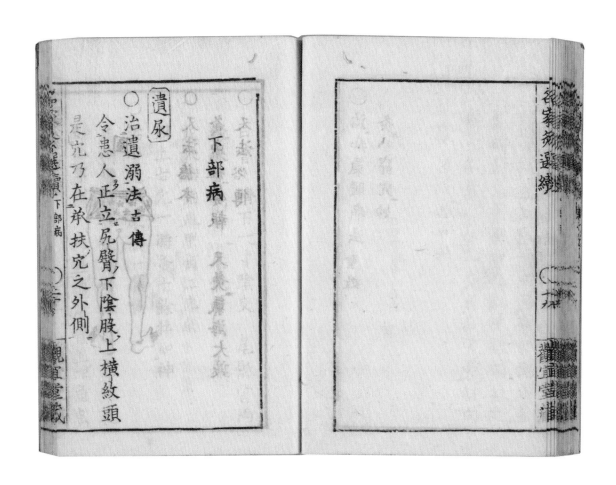

下部病

遗尿

○ 治遗溺法。古传

令患人正立，尻臀下阴股上横纹头是穴，乃在承扶穴之外侧。

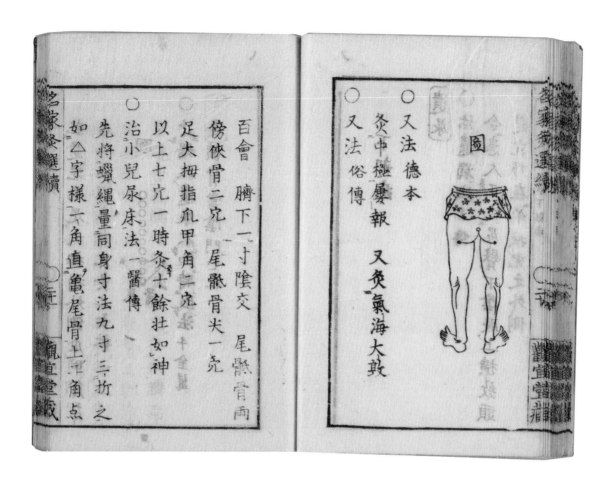

灸图（图见上）

○ 又法。德本

灸中极，屡报。

又灸气海、大敦。

○ 又法。俗传

百会　脐下一寸阴交　尾骶骨两旁挟骨二穴　尾骶骨尖一穴　足大拇指

爪甲角二穴

以上七穴，一时灸十余壮，如神。

○ 治小儿尿床法。一医传

先将蜡绳量同身寸法九寸，三折之，如"△"字样，一角直龟尾骨上，

二角点

名家灸选大成

日本文化十年刻本

二五一

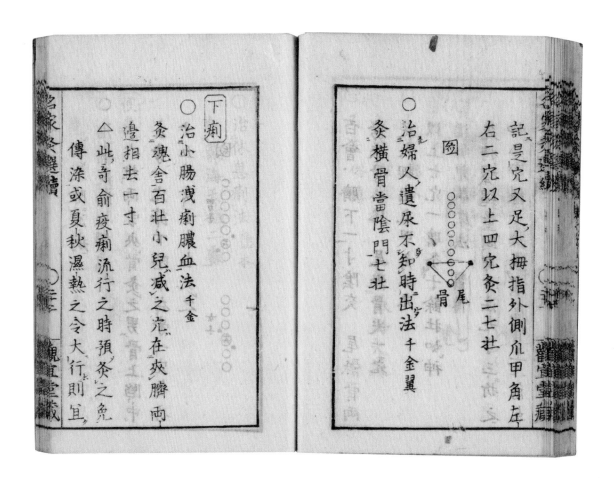

记，是穴。又，足大拇指外侧爪甲角左右二穴。以上四穴，灸二七壮。

灸图（图见上）

○ 治妇人遗尿，不知时出法。《千金翼》

灸横骨当阴门七壮。

下痢

○ 治小肠泄痢脓血法。《千金》

灸魂舍百壮。小儿减之。穴在夹脐两边，相去一寸。

△此奇俞。疫痢流行之时预灸之，免传染。或夏秋，湿热之令大行，则宜

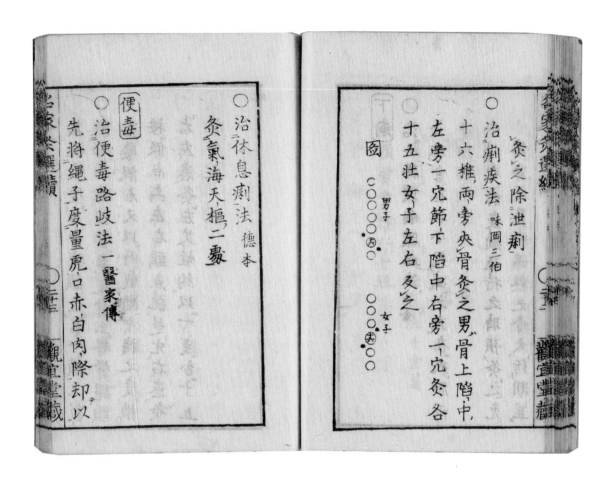

灸之，除泄痢。

○ 治痢疾法。味冈三伯

十六椎两旁夹骨灸之。男，骨上陷中左旁一穴，节下陷中右旁一穴，灸
各十五壮。女子左右反之。

灸图（图见上）

○ 治休息痢法。德本

灸气海、天枢二处。

便毒

○ 治便毒路岐法。一医家传

先将绳子度量虎口赤白肉际，却以

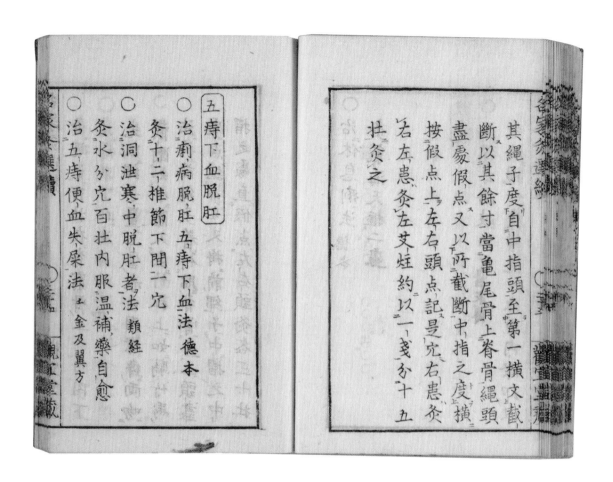

其绳子度自中指头至第一横纹，截断，以其余寸当龟尾骨上脊骨，绳头尽处假点。又以所截断中指之度，横按假点上，左右头点记，是穴。右患灸右，左患灸左。艾炷约以一钱分十五壮灸之。

五痔下血脱肛

- 治痢病、脱肛、五痔下血法。德本

  灸十二椎节下间一穴。

- 治洞泄、寒中、脱肛者法。《类经》

  灸水分穴百壮，内服温补药，自愈。

- 治五痔、便血、失屎法。《千金》及《翼方》

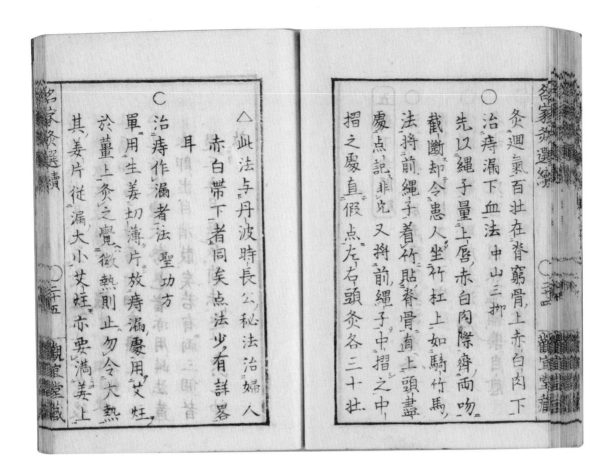

灸廻气百壮。在脊穷骨上，赤白肉下。

○ 治痔漏下血法。<small>中山三柳</small>

先以绳子量上唇赤白肉际，齐两吻，截断，却令患人坐竹杠上，如骑竹马法，将前绳子着竹，贴脊骨直上头，尽处点记<small>非穴</small>；又将前绳子中摺之，中摺之处直假点左右头，灸各三十壮。

△此法与丹波时长公秘法治妇人赤白带下者同矣，点法少有详略耳。

○ 治痔作漏者法。《圣功方》

单用生姜切薄片，放痔漏处，用艾炷于姜上灸之。觉微热则止，勿令大热。其姜片从漏大小，艾炷亦要满姜上。

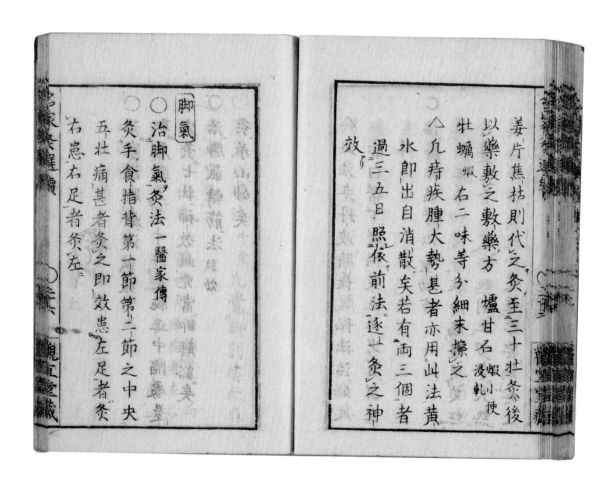

姜片焦枯，则代之。灸至三十壮。灸后以药敷之。敷药方：

炉甘石煅，小便浸，轧　牡蛎煅

上二味等分，细末，擦之。

△凡痔疾肿大势甚者，亦用此法，黄水即出，自消散矣。若有两三个者，过三五日照依前法逐一灸之。神效。

脚气

○ 治脚气灸法。一医家传

灸手食指背第一节、第二节之中央，五壮，痛甚者灸之即效。患左足者灸右，患右足者灸左。

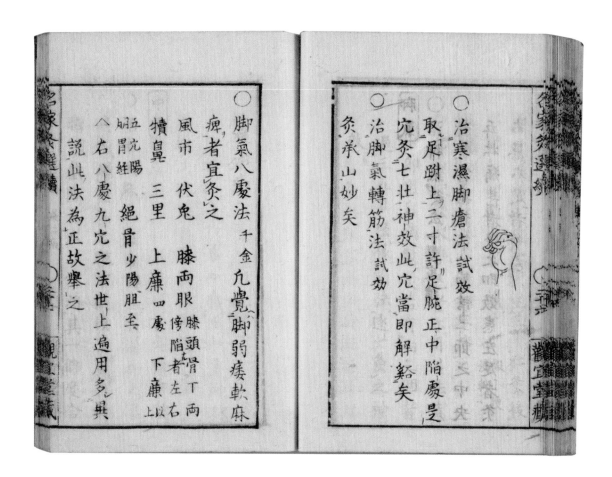

灸图（图见上）

○ 治寒湿脚疮法。_{试效}

取足跗上二寸许，足腕正中陷处是穴，灸七壮，神效。此穴当即解溪矣。

○ 治脚气转筋法。_{试效}

灸承山妙矣。

○ 脚气八处法。《千金》

凡觉脚弱痿软麻痹者，宜灸之。

风市　伏兔　膝两眼_{膝头骨下两旁陷者左右}　犊鼻　三里　上廉_{四处}　下廉

_{以上五穴，阳明胃经}　绝骨_{少阳胆经}

上八处九穴之法，世上遍用，多异说，此法为正，故举之。

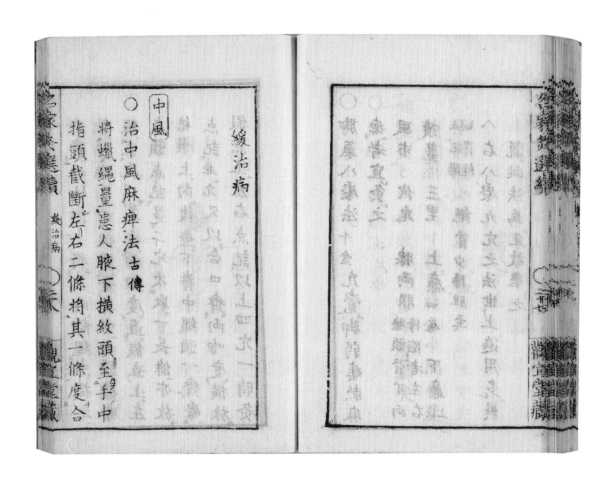

缓治病

中风

○　治中风麻痹法。古传

将蜡绳量患人腋下横纹头，至手中指头，截断，左右二条，将其一条度合

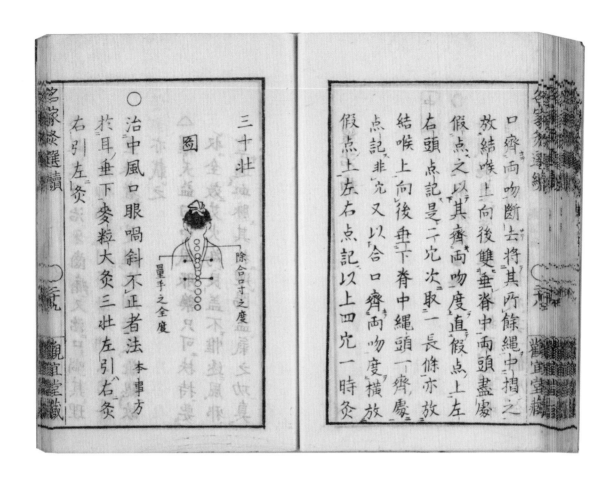

口，齐两吻断去，将其所余绳中折之，放结喉上，向后双垂脊中，两头尽处假点之，以其齐两吻度直假点上，左右头点记，是二穴；次取一长条，亦放结喉上，向后垂下脊中，绳头一齐处点记 非穴；又以合口齐两吻度横放假点上，左右点记。以上四穴，一时灸三十壮。

　　灸图（图见上）

○　治中风口眼歪斜不正者法。《本事方》

　　于耳垂下，麦粒大，灸三壮。左引右灸，右引左灸。

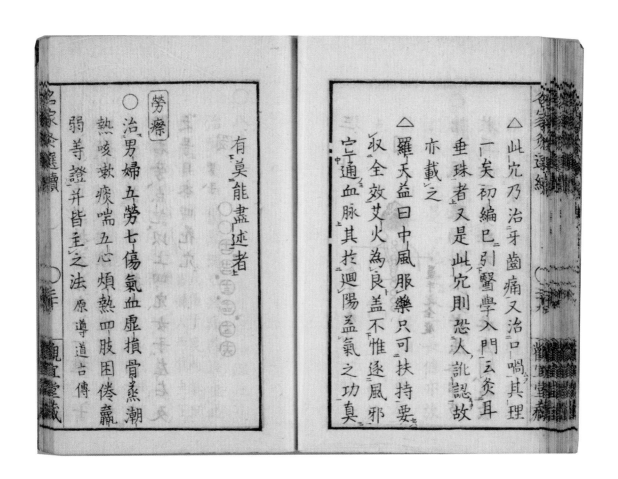

　　△此穴乃治牙齿痛，又治口㖞，其理一矣。初编已引《医学入门》云灸耳垂珠者。又是此穴，则恐人讹认，故亦载之。

　　△罗天益曰：中风，服药只可扶持，要取全效，艾火为良。盖不惟逐风邪，宣通血脉，其于回阳益气之功，真有不能尽述者。

劳瘵

○　治男妇五劳七伤，气血虚损，骨蒸潮热，咳嗽痰喘，五心烦热，四肢困倦，羸弱等证，并皆主之法。原导道古传

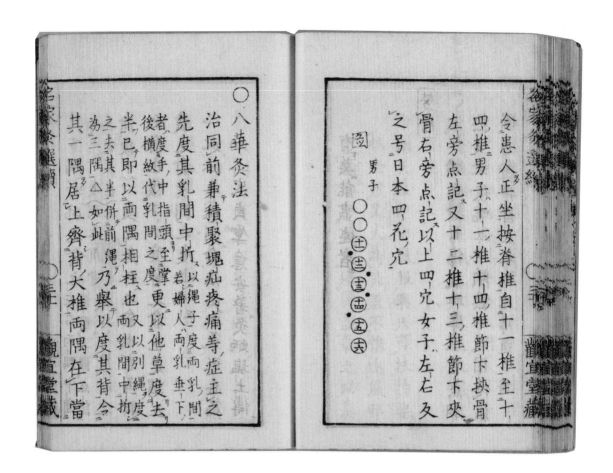

令患人正坐，按脊椎，自十一椎至十四椎。男子十一椎、十四椎节下挟骨左旁点记，又十二椎、十三椎节下夹骨右旁点记。以上四穴。女子左右反之。号"日本四花穴"

灸图（图见上）

○ 八华灸法

治同前，兼积聚块疝疼痛等症主之。

先度其乳间，中折，以绳子度两乳间，若妇人两乳垂下者，度手中指头至掌后横纹，代乳间之度。更以他草度去半，已，即以两隅相拄也，又以别绳度两乳间，中折之，去其半，并前绳为三隅"△"如此。乃举，以度其背，令其一隅居上，齐背大椎，两隅在下。当

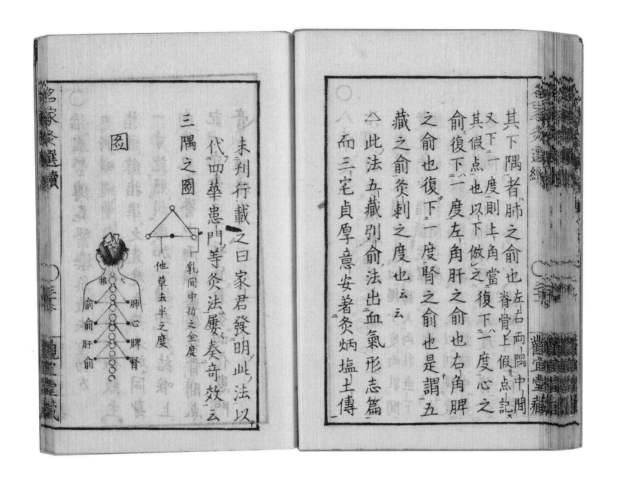

其下隅者，肺之俞也。左右两隅中间脊骨上假点记，又下一度，则上角当其假点也。以下仿之。复下一度，心之俞；复下一度，左角肝之俞也，右角脾之俞也；复下一度，肾之俞也。是谓五脏之俞，灸刺之度也。云云。

△此法五脏别俞法，出《血气形志篇》，而三宅贞厚意安著《灸焫盐土传》，未刊行，载之曰：家君发明此法，以代四花患门等灸法，屡奏奇效云。

穴图、灸图（图见上）

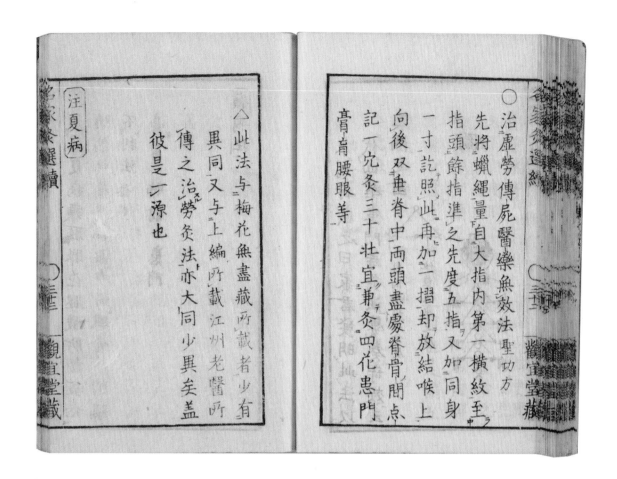

○ 治虚劳传尸，医药无效法。《圣功方》

先将蜡绳量自大指内第一横纹至指头，余指准之。先度五指，又加同身一寸，讫，照此再加一折，却放结喉上，向后双垂脊中，两头尽处脊骨间点记一穴，灸三十壮宜。兼灸四花患门、膏肓、腰眼等。

△此法与梅花无尽藏所载者少有异同，又与上编所载江州老医所传之治劳灸法，亦大同少异矣。盖彼是一源也。

注夏病

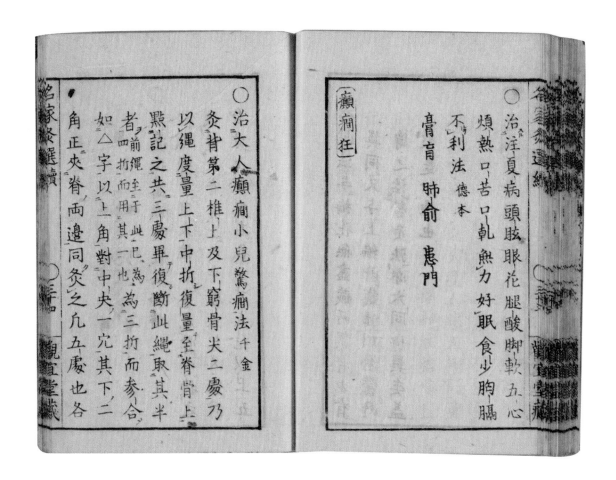

○ 治注夏病，头眩眼花，腿酸脚软，五心烦热，口苦口干，无力，好眠，食少，胸膈不利法。德本

膏肓　肺俞　患门

癫痫狂

○ 治大人癫痫，小儿惊痫法。《千金》

灸背第二椎上及下穷骨尖二处，乃以绳度量上下，中折，复量至脊骨上，点记之，共三处，毕，复断此绳，取其半者，前绳至于此，已为四折，而用其一也，为三折而参合，如"△"字，以上角对中央一穴，其下二角正夹脊两边，同灸之，凡五处也。各

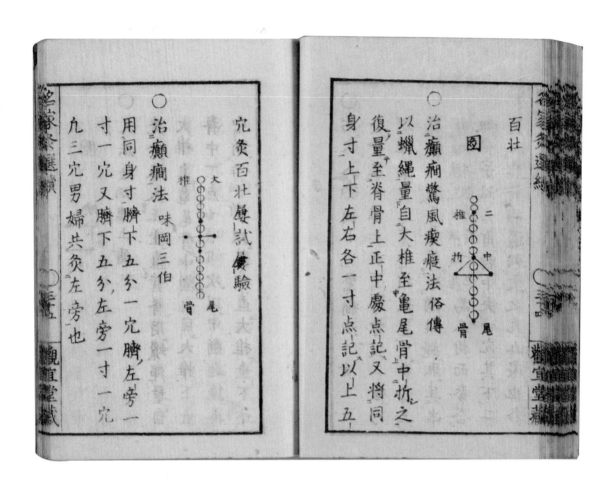

百壮。

灸图（图见上）

○ 治癫痫、惊风、瘈疭法。俗传

以蜡绳量自大椎至龟尾骨，中折之；复量至脊骨上正中处，点记。又将同身寸上下左右各一寸点记。以上五穴，灸百壮。屡试屡验。

灸图（图见上）

○ 治癫痫法。味冈三伯

用同身寸，脐下五分一穴，脐左旁一寸一穴，又脐下五分，左旁一寸一穴。凡三穴。男妇共灸左旁也。

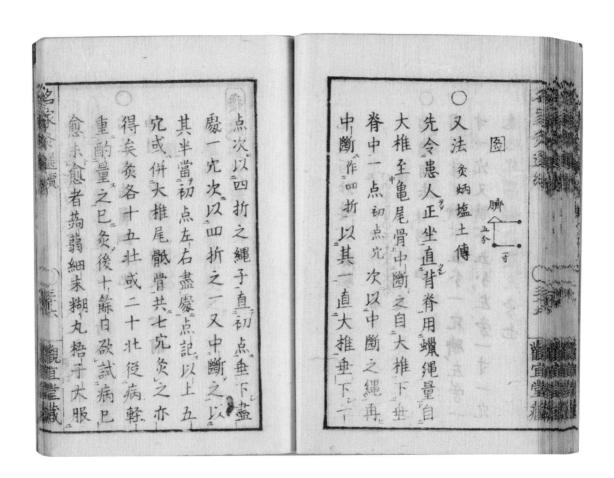

灸图（图见上）

○ 又法。《灸炳盐土传》

先令患人正坐，直背脊，用蜡绳量自大椎至龟尾骨，中断之；自大椎下垂脊中一点初点穴。次以中断之绳再中断，作四折，以其一直大椎垂下一点，次以四折之，绳子直初点垂下尽处一穴，次以四折之，一又中断之，以其半当初点左右尽处点记。以上五穴，或并大椎尾骶骨，共七穴，灸之，亦得矣。灸各十五壮或二十壮，从病轻重酌量之已。灸后十余日，欲试病已愈未愈者，蒟蒻细末糊丸，梧子大，服

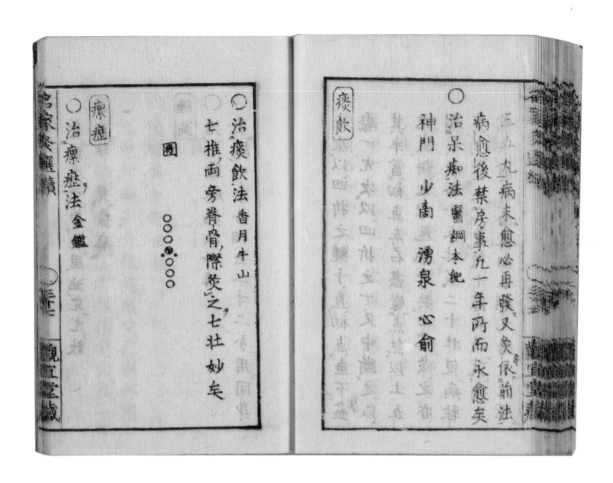

三五丸，病未愈必再发，又灸依前法。病愈后禁房事凡一年所，而永愈矣。

○ 治呆痴法。《医纲本纪》

神门　少商　涌泉　心俞

痰饮

○ 治痰饮法。香月牛山

七椎两旁脊骨际灸之，七壮，妙矣。

灸图（图见上）

瘰疬

○ 治瘰疬法。《金鉴》

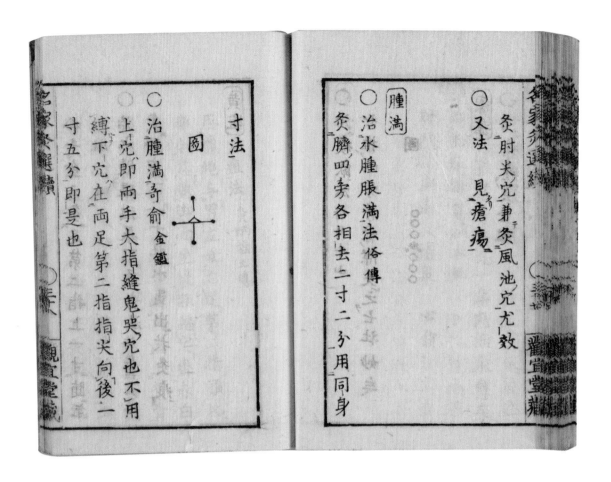

灸肘尖穴，兼灸风池穴尤效。

○　又法。见疮疡

肿满

○　治水肿胀满法。俗传

　　灸脐四旁，各相去二寸二分，用同身寸法。

　　灸图（图见上）

○　治肿满奇俞。《金鉴》

　　上穴即两手大指缝鬼哭穴也，不用缚；下穴在两足第二指指尖向后一寸

五分，即是也。

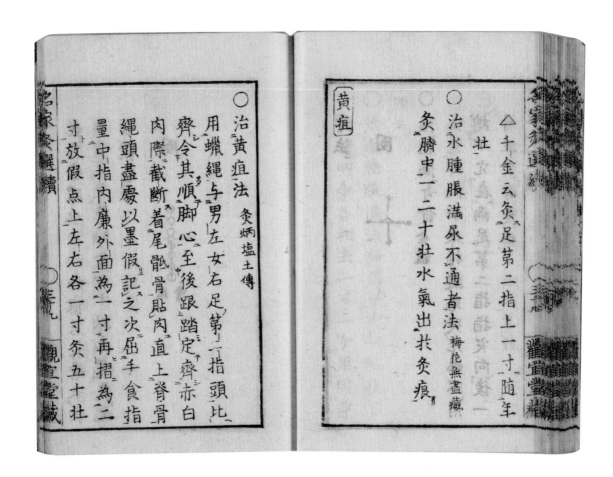

△《千金》云：灸足第二指上一寸，随年壮。

○　治水肿胀满，尿不通者法。梅花无尽藏

　　灸脐中一二十壮，水气出于灸痕。

黄疸

○　治黄疸法。《灸炳盐土传》

　　用蜡绳与男左女右足第二指头，比齐，令其顺脚心至后跟踏定，齐赤白肉际截断，着尾骶骨，贴肉，直上脊骨，绳头尽处以墨假记之；次屈手食指，量中指内廉外面，为一寸，再折，为二寸，放假点上，左右各一寸，灸五十壮

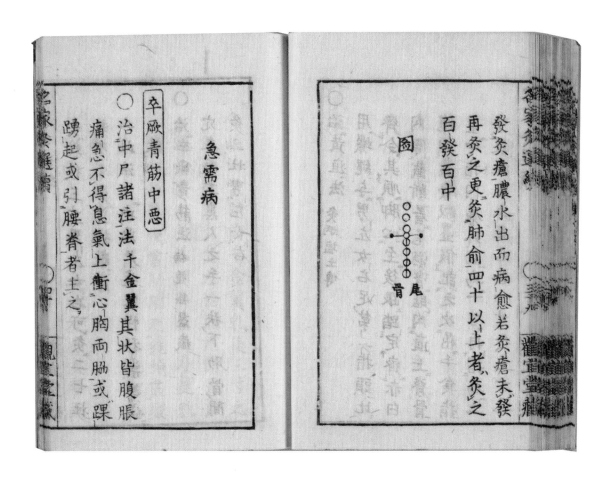

发灸疮，脓水出而病愈。若灸疮未发，再灸之，更灸肺俞四十以上者，灸之
百发百中。

灸图（图见上）

急需病

卒厥青筋中恶

○ 治中尸诸注法。《千金翼》

其状皆腹胀痛急，不得息，气上冲心胸，两胁或踝踊起，或引腰脊者
主之。

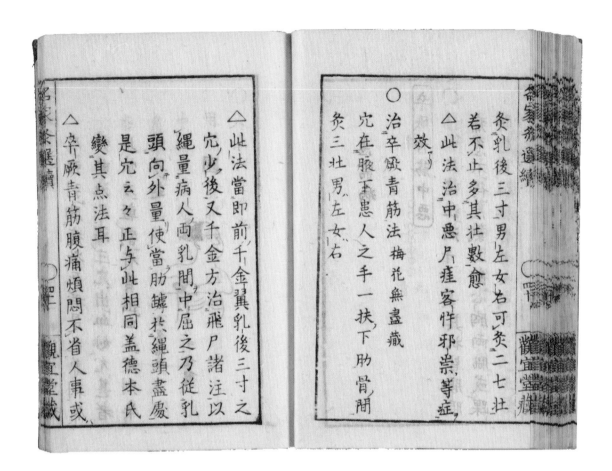

灸乳后三寸，男左女右，可灸二七壮。若不止，多其壮数愈。

△此法治中恶、尸疰、客忤、邪祟等症，效。

○ 治卒厥青筋法。梅花无尽藏

穴在腋下。患人之手一扶下肋骨间，灸三壮。男左女右。

△此法当即前《千金翼》乳后三寸之穴少后。又，《千金方》治飞尸诸注，以绳量病人两乳间，中屈之，乃从乳头向外量，使当肋罅，于绳头尽处是穴，云云。正与此相同。盖德本氏变其点法耳。

△卒厥青筋腹痛，烦闷不省人事，或

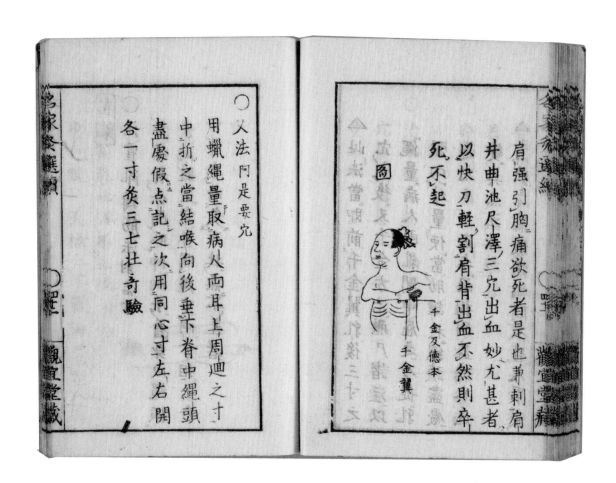

肩强引胸痛欲死者是也。兼刺肩井、曲池、尺泽三穴，出血妙。尤甚者，以快刀轻割肩背出血，不然，则卒死不起。

灸图（图见上）

〇 又法。阿是要穴

用蜡绳量取病人两耳上，周廻之寸，中折之，当结喉向后垂下脊中，绳头尽处假点记之；次用同心寸左右开各一寸，灸三七壮，奇验。

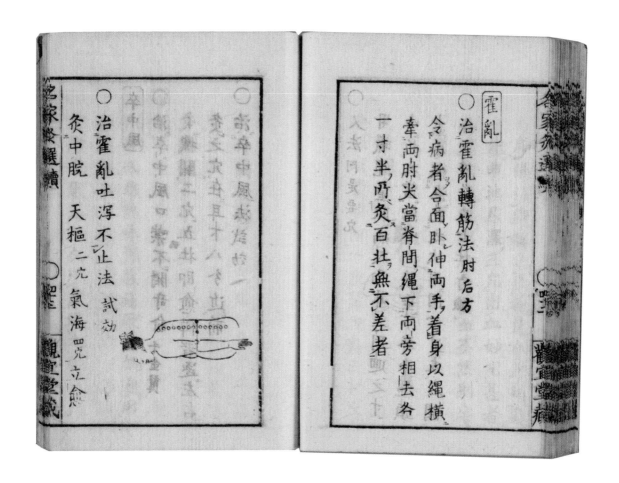

霍乱

○ 治霍乱转筋法。《肘后方》

令病者合面卧，伸两手，着身，以绳横牵两肘尖，当脊间绳下两旁相去

各一寸半，所灸百壮。无不瘥者。

灸图（图见上）

○ 治霍乱吐泻不止法。试效

灸中脘、天枢二穴，气海四穴，立愈。

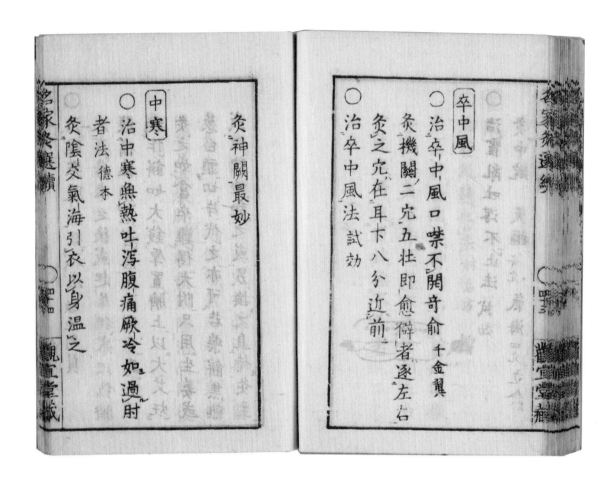

卒中风

○ 治卒中风，口噤不开，奇俞。《千金翼》

　　灸机关二穴，五壮，即愈。僻者逐左右灸之。穴在耳下八分近前。

○ 治卒中风法。试效

　　灸神阙最妙。

中寒

○ 治中寒无热，吐泻腹痛，厥冷如过肘者法。德本

　　灸阴交、气海，引衣以身温之。

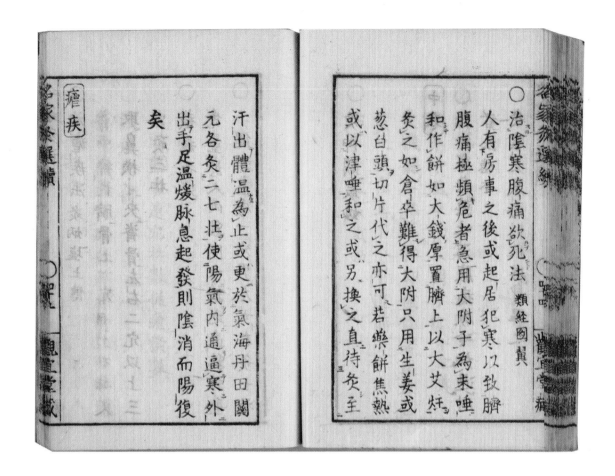

○ 治阴寒腹痛欲死法。《类经图翼》

人有房事之后，或起居犯寒，以致脐腹痛，极频危者，急用大附子为末，唾和作饼，如大钱厚，置脐上，以大艾炷灸之。如仓猝难得大附，只用生姜或葱白头，切片代之，亦可。若药饼焦热，或以津唾和之，或另换之，直待灸至汗出体温为止。或更于气海、丹田、关元各灸二七壮，使阳气内通，逼寒外出，手足温暖，脉息起发，则阴消而阳复矣。

疟疾

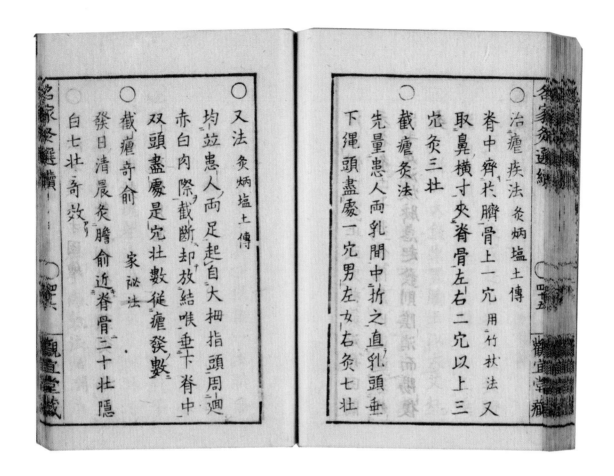

○ 治疟疾法。《灸焫盐土传》

脊中齐于脐，骨上一穴。用竹杖法。又取鼻横寸，夹脊骨左右二穴。以上三穴，灸三壮。

○ 截疟灸法

先量患人两乳间，中折之，直乳头垂下，绳头尽处一穴，男左女右，灸七壮。

○ 又法。《灸焫盐土传》

均并患人两足，起自大拇指头，周廻赤白肉际，截断，却放结喉，垂下脊中，双头尽处是穴。壮数从疟发数。

○ 截疟奇俞。家秘法

发日清晨，灸胆俞近脊骨二十壮，隐白七壮，奇效。

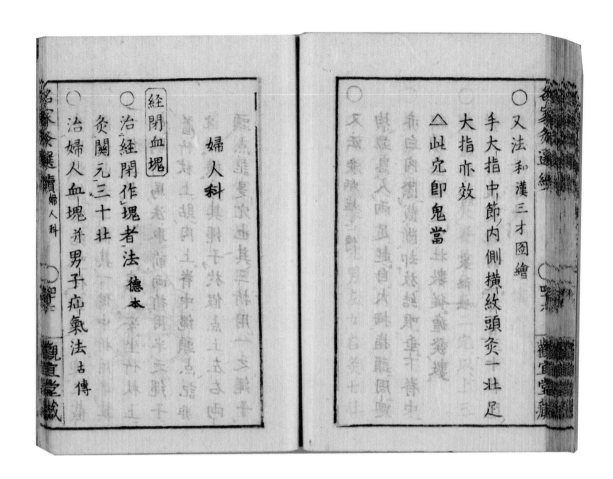

○ 又法。《和汉三才图绘》

手大指中节内侧横纹头，灸一壮。足大指亦效。

△此穴即鬼当。

妇人科

经闭血块

○ 治经闭作块者法。<small>德本</small>

灸关元三十壮。

○ 治妇人血块，并男子疝气法，<small>古传</small>

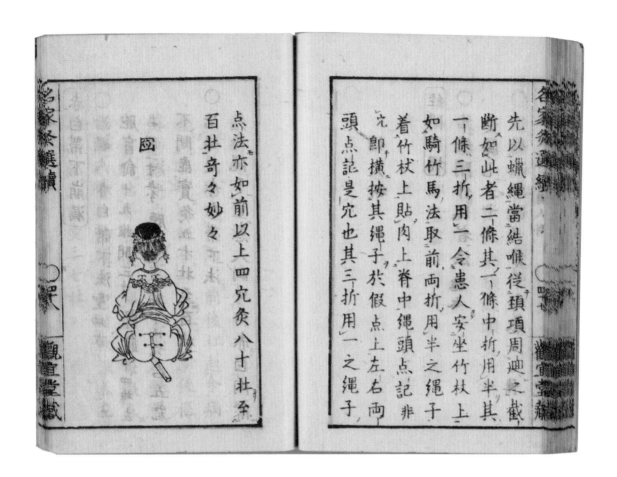

先以蜡绳当结喉，从颈项周廻之，截断，如此者二条。其一条中折，用半；其一条三折，用一。令患人安坐竹杖上，如骑竹马法，取前两折，用半之绳子着竹杖上，贴肉，上脊中，绳头点记非穴，即横按其绳子，于假点上左右两头点记，是穴也；其三折用一之绳子，点法亦如前。以上四穴，灸八十壮至百壮。奇奇妙妙。

灸图（图见上）

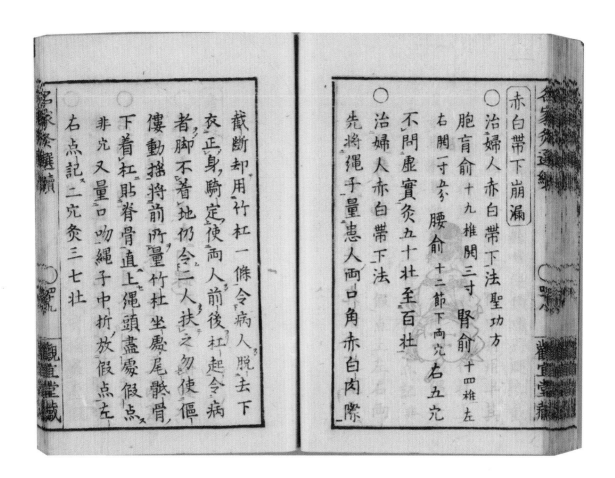

赤白带下崩漏

○ 治妇人赤白带下法。《圣功方》

胞肓俞十九椎开三寸　　肾俞十四椎左右开一寸五分　　腰俞十二节下两穴

上五穴，不问虚实，灸五十壮至百壮。

○ 治妇人赤白带下法。

先将绳子量患人两口角赤白肉际，截断，却用竹杠一条，令病人脱去下衣，正身骑定，使两人前后扛起，令病者脚不着地，仍令二人扶之，勿使伛偻动摇。将前所量竹杠坐处尾骶骨下着杠，贴脊骨直上，绳头尽处假点非穴，又量口吻绳子中折，放假点左右点记，二穴，灸三七壮。

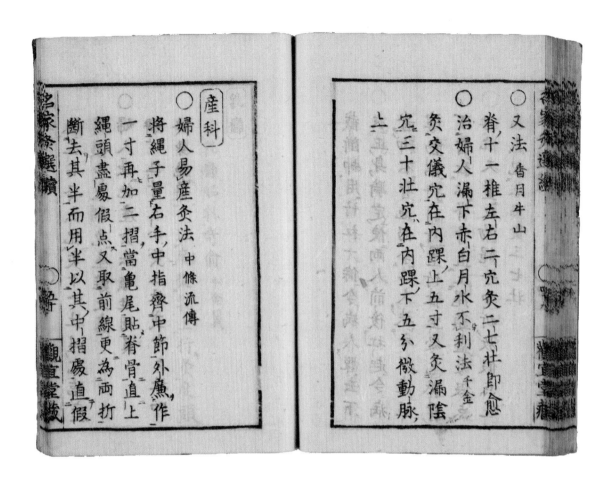

○ 又法。香月牛山

　　脊十一椎左右二穴，灸二七壮，即愈。

○ 治妇人漏下赤白，月水不利法。《千金》

　　灸交仪穴，在内踝上五寸。又灸漏阴穴三十壮，穴在内踝下五分，微动
脉上。

産科

○ 妇人易产灸法。中条流传

　　将绳子量右手中指，齐中节外廉，作一寸，再加二折，当龟尾，贴脊骨
直上，绳头尽处假点；又取前线。更为两折，断去其半而用半；以其中折处
直假

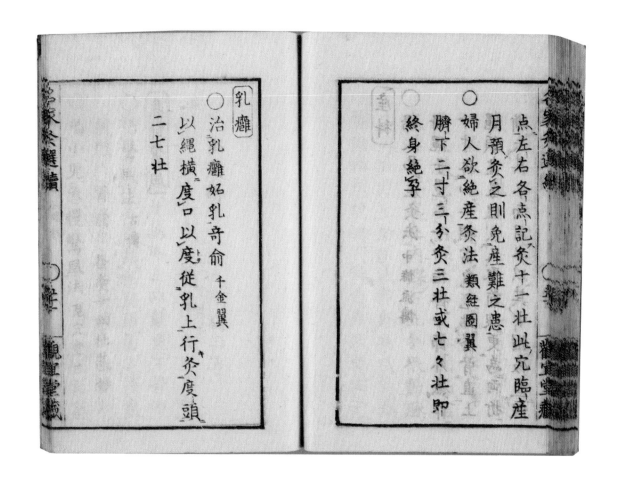

点左右，各点记，灸十一壮。此穴临产月预灸之，则免产难之患。

〇妇人欲绝产灸法。《类经图翼》

脐下二寸三分，灸三壮，或七七壮，即终身绝孕。

乳痈

〇治乳痈妒乳奇俞。《千金翼》

以绳横度口，以度从乳上行，灸度头二七壮。

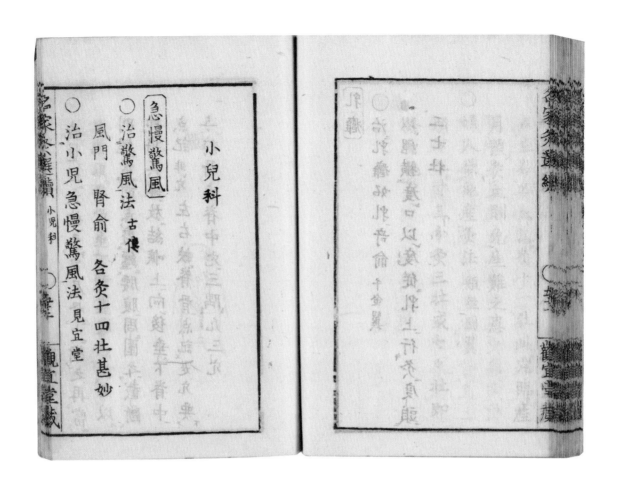

小儿科

急慢惊风

○　治惊风法。_{古传}

　　风市　肾俞　各灸十四壮，甚妙

○　治小儿急慢惊风法。_{见宜堂}

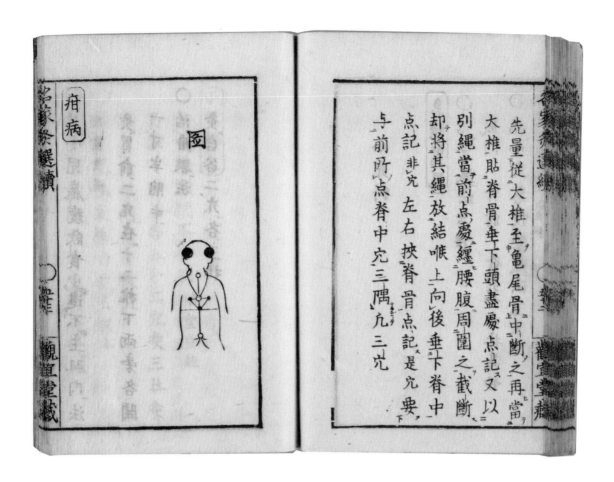

先量从大椎至龟尾骨，中断之，再当大椎贴脊骨垂下，头尽处点记；又以别绳当前点处，缠腰腹周围之，截断，却将其绳放结喉上，向后垂下脊中，点记非穴，左右挟脊骨点记是穴，要与前所点脊中穴三隅，凡三穴。

灸图（图见上）

疳病

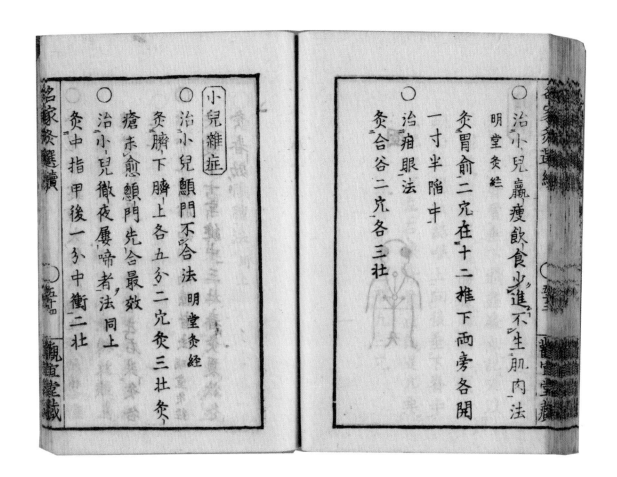

- ○ 治小儿羸瘦，饮食少进，不生肌肉法。《明堂灸经》

  灸胃俞二穴，在十二椎下两旁各开一寸半陷中。

- ○ 治疳眼法。

  灸合谷二穴，各三壮。

小儿杂症

- ○ 治小儿囟门不合法。《明堂灸经》

  灸脐下、脐上各五分，二穴，灸三壮。灸疮未愈，囟门先合，最效。

- ○ 治小儿彻夜屡啼者法。同上

  灸中指甲后一分，中冲，二壮。

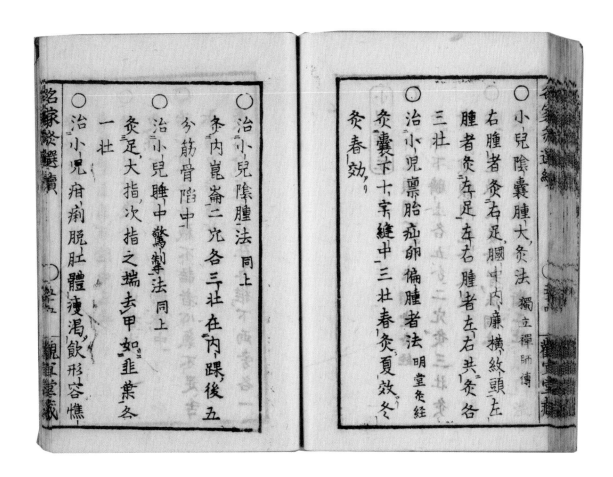

○ 小儿阴囊肿大灸法。独立禅师传

右肿者，灸右足腘中内廉横纹头；左肿者，灸左足。左右肿者。左右共
灸。各三壮。

○ 治小儿禀胎疝，卵偏肿者法。《明堂灸经》

灸囊下十字缝中三壮。春灸夏效，冬灸春效。

○ 治小儿阴肿法。同上

灸内昆仑二穴，各三壮。在内踝后五分筋骨陷中。

○ 治小儿睡中惊掣法。同上

灸足大指、次指之端，去甲如韭叶，各一壮。

○ 治小儿疳痢、脱肛，体瘦渴饮，形容憔

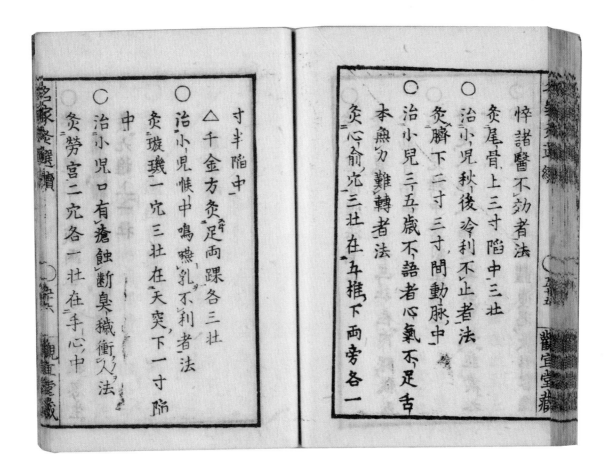

悴，诸医不效者法。

灸尾骨上三寸陷中三壮。

〇 治小儿秋后冷利不止者法。

灸脐下二寸三寸间动脉中。

〇 治小儿三五岁不语者，心气不足，舌本无力难转者法。

灸心俞穴三壮，在五椎下两旁各一寸半陷中。

△《千金方》：灸足两踝各三壮。

〇 治小儿喉中鸣咽，乳不利者法。

灸璇玑一穴三壮，在天突下一寸陷中。

〇 治小儿口有疮蚀龈，臭秽冲人法。

灸劳宫二穴各一壮，在手心中。

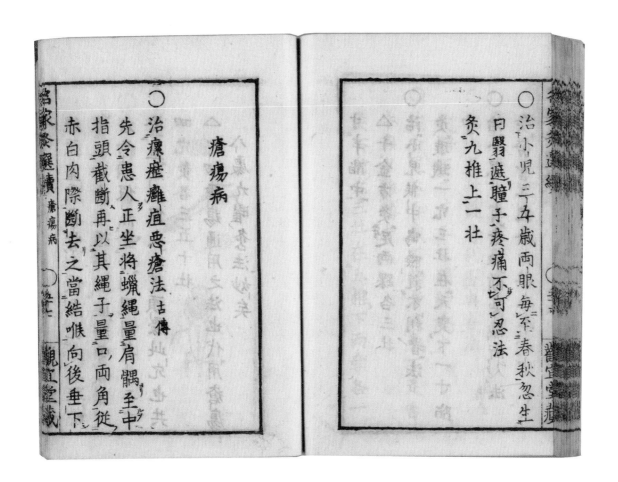

○ 治小儿三五岁，两眼每至春秋忽生日翳，遮瞳子，疼痛不可忍法。

　　灸九椎上一壮。

疮疡病

○ 治瘰疬、痈疽、恶疮法。古传

　　先令患人正坐，将蜡绳量肩髃至中指头，截断，再以其绳子量口两角，

从赤白肉际断去之，当结喉向后垂下

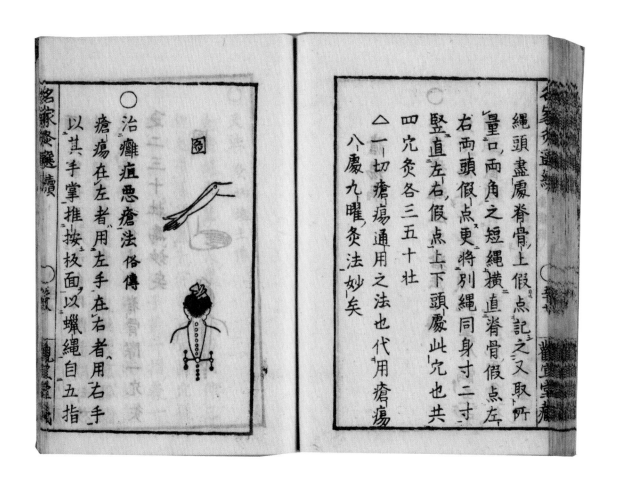

绳头尽处脊骨上假点记之；又取所量口两角之短绳，横直脊骨假点左右两头，
假点；更将别绳同身寸二寸，竖直左右假点上下头处，此穴也。共四穴。灸
各三五十壮。

一切疮疡通用之法也。代用疮疡八处、九曜灸法，妙矣。

灸图（图见上）

○ 治痈疽、恶疮法。俗传

疮疡在左者，用左手，在右者，用右手。以其手掌推按板面；以蜡绳自
五指

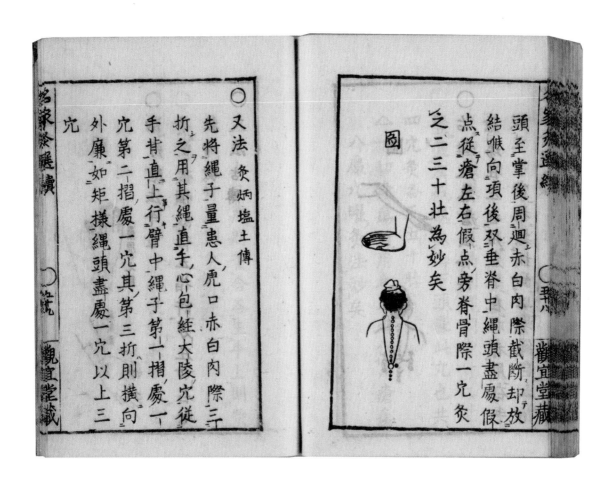

头至掌后周廻赤白肉际，截断，却放结喉，向项后双垂脊中，绳头尽处假点；

从疮左右假点旁脊骨际一穴，灸之二三十壮为妙矣。

灸图（图见上）

○ 又法。《灸焫盐土传》

先将绳子量患人虎口赤白肉际，三折之，用其绳直手心包经大陵穴，从手背直上，行臂中，绳子第一折处一穴，第二折处一穴，其第三折则横向外廉，如矩样，绳头尽处一穴。以上三穴。

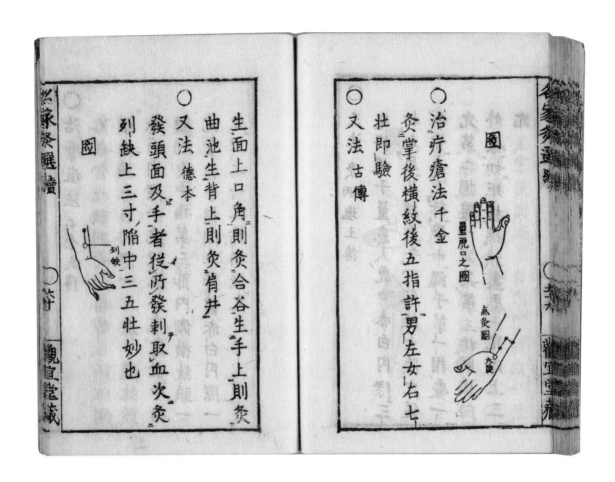

灸图（图见上）

○ 治疗疮法。《千金》

　　灸掌后横纹后五指许，男左女右，七壮即验。

○ 又法。古传

　　生面上口角，则灸合谷；生手上，则灸曲池；生背上，则灸肩井。

○ 又法。德本

　　发头面及手者，从所发刺取血，次灸列缺上三寸陷中，三五壮，妙也。

灸图（图见上）

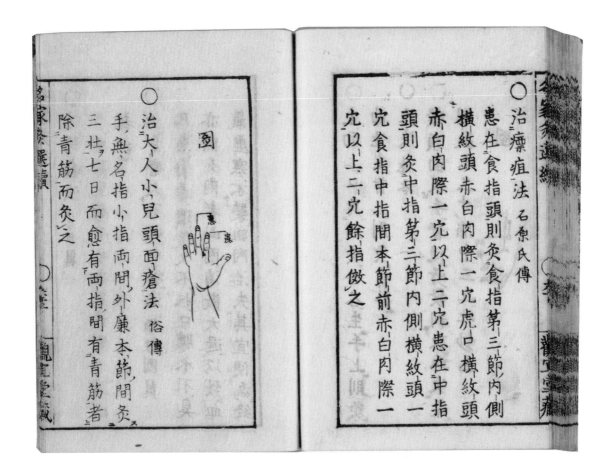

○　治療瘭疽法。石原氏传

患在食指头，则灸食指第三节内侧横纹头赤白肉际一穴，虎口横纹头赤
白肉际一穴，以上二穴。患在中指头，则灸中指第三节内侧横纹头一穴，食
指、中指间本节前赤白肉际一穴，以上二穴。余指效之。

灸图（图见上）

○　治大人小儿头面疮法。俗传

手无名指、小指两间外廉本节间灸三壮，七日而愈。有两指间有青筋者，
除青筋而灸之。

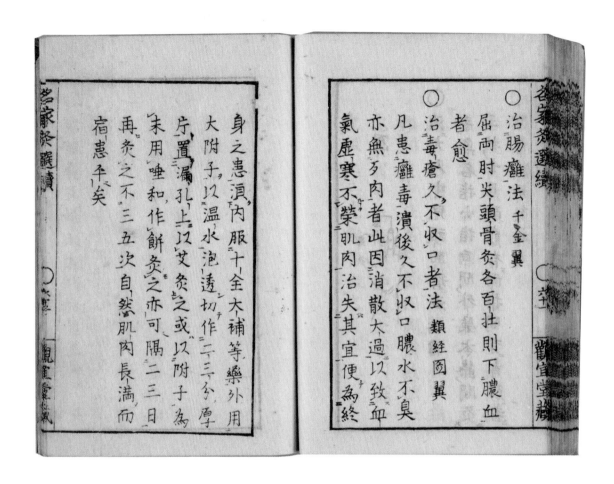

○　治肠痈法。《千金翼》

屈两肘尖头骨，灸各百壮，则下脓血者愈。

○　治毒疮，久不收口者法。《类经图翼》

凡患痈毒，溃后久不收口，脓水不臭，亦无歹肉者，此因消散太过，以致血气虚寒，不荣肌肉，治失其宜，便为终身之患。须内服十全大补等药，外用大附子，以温水泡透，切作二三分厚片，置漏孔上，以艾灸之。或以附子为末，用唾和作饼，灸之。亦可隔二三日再灸之。不三五次，自然肌肉长满，而宿患平矣。

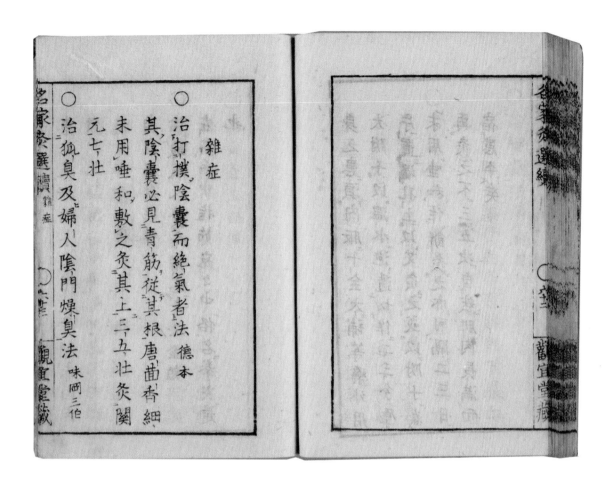

杂症

○ 治打扑阴囊而绝气者法。德本

其阴囊必见青筋从其根，唐茴香细末，用唾和，敷之，灸其上，三五壮；
灸关元七壮。

○ 治狐臭，及夫人阴门燥臭法。味冈三伯

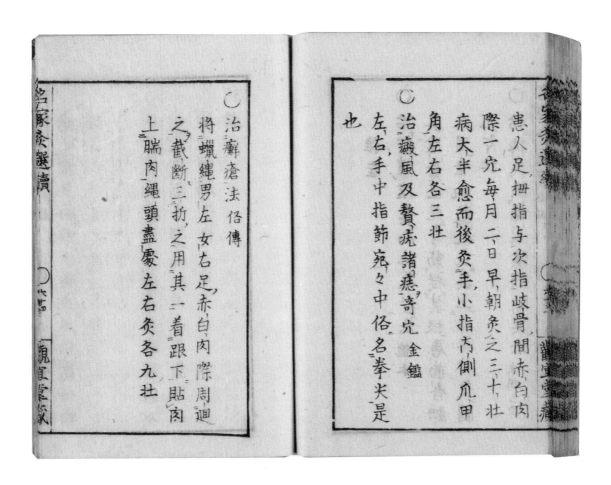

患人足拇指与次指岐骨间赤白肉际一穴，每月二日早朝灸之三十壮，病大半愈。而后灸手小指内侧爪甲角左右，各三壮。

○ 治癜风及赘疣、诸痣奇穴。《金鉴》

左右手中指节宛宛中，俗名拳尖是也。

○ 治癣疮法。俗传

将蜡绳男左女右足，赤白肉际周廻之，截断，三折之，用其一，着跟下贴肉，上腨肉，绳头尽处左右灸，各九壮。

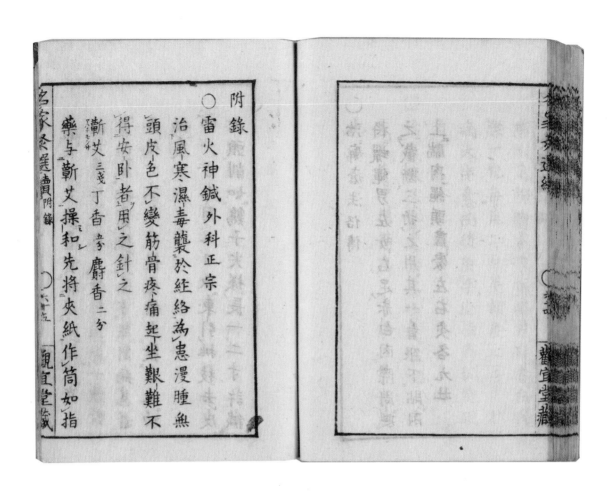

附录

○ 雷火神针。《外科正宗》

治风寒湿毒，袭于经络为患，漫肿无头，皮色不变，筋骨疼痛，起坐艰

难，不得安卧者，用之针之。

蕲艾三钱　丁香五分　麝香二分

药与蕲艾操和，先将夹纸作筒，如指

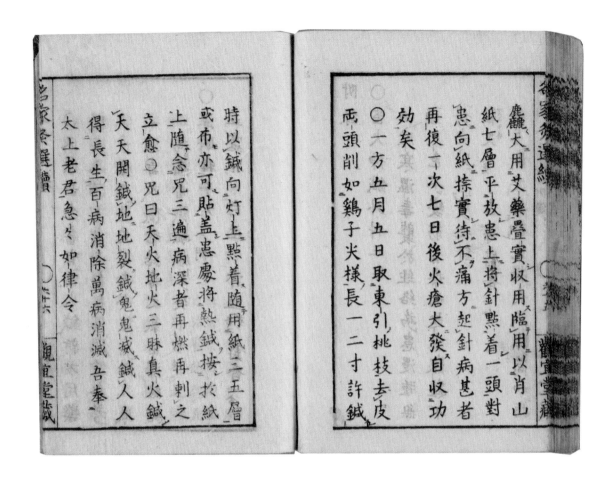

粗大，用艾、药叠实。收用。临用以肖山纸七层，平放患上，将针点着，一头对患，向纸捺实，待不痛方起针。病甚者再复一次。七日后火疮大发，自收功效矣。

○ 一方：五月五日取东引桃枝，去皮，两头削如鸡子尖样，长一二寸许。针时以针向灯上点着，随用纸三五层，或布亦可，贴盖患处，将热针按于纸上，随念咒三遍。病深者，再燃、再刺之，立愈。

○ 咒曰：天火地火，三昧真火，针天天开，针地地裂，针鬼鬼灭，针人人得长生，百病消除，万病消灭。吾奉太上老君急急如律令。

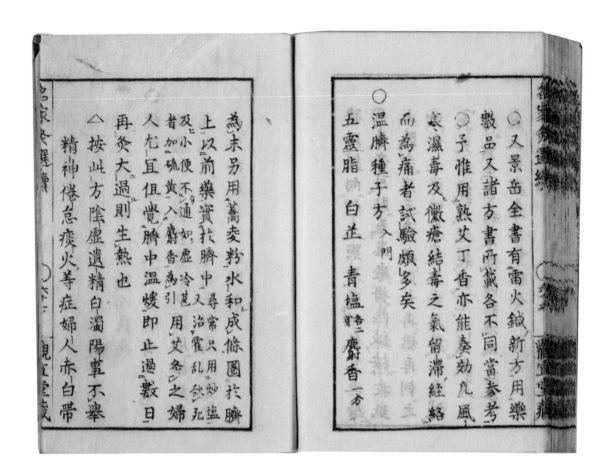

○又，《景岳全书》有雷火针新方，用药数品。又，诸方书所载各不同，当参考。○予惟用熟艾、丁香，亦能奏效。凡风寒湿毒，及霉疮结毒之气，留滞经络而为痛者，试验颇多矣。

○　治温脐种子方。《入门》

五灵脂　白芷　青盐各二钱　麝香一分

为末，另用荞麦粉水和成条，圈于脐上，以前药实于脐中，寻常只用炒盐。又治霍乱欲死，及小便不通。如虚冷甚者，加硫黄，入麝香为引，用艾灸之。妇人尤宜。但觉脐中温暖即止。过数日再灸。太过则生热也。

△按：此方阴虚遗精白浊，阳事不举，精神倦怠，痰火等症，妇人赤白带

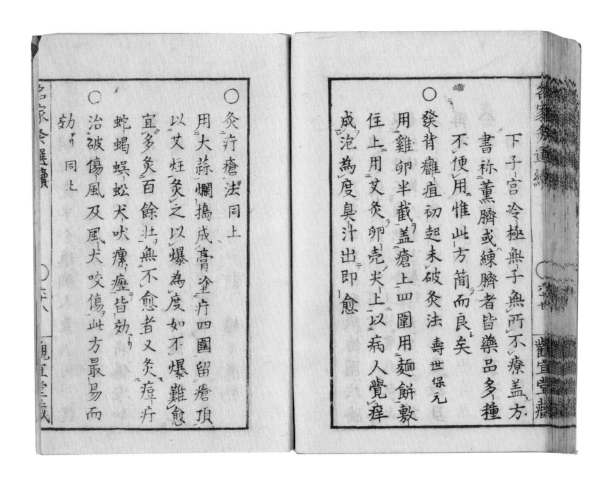

下，子宫冷极，无子，无所不疗。盖方书称"熏脐"或"练脐"者，皆药品多种，不便用，惟此方简而良矣。

○　发背、痈疽，初起未破灸法。《寿世保元》

用鸡卵半截，盖疮上，四围用面饼敷住，上用艾灸卵壳尖上，以病人觉痒成泡为度，臭汗出即愈。

○　灸疗疮法。同上

用大蒜烂捣成膏，涂疗四围，留疮顶，以艾炷灸之，以爆为度。如不爆，难愈。宜多灸百余壮，无不愈者。又灸痘疗、蛇蝎蜈蚣犬咬、瘰疬，皆效。

○　治破伤风及疯犬咬伤。此方最易而效。同上

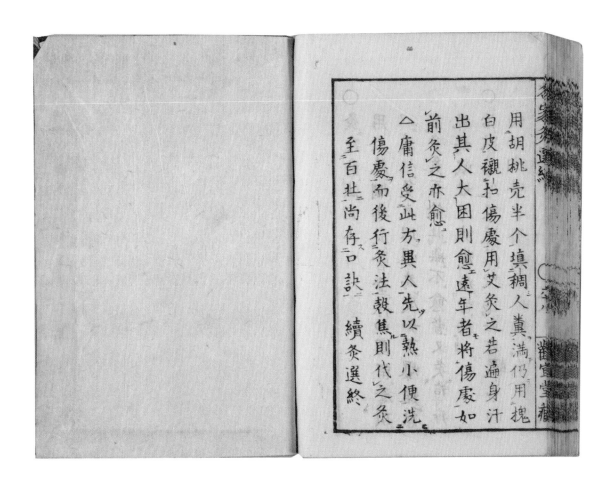

用胡桃壳半个，填稠人粪满，仍用槐白皮衬，扣伤处，用艾灸之。若遍身汗出，其人大困，则愈。远年者，将伤处如前灸之，亦愈。

△庸信受此方异人，先以热小便洗伤处，而后行灸法。壳焦则代之。灸至百壮。尚存口诀。

续灸选终

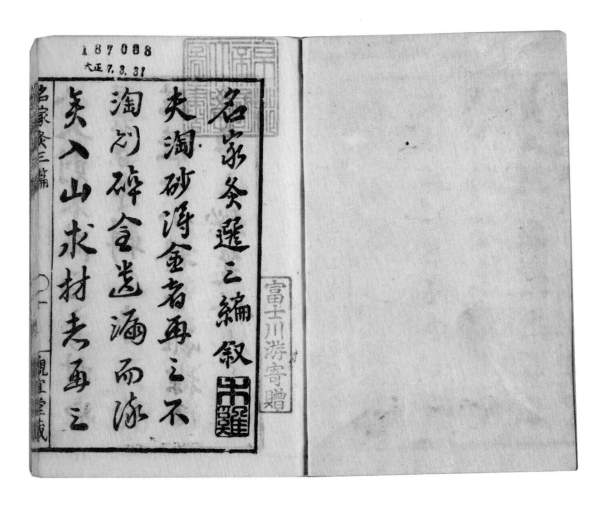

名家灸选三编

平井庸信　编纂

日本文化十年观宜堂藏版

名家灸选三编叙

　　夫淘砂得金者，再三不淘，则碎金遗漏而流矣；入山求材者，再三

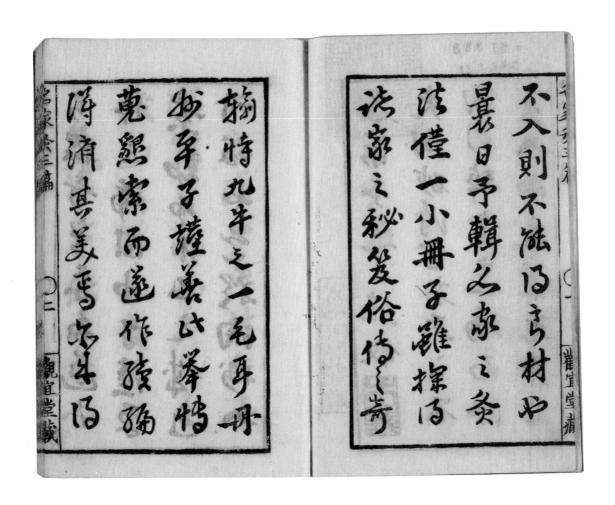

不入，则不能得良材也。曩日予辑各家之灸法，仅一小册子。虽探得诸家之秘笈，俗传之奇输，恃九牛之一毛耳。丹州[1]平子谨善此举，博搜恳索，而遂作续编，得济其美焉。尔来得

---

①丹州：指丹后国，现位于日本京都府北部。

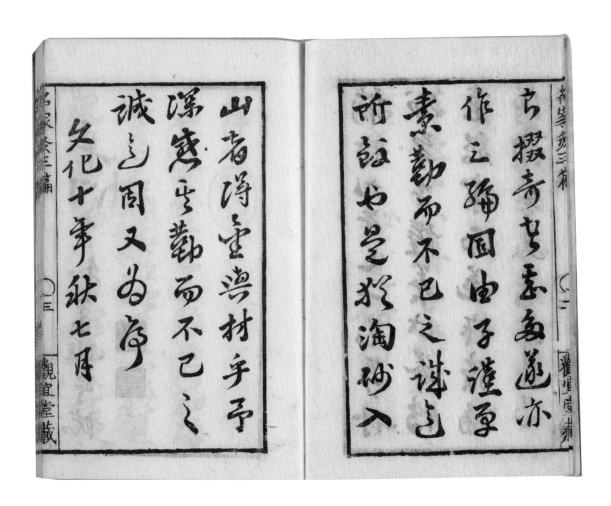

良掇奇者甚多，遂亦作三编。因由子谨原素勤而不已之诚意所致也。是独淘
砂入山者得金与材乎？予深感其勤而不已之诚意，因又为序。

文化十年秋七月

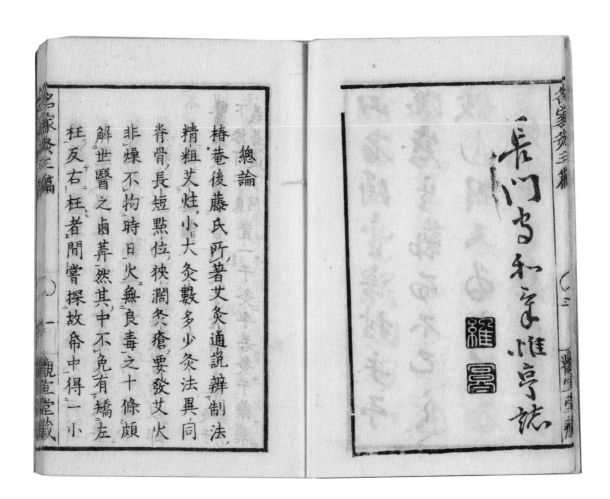

长门曳和气惟亨志

总论

　　椿庵后藤氏所著《艾灸通说》，辨制法精粗、艾炷小大、灸数多少、灸法异同、脊骨长短、点位狭阔、灸疮要发、艾火非燥、不拘时日、火无良毒之十条，颇解世医之鲁莽，然其中不免有矫左枉反右枉者。间尝探故纸中得一小册，题曰《医事大要》，亦后藤氏之所著也。选述温泉、艾灼、食药治之大要，而其艾灼采摘通说十条为一篇。今引括其全文，而不能无疑者，拆以鄙言换之。

总论

《医事大要》曰：吾门灸于灸，药于药，"灸于""药于"下添"可"字，意义易通，下同。岂一于灸乎？若灸于药，药于灸，按：灸于药者，灸不可灸者也；药于灸者，不灸可灸者也。辞简难通晓。则轻者必重，重者必危，危者必死矣。可不畏乎？

按：灸炳之过也，如火燎原野，不可扑灭，其过非轻。论云：微数之脉，慎不可灸，因火为邪，则为烦逆，凡脉诸浮诸数，或细，或芤，或洪大滑实，而有冲逆直遂之象；而其证有诸发热、烦渴、咽痛、阴虚戴阳、新汗后、新产后，及金疮、疮疥者，皆忌艾灼。宜合色脉，参证候，审忌宜，勿令误矣。

故可灸者，背腹及左右手足，当其可者取之。取之要，以指头陷没彻底处为是。乃灼之用真艾陈久者，日日月月渐致年岁。其数自十至百，自百至千，自千至万。而痼疾沉疴，非一二万之可速治。或十万，或二三十万。直以病已为度，何以数之少多乎？

按：扁鹊灸法及小品诸方，腹背宜灸五百壮、千壮；四肢则去风邪不宜多，灸七壮至七七壮止。夫手足皮薄，宜炷小数少；腹背肉厚，宜炷大壮多，皆当以意推测而行之。大率腹宜针，背宜灸。亦宜知之，凡小疴少灸，沉疴多灸。当以人之盛衰、老少、肥瘦为则，不可胶柱守株。其生熟之法，详于《千金方·灸例》。若夫沉疴久疴，虽宜灸者，二报三报不得其效，即俗谚所谓：蜂蚕牛角，何痛之有，多灸至数万壮，收万全之效者，实艮山氏之遗惠也。然坐之，勿割鸡用牛刀。

而务以艾火活壮之气，直解表里留滞之气，则血液通融，癥疝奔窜，胃元随输，诸证随退焉，是不大愉快乎？而今之庸医，谓以艾干耗血精者，何足语养生之术哉？吾门不取口吻、指节、乳间寸法，何者？人形如其面，唯恐破其好肉也。凡点法，须要正直而摸索，算之直，穴立见。

按：其唯人形如其面，故古圣度以指尺即中指同身寸为制服之法，长短广狭适宜。以柯伐柯，其则不远。然深虑人之有长短肥瘦，各因其所立骨度法，而尚有骨之大小，大过不及，宜从其则斟量，方得其当矣。凡横寸无折法之处，都是用中指节、口吻之度，岂得不依寸法乎？况腹部之诸穴，强摸索之，焉得直穴矣。《灸选》所纂之诸法，多用指尺、口吻寸。大概四指一技者，当中指节三寸。掌中横寸者当三寸半，掌后横纹至中指头者当九寸。古法腕至中指本节长四寸，本节至其末长四寸半者，是手背之骨度也。又横口寸者，当三寸也。是为有人瘦而指长，人肥指短者，设法也。然口亦有大小，宜斟量要之，皆试验之良法。惟墨记当骨上者，宜权处骨际。若夫经络俞府，融会贯通，则寸法属指月之指哉，然吾未闻其人矣。

又，妇女坐易倾，其点时放直两脚。又脊骨二十一节，大椎三节至尾骶，共二十四节。是乃《素问》举大纲耳。每观顶骨下脊骶二十三椎，或二十八九椎者，或则必以二十一而不可限也。

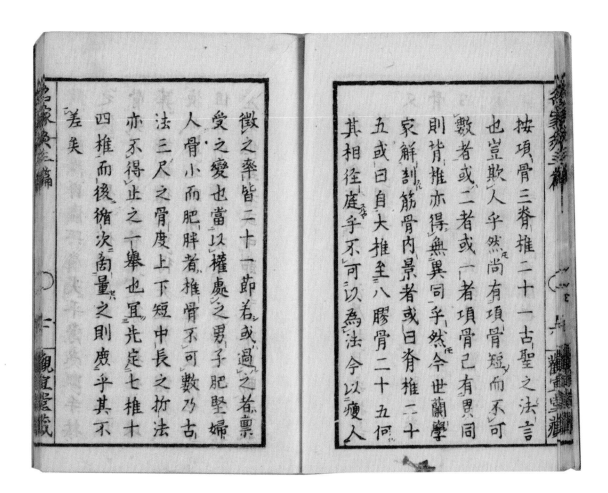

按：项骨三，脊椎二十一，古圣之法言也，岂欺人乎？然尚有项骨短而不可数者，或二者或一者。项骨已有异同，则背椎亦得无异同乎？然今世兰学①家，解剖筋骨内景者，或曰脊椎二十五，或曰自大椎至八髎骨二十五，何其相径庭乎？不可以为法令。以瘦人徵之，率皆二十一节；若或过之者，禀受之变也，当以权处之。男子肥坚，妇人骨小，而肥胖者椎骨不可数。乃古法三尺之骨度上下，短中长之折法，亦不得止之一举也。宜先定七椎、十四椎，而后循次。商量之则，庶乎其不差矣。

---

①兰学：指由西方传入日本的科学技术。18—19世纪，西方科学技术多由荷兰人传入日本，故称"兰学"。

取之則除肉偏與肩尖平齊處以手按之使其回顧俯仰則附頭而轉者為項骨其不轉者為脊骨是第一椎也下以筭之諸椎循次可得矣蓋背部諸穴並俛而取之則脊骨隆凸椎穴以明也不但脊中而脊際亦粲然易尋又背骨有左右低昂者或中節有上下曲暢者或腹底癥癖帖伏不出則有為脊骨中節患者此輒點位不正是乃真穴觀者謂之不正而記墨不可改焉究竟人身必有天然之穴而已又春東坐秋西坐男灸女女灸男之類吾門皆不用又灸後若有寒熱頭疼腹痛緊滿等一二證則皆謂為灸之過嚇然駭人衆口鑠金殊

觀宜堂藏

取之则除肉，偏与肩尖平齐处，以手按之，使其回顾俯仰，则附头而转者为项骨，其不转者为脊骨，是第一椎也。下以算之诸椎，循次可得矣。盖背部诸穴，并俯而取之，则脊骨隆凸、椎穴以明也。不但脊中，而脊际亦粲然易寻。又背骨有左右低昂者，或中节有上下曲畅者，或腹底癥癖帖伏不出，则有为脊骨中节患者，此辄点位不正。是乃真穴，观者谓之不正而记墨不可改焉，究竟人身必有天然之穴而已。又春东坐，秋西坐；男灸女，女灸男之类，吾门皆不用。又灸后若有寒热、头疼、腹痛紧满等一二证，则皆谓为灸之过，嚇然骇人，众口铄金，殊不知其瘢痕畏动实属瞑眩也，何不悟乎？

按：以诊脉微之，多有因火为邪者往予，所以惩羹吹齑①也。为医者当详察火邪与瞑眩，而勿害人天年矣。凡灸后有寒热、耳鸣、眩晕、头疼、唇口干燥、口苦、痞满不食等证，而其脉浮滑缓洪，有阳气通畅之象者，艾火活壮之效，为瞑眩也，为可喜矣。宜停止一二日，而复多灸焉。若其脉沉紧细数实长结代，有火气炎逆之象者，属火邪，必不可再灸，急宜以药解之。

又，灸迹起泡者，俗呼"胗肤孤列"，当以针刺破出黑水。若不然，则虽灸其上，不行

---

① 惩羹吹齑：被热汤烫过嘴，连吃凉菜时也要吹一吹。比喻受到教训后，遇事过于小心。

火氣猶水中投火何益之有又有灸瘡者
瘀血濁液遂成膿汁浮潰蕩盡則生肌
歛口也夫人內傷諸虛日就羸瘦者雖
頻灸之熱痛難忍其灸外亦不顯血色
三五日間黑蓋乾硬而脫則無可奈之
何若灸火微內開鬱通滯元氣得資再
以潤枯添液灸治隨見一紅暈則當以

釀瘡膿貼紙花而愈也然強發瘡強愈
瘡者則載在方冊吾門皆所不取唯求
其自發自愈也耳凡作艾炷以鼠屎麥
粒為則也而小大存乎其人矣此邦捻
成艾炷兩頭相尖似鼠屎者俗呼捻艾
灸時每一壯以竹筯摘取之用唾粘著
點墨上則炷心破相壓易鬆脹其苦熁

火气，犹水中投火，何益之有？又有灸疮者，瘀血浊液，遂成脓汁，浮溃荡尽，则生肌敛口也。夫人内伤诸虚，日就羸瘦者，虽频灸之，热痛难忍，其灸外亦不显血色，三五日间黑。盖干硬而脱，则无可奈之何。若灸火彻内，开郁通滞，元气得资。再以润枯添液灸治，随见一红晕，则当以酿疮脓，贴纸花而愈也。然强发疮，强愈疮者，则载在方册，吾门皆所不取，唯求其自发自愈也耳。凡作艾炷，以鼠屎麦粒为则也，而小大存乎其人矣。此邦捻成艾炷两头相尖似鼠屎者，俗呼捻艾。灸时每一壮以竹筯摘取之，用唾粘着点墨上，则炷心破，相压易松胀，其苦熁

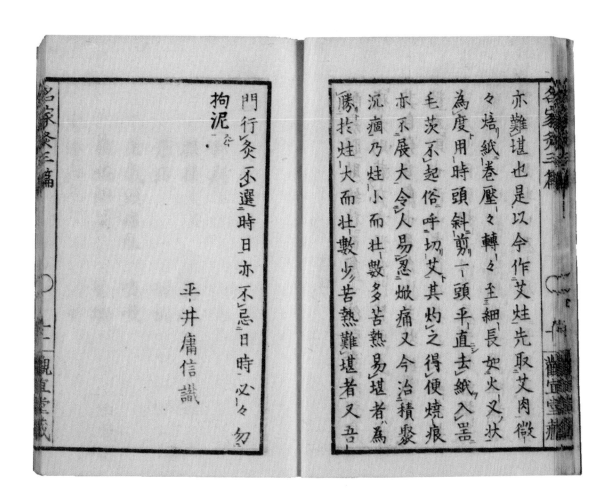

亦难堪也。是以今作艾炷，先取艾肉微微焙，纸卷压压转转，至细长如火又状为度。用时头斜剪，一头平直，去纸入器，毛茨不起，俗呼切艾。其灼之得便，烧痕亦不展大，令人易忍烌痛。又今治积聚沉痼，乃炷小而壮数多，苦热易堪者为；胖于炷大而壮数少，苦热难堪者。又吾门行灸，不选时日，亦不忌时日，必必勿拘泥。

平井庸信识

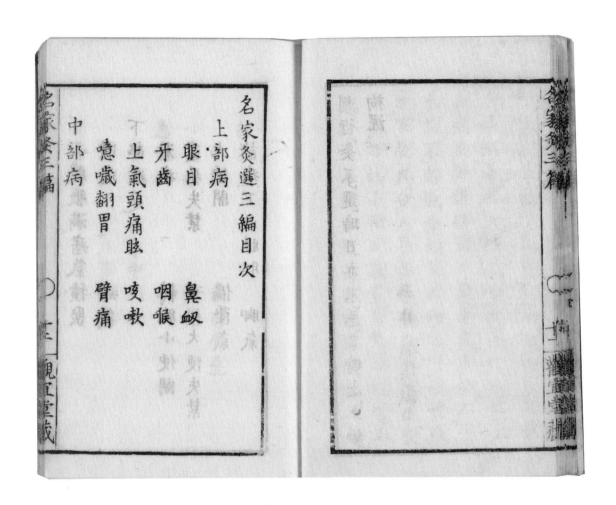

名家灸选三编目次

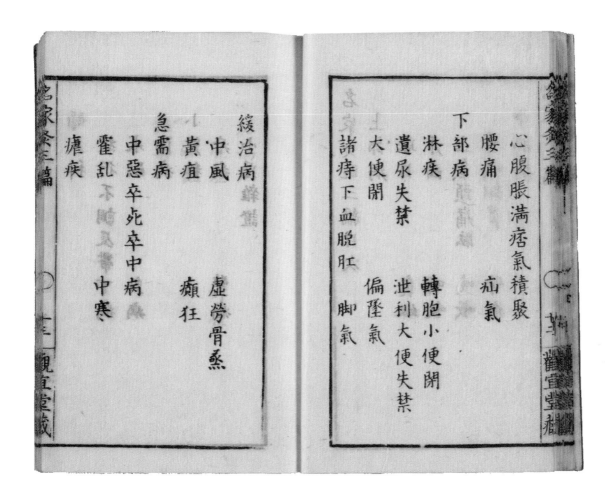

心腹胀满痞气积聚　腰痛　疝气

下部病

淋疾　转胞小便闭　遗尿失禁

泄利大便失禁　大便闭　偏坠气　诸痔下血脱肛　脚气

缓治病

中风　虚劳骨蒸　黄疸　癫狂

急需病

中恶卒死卒中病　霍乱　中寒　疟疾

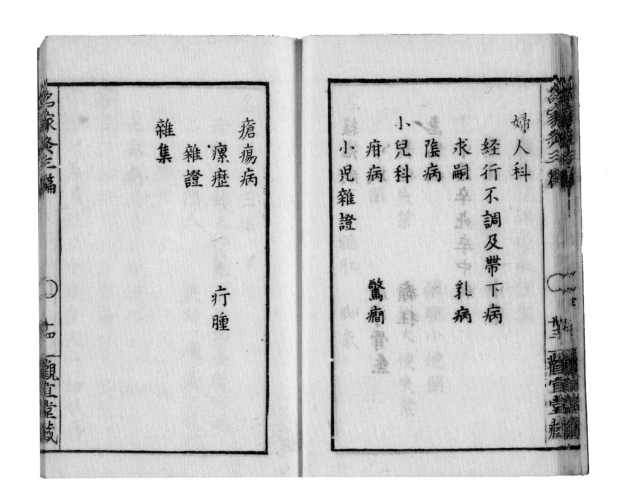

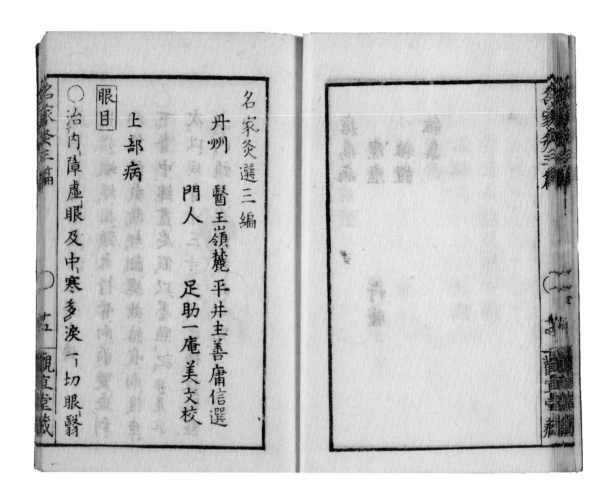

名家灸选三编

　　　　　　丹州　　医王岭麓平井主善庸信选
　　　　　　　　门人　　足助一庵美文校

上部病

　眼目

○　治内障、虚眼，及中寒、多泪，一切眼翳，

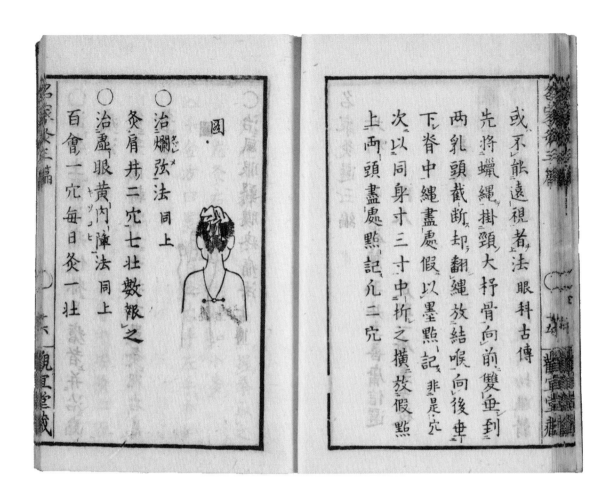

或不能远视者法。眼科古传

先将蜡绳挂颈大杼骨，向前双垂到两乳头截断，却翻绳放结喉，向后垂下脊中绳尽处，假以墨点记非是穴。次以同身寸三寸中，折之横放假点上，两头尽处点记。凡二穴。

灸图（图见上）

○ 治烂弦法。同上。

灸肩井二穴七壮，数报之。

○ 治虚眼黄内障法。同上。

百会一穴，每日灸一壮。

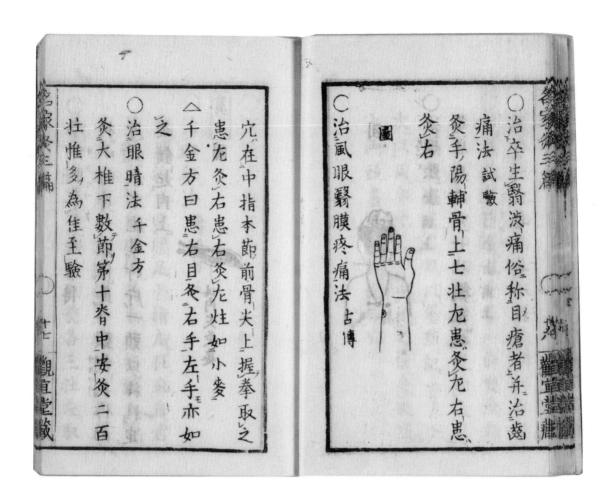

○ 治卒生翳、涉痛，俗称目疮者，并治齿痛法。_{试验}

　灸手阳辅骨上七壮。左患灸左，右患灸右。

　灸图（图见上）

○ 治风眼翳膜疼痛法。_{古传}

　穴在中指本节前骨尖上，握拳取之，患左灸右，患右灸左，炷如小麦。

　△《千金方》曰：患右目灸右手，左手亦如之。

○ 治眼睛法。《千金方》

　灸大椎下数第十脊中，安灸二百壮，惟多为佳。至验。

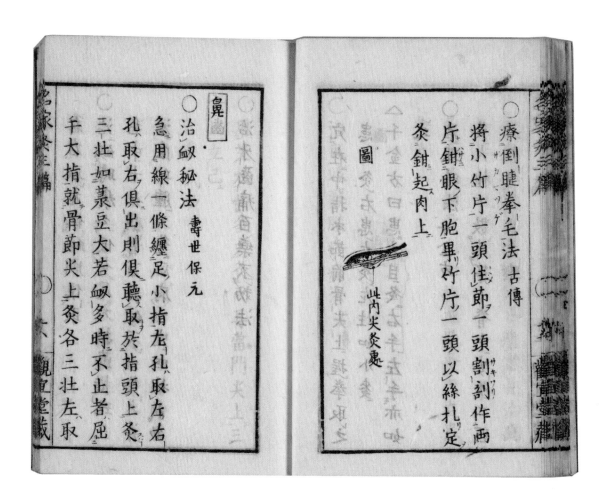

○ 疗倒睫拳毛法。_{古传}

将小竹片一头住节，一头割剖，作两片，钳眼下胞毕，竹片一头，以丝扎定，灸钳起肉上。

灸图（图见上）

鼻

○ 治衄秘法。《寿世保元》

急用线一条缠足小指，左孔取左，右孔取右，俱出则俱听取，于指头上灸三壮，如绿豆大。若衄多时不止者，屈手大指就骨节尖上，灸各三壮，左取

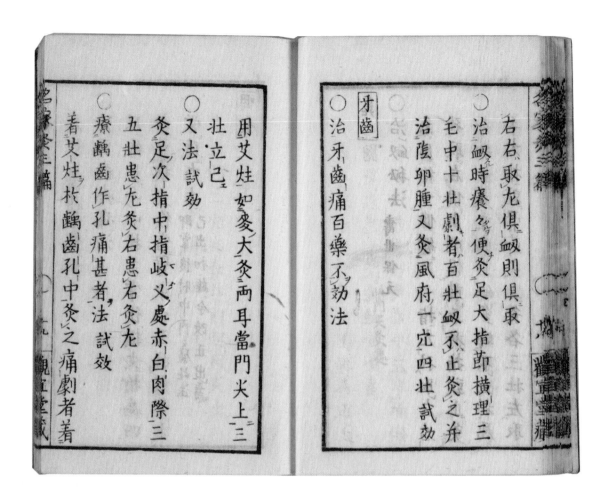

右，右取左，俱衄则俱取。

○　治衄时痒痒。便灸足大指节横理三毛中十壮，剧者百壮，衄不止灸之，并治阴卵肿。又灸风府一穴四壮。<small>试效</small>

牙齿

○　治牙齿痛百药不效法。

用艾炷如麦大，灸两耳当门尖上，三壮立已。

○　又法。<small>试效</small>

灸足次指、中指歧叉处赤白肉际三五壮，患左灸右，患右灸左。

○　疗龋齿作孔痛甚者法。<small>试效</small>

着艾炷于龋齿孔中灸之，痛剧者着

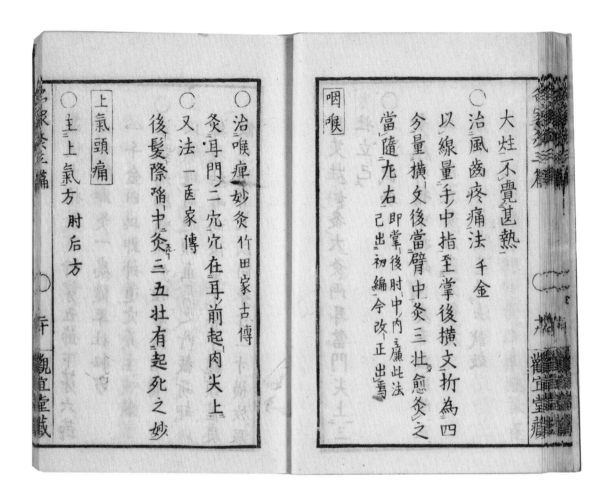

大灶不觉甚热。

○　治风齿疼痛法。《千金》

以线量手中指至掌后横纹，折为四分，量横纹后当臂中，灸三壮愈。灸

之当随左右。即掌后肘中内廉。此法已出《初编》，今改正出焉。

咽喉

○　治喉痹妙灸。竹田家古传

灸耳门二穴，穴在耳前起肉尖上。

○　又法。一医家传

后发际陷中，灸三五壮，有起死之妙。

上气头痛

○　主上气方。《肘后方》

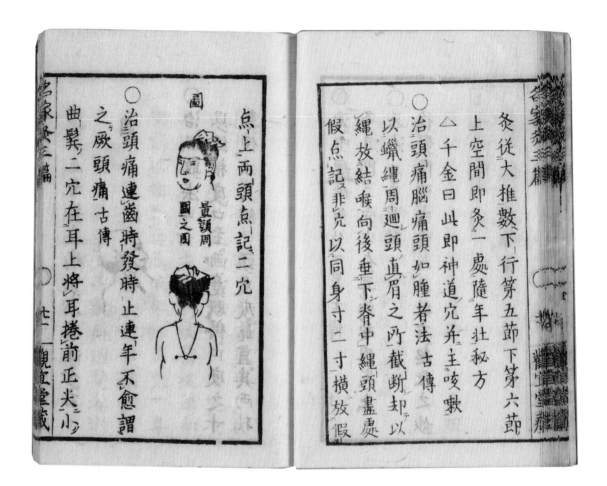

灸从大椎数，下行第五节，下第六节上空间，即灸一处，随年壮。秘方。

△《千金》曰：此即神道穴，并主咳嗽。

○ 治头痛、脑痛如肿者法。古传

以蜡绳周迴头，直眉之所截断，却以绳放结喉，向后垂下，脊中绳头尽处假点记非穴。以同身寸二寸横放假点上，两头点记二穴。

灸图（图见上）

○ 治头痛连齿，时发时止，连年不愈，谓之厥头痛。古传

曲鬓二穴，在耳上，将耳卷前，正尖小，

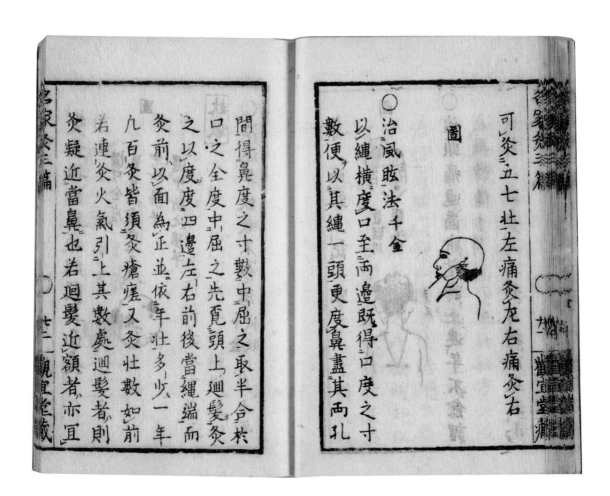

可灸五七壮，左痛灸左，右痛灸右。

灸图（图见上）

○　治风眩法。《千金》

以绳横度口至两边，既得口度之寸数，便以其绳一头更度鼻，尽其两孔间，得鼻度之寸数，中屈之取半，合于口之全度，中屈之，先觅头上迴发灸之。以度度四边左右前后，当绳端而灸。前以面为正，并依年壮多少。一年凡百灸，皆须灸疮瘥又灸，壮数如前。若连灸火气引上，其数处迴发者，则灸疑近当鼻也。若迴发近额者，亦宜

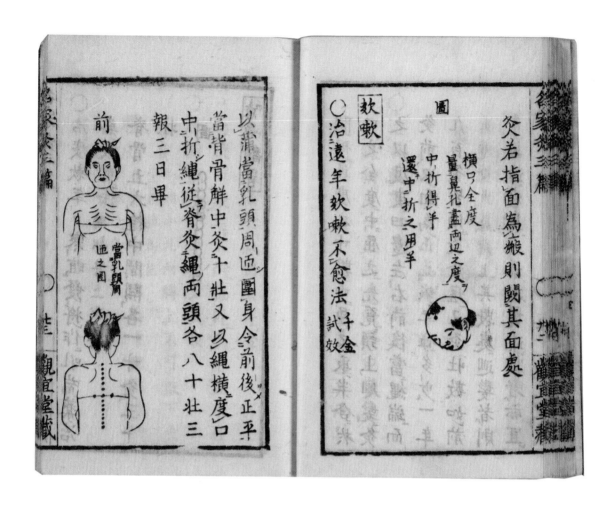

灸。若指面为瘢，则阙其面处。

灸图（图见上）

咳嗽

○　治远年咳嗽不愈法。《千金》。试效

以蒲当乳头周匝围身，令前后正平，当背骨解中灸十壮。又以绳横度口

中，折绳从脊，灸绳两头，各八十壮，三报，三日毕。

灸图（图见上）

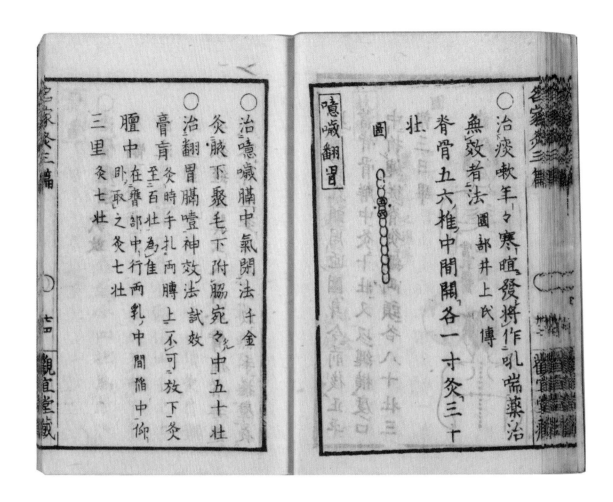

○ 治痰嗽年年寒暄发，将作吼喘，药治无效者法。圆部井上氏传
　　脊骨五、六椎中间开各一寸，灸三十壮。
　　灸图（图见上）

噎哕翻胃

○ 治噎哕，膈中气闭法。《千金》
　　灸腋下聚毛下，附胁宛宛中五十壮。

○ 治翻胃膈噎神效法。试效
　　膏肓灸时手扎两膊上，不可放下，灸至百壮为佳。
　　膻中在膺部中行两乳中间陷中，仰卧取之，灸七壮。
　　三里灸七壮。

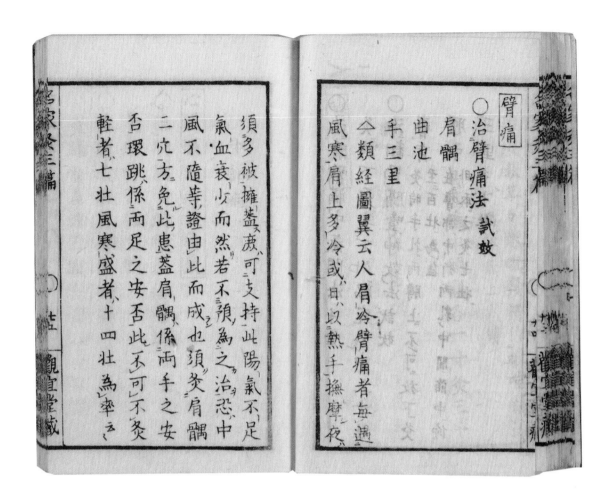

臂痛

○　治臂痛法。_{试效}

　　肩髃

　　曲池

　　手三里

　　△《类经图翼》云：人肩冷臂痛者，每遇风寒，肩上多冷。或日以热手抚摩，夜须多被拥盖，庶可支持。此阳气不足，气血衰少而然。若不预为之治，恐中风不随等证由此而成也。须灸肩髃二穴，方免此患。盖肩髃系两手之安否，环跳系两足之安否，此不可不灸。轻者七壮，风寒盛者，十四壮为率。

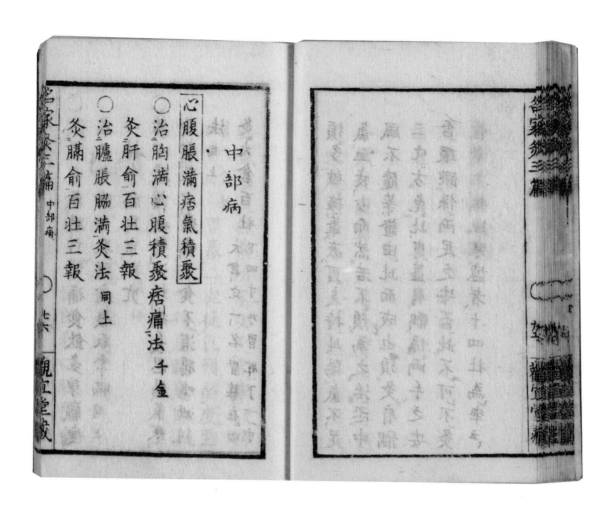

中部病

心腹胀满痞气积聚

○ 治胸满、心腹积聚、痞痛法。《千金》
　　灸肝俞百壮，三报。

○ 治胪胀胁满灸法。同上
　　灸膈俞百壮，三报。

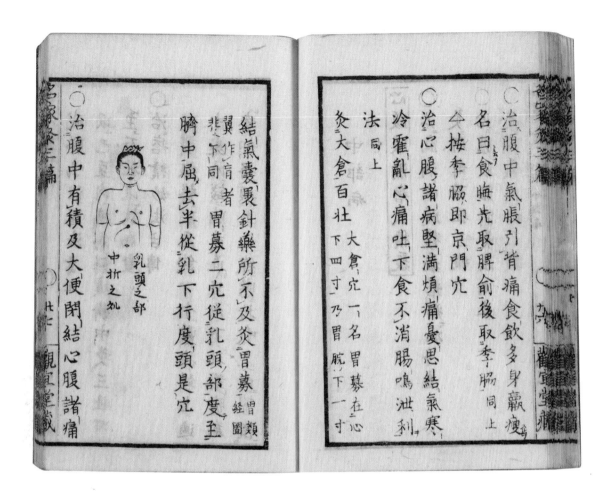

○ 治腹中气，胀引背痛，食饮多，身羸瘦，名曰食晦。先取脾俞，后取季胁。同上

　　△按：季胁即京门穴。

○ 治心腹诸病，坚满烦痛，忧思结气，寒冷霍乱，心痛吐下，食不消，肠鸣泄利法。同上

　　灸大仓百壮。大仓穴，一名胃募，在心下四寸，乃胃脘下一寸。结气囊裹，针药不及，灸胃募。胃，《类经图翼》作肓者，非。下同。胃募二穴，从乳头部度至脐中，屈去半，从乳下行，度头是穴。

　　灸图（图见上）

○ 治腹中有积，及大便闭结，心腹诸痛

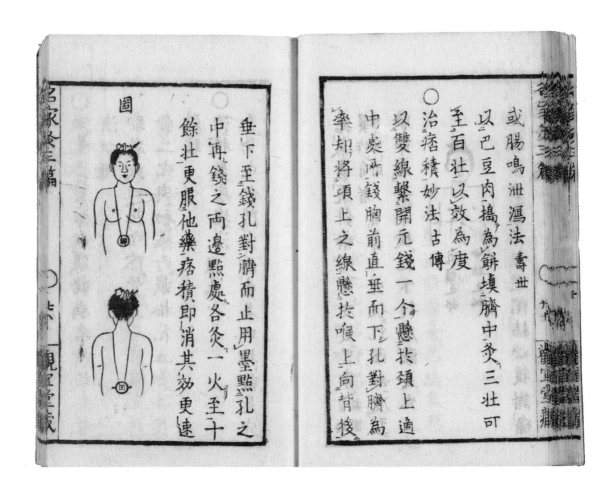

或肠鸣泄泻法。《寿世》

　　以巴豆肉捣为饼填脐中，灸三壮，可至百壮，以效为度。

○　治痞积妙法。古传

　　以双线系开元钱一个，悬于颈上适中处所，钱胸前直垂而下，孔对脐为
率。却将项上之线悬于喉上，向背后垂下，至钱孔对脐而止，用墨点孔之中。
再钱之两边点处各灸一火至十余壮，更服他药，痞积即消，其效更速。

　　灸图（图见上）

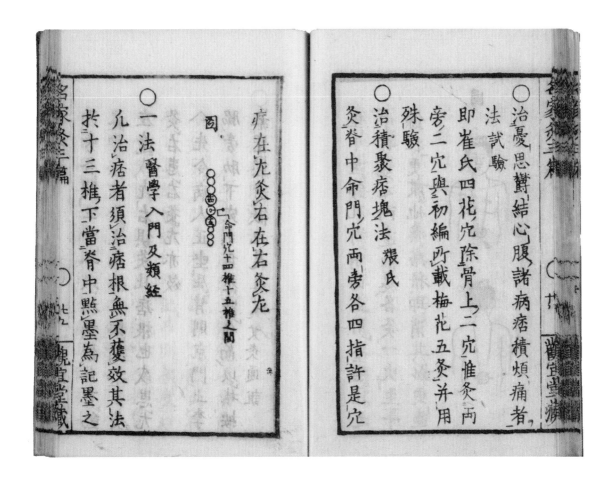

○ 治忧思郁结心腹诸病，痞积烦痛者法。试验

即崔氏四花穴，除骨上二穴，惟灸两旁二穴，与《初编》所载梅花五灸

并用殊。验。

○ 治积聚痞块法。《张氏》

灸脊中命门穴两旁各四指许是穴。痞在左灸右，在右灸左。

灸图（图见上）

○ 一法。《医学入门》及《类经》

凡治痞者，须治痞根，无不获效。其法于十三椎下，当脊中点墨为记。

墨之

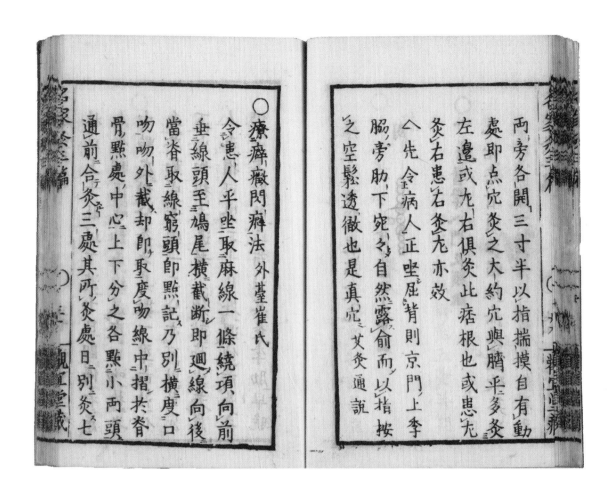

两旁各开三寸半，以指揣摸，自有动处，即点穴灸之，大约穴与脐平。多灸左边，或左右俱灸，此痞根也。或患左灸右，患右灸左，亦效。

　　△先令病人正坐屈背，则京门上季胁旁肋下，宛宛自然露俞。而以指按之，空松透彻也。是真穴。《艾灸通说》

○　疗癖癥闪癖法。《外台·崔氏》

　　令患人平坐，取麻线一条，绕项向前，垂线头至鸠尾横截断，即回线向后，当脊取线穷头即点记。乃别横度口吻，吻外截却取度吻线中，摺于脊骨点处，中心上下分之各点，小两头通前，合灸三处。其所灸处，日别灸七

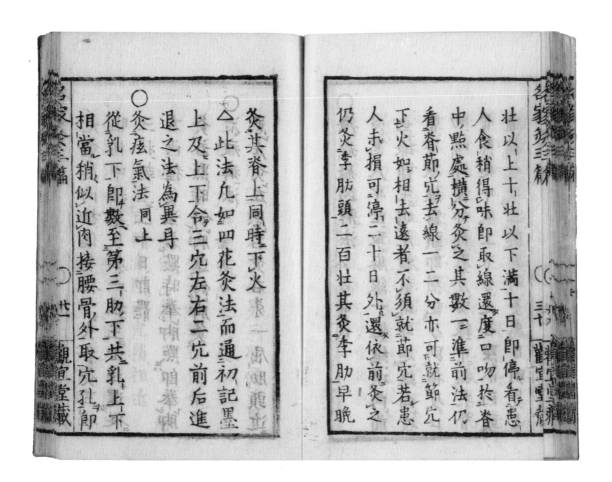

壮以上，十壮一下，满十日即停。看患人食稍得味，即取线还度口吻，于脊中点处横分灸之，其数一准前法。仍看脊节穴，去线一二分亦可就节穴下火。如相去远者，不须就节穴。若患人未损，可停二十日外，还依前灸之，仍灸季肋头二百壮。其灸季肋，早晚灸其脊上，同时下火。

△此法凡如四花灸法而通。初记墨上及上下，合三穴。左右二穴前后进退之法为异耳。

○　灸痃气法。同上

从乳下即数至第三肋下，共乳上下相当，稍似近肉，接腰骨外取穴，孔即

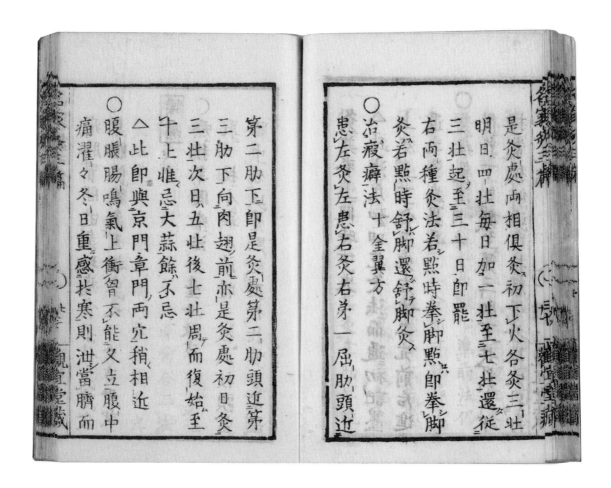

是灸处，两相俱灸。初下火各灸三壮，明日四壮，每日加一壮，至七壮还从三壮起，至三十日即罢。

上两种灸法，若点时拳脚点，即拳脚灸；若点时舒脚，还舒脚灸。

○ 治瘰癧法。《千金翼方》

患左灸左，患右灸右。第一屈肋头近第二肋下即是灸处，第二肋头近第三肋下向肉翅前亦是灸处。初日灸三壮，次日五壮，后七壮，周而复始，至十止。惟忌大蒜，余不忌。

△此即与京门、章门两穴稍相近。

○ 腹胀肠鸣，气上冲胸不能久立，腹中痛濯濯，冬日重感于寒则泄，当脐而

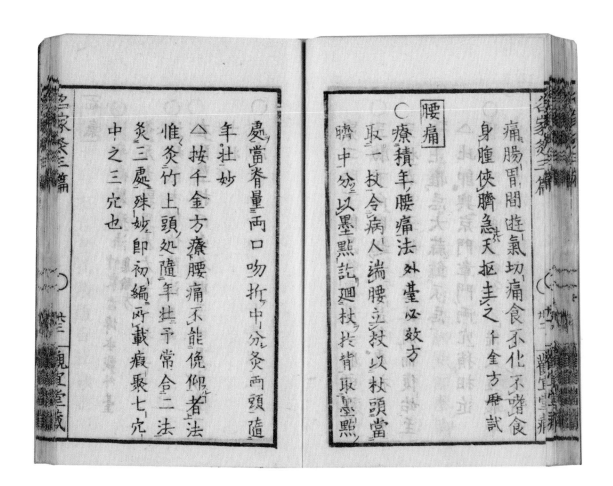

痛，肠胃间游气切痛，食不化不嗜食，身肿侠脐，急天枢主之。《千金方》。

历试

腰痛

○ 疗积年腰痛法。《外台·必效方》

取一杖，令病人端腰立杖，以杖头当脐中分，以墨点讫。回杖于背，取墨点处当脊，量两口吻折中分，灸两头，随年壮。妙。

△按：《千金方》疗腰痛不能俯仰者，法惟灸竹上头处，随年壮。予常合二法，灸三处，殊妙。即《初编》所载瘕聚七穴中之三穴也。

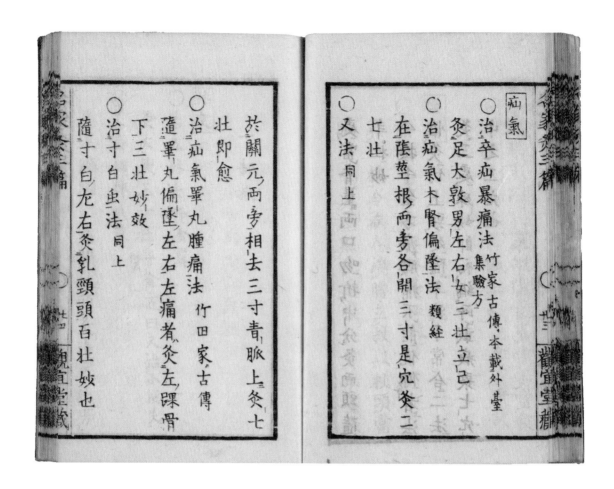

疝气

○ 治卒疝暴痛法。_{竹家古传，本载《外台·集验方》}

灸足大敦，男左右女，三壮立已。

○ 治疝气木肾偏坠法。《类经》

在阴茎根两旁各开三寸是穴，灸二七壮。

○ 又法。_{同上}

于关元两旁相去三寸青脉上灸七壮即愈。

○ 治疝气睾丸肿痛法。_{竹田家古传}

随睾丸偏坠左右，左痛者灸左踝骨下三壮。妙效。

○ 治寸白虫法。_{同上}

随寸白左右，灸乳颈头百壮，妙也。

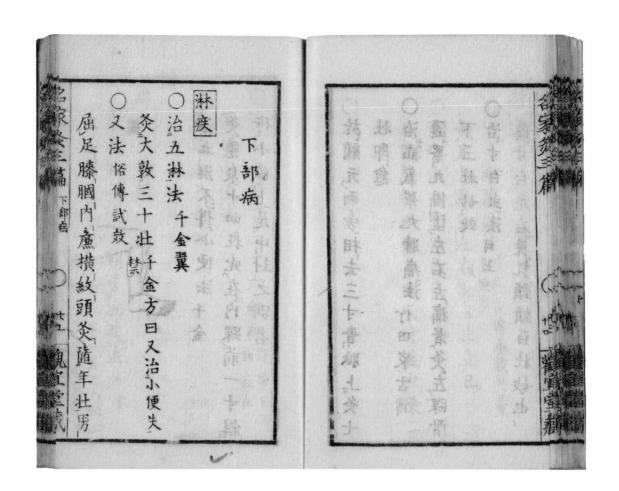

下部病

淋疾

○ 治五淋法。《千金翼》

  灸大敦三十壮。《千金方》曰："又治小便失禁。"

○ 又法。俗传，试效

  屈足膝腘内廉横纹头，灸，随年壮。男

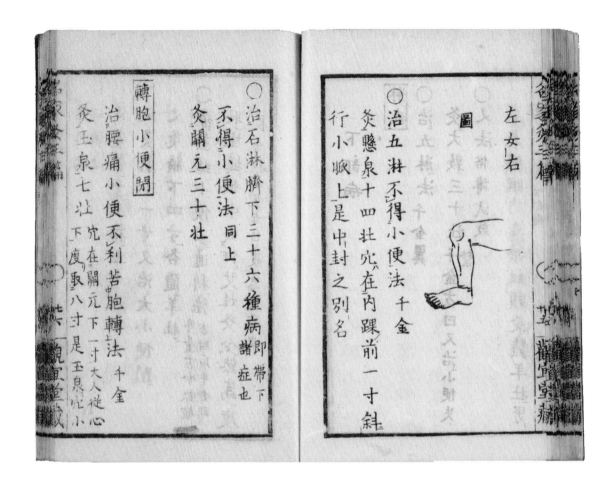

左女右。

灸图（图见上）

○ 治五淋不得小便法。《千金》

灸悬泉十四壮。穴在内踝前一寸，斜行小脉上，是中封之别名。

○ 治石淋，脐下三十六种病即带下诸症也，不得小便法。同上

灸关元三十壮。

转胞小便闭

○ 治腰痛，小便不利，苦胞转法。《千金》

灸玉泉七壮。穴在关元下一寸。大人从心下度取八寸是玉泉穴，小

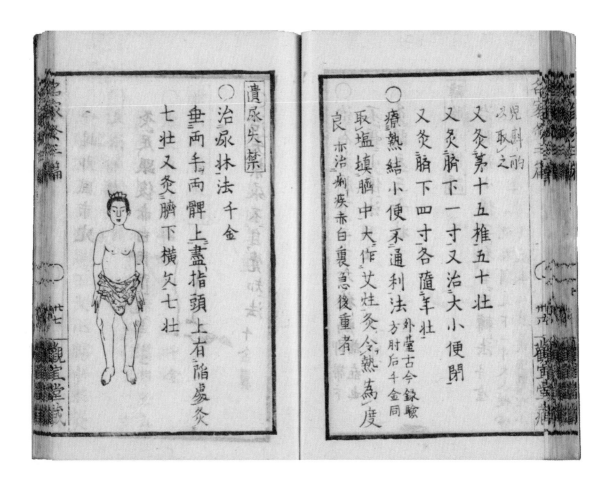

儿斟酌以取之。

又，灸第十五椎五十壮。

又，灸脐下一寸。又治大小便闭。

又灸脐下四寸，各随年壮。

○ 疗热结小便不通利法。《外台》《古今录验方》《肘后》《千金》同。

取盐填脐中，大作艾炷，灸令热为度，良。亦治痢疾赤白，里急后重者。

遗尿失禁

○ 治尿淋法。《千金》

垂两手两髀上，尽指头上有陷处灸七壮。又灸脐下横纹七壮。

灸图（图见上）

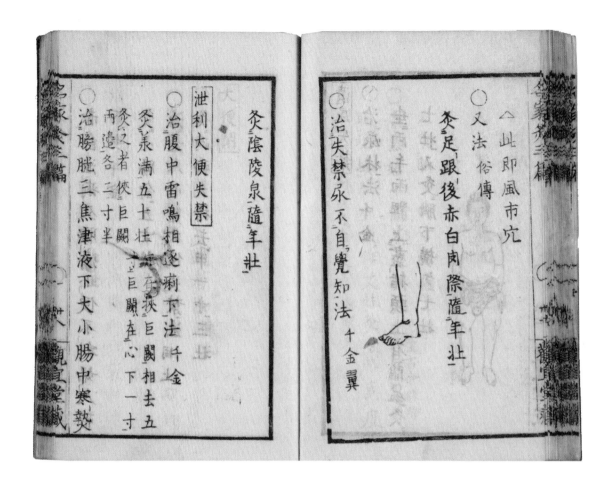

△此即风市穴。

○　又法。俗传

　　灸足跟后赤白肉际，随年壮。

　　灸图（图见上）

　　○治失禁尿不自觉知法。《千金翼》

　　灸阴陵泉，随年壮。

泄利大便失禁

○　治腹中雷鸣相逐痢下法。《千金》

　　灸承满五十壮。穴在挟巨阙相去五寸，巨阙在心下一寸。灸之者侠巨阙两边各二

寸半

○　治膀胱三焦津液下，大小肠中寒热，

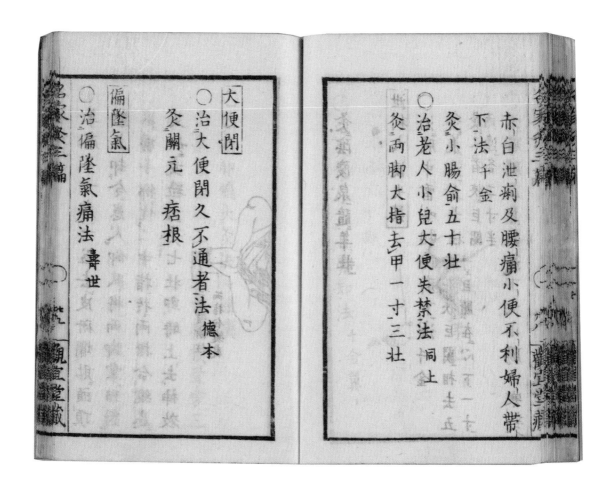

赤白泄痢，及腰痛，小便不利，妇人带下法。《千金》

灸小肠俞五十壮。

○　治老人小儿大便失禁法。同上

灸两脚大指去甲一寸三壮。

大便闭

○　治大便闭久不通者法。德本

灸关元、痔根。

偏坠气

○　治偏坠气痛法。《寿世》

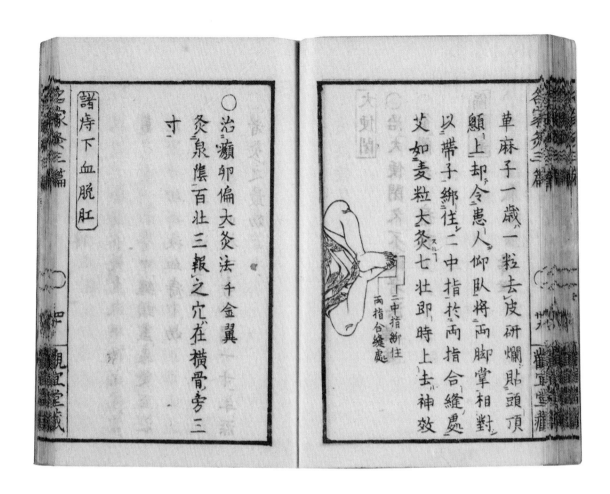

蓖麻子一岁一粒去皮研烂，贴头顶囟上。却令患人仰卧，将两脚掌相对，以带子绑住二中指，于两指合缝处艾如麦粒大灸七壮，即时上去。神效。

灸图（图见上）

○ 治癞卵偏大灸法。《千金翼》

灸泉阴百壮，三报之。穴在横骨旁三寸。

诸痔下血脱肛

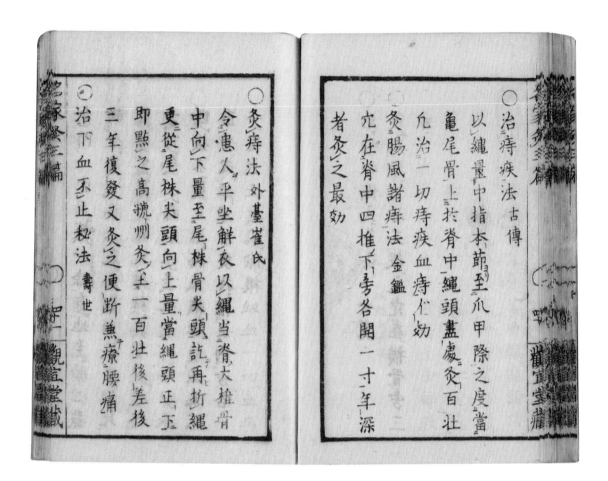

○ 治痔疾法。古传

以绳量中指本节至爪甲际之度，当龟尾骨上于脊中绳尽处灸百壮。凡治一切痔疾血痔，效。

○ 灸肠风诸痔法。《金鉴》

穴在脊中四椎下，旁各开一寸，年深者灸之最效。

○ 灸痔法。《外台·崔氏》

令患人平坐解衣，以绳当脊大椎骨中向下量至尾株骨尖头讫，再折绳，更从尾株尖头向上量，当绳头正下即点之高虢州，灸至一百壮后差。后三年复发，又灸之便断无。疗腰痛。

○ 治下血不止秘法。《寿世》

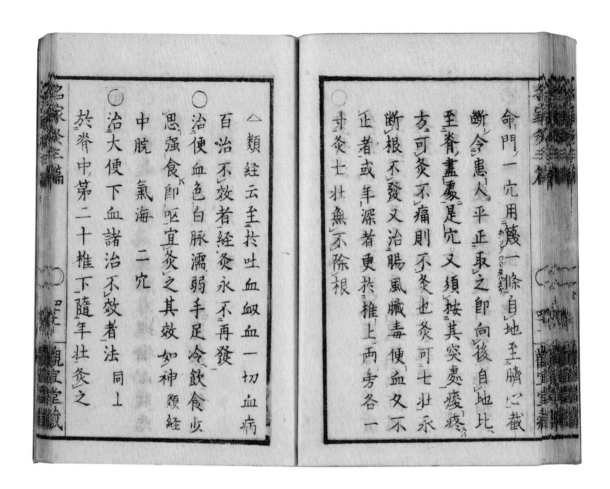

命门一穴，用篾一条，自地至脐心截断，令患人平正取之，即向后，自地比至脊尽处是穴。又须按其突处酸疼方可，灸不痛则不灸也，灸可七壮永断根不发。又治肠风脏毒便血久不正者，或年深者，更于椎上两旁各一寸灸七壮，无不除根。

△《类经》云：至于吐血、衄血，一切血病，百治不效者，经灸，永不再发。

○ 治便血，色白，脉濡弱，手足冷，饮食少，思强食即呕，宜灸之，其效如神。《类经》

中脘、气海二穴。

○ 治大便下血，诸治不效者法。同上。

于脊中第二十椎下，随年壮灸之。

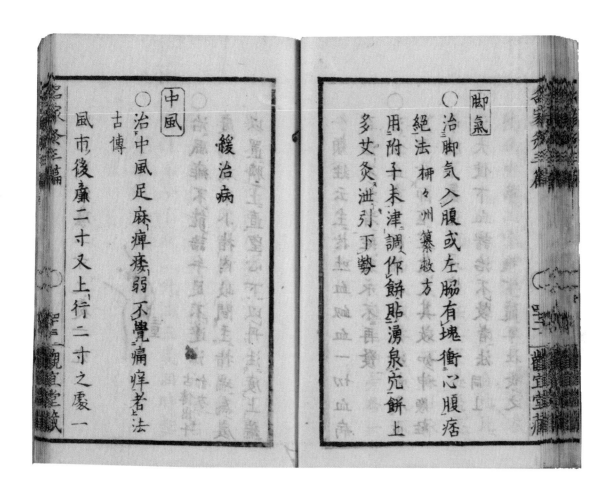

脚气

○治脚气入腹，或左胁有块冲心腹痞绝法。《柳柳州纂救方》[1]

用附子末，津调作饼，贴涌泉穴，饼上多艾灸，泄引下势。

缓治病

中风

○　治中风足麻痹痿弱，不觉痛痒者法。古传

　　风市后廉二寸，又上行二寸之处一

---

①柳柳州纂救方：又名《救三死方》，唐·柳宗元集，已佚。条目散见于《证类本草》。

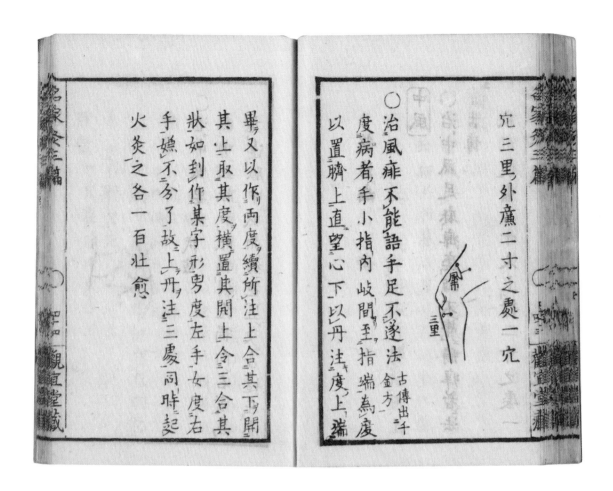

穴，三里外廉二寸之处一穴。

灸图（图见上）

○ 治风痱不能语，手足不遂法。古传，出《千金方》

　　度病者手小指内岐间至指端为度，以置脐上直望心下，以丹注。度上端毕，又以作两度续作注，上合其下开其上，取其度横置其开上，令三合其状。如到，作棋子形。男度左手，女度右手，嫌不分了故。上丹注三处同时起火灸之，各一百壮愈。

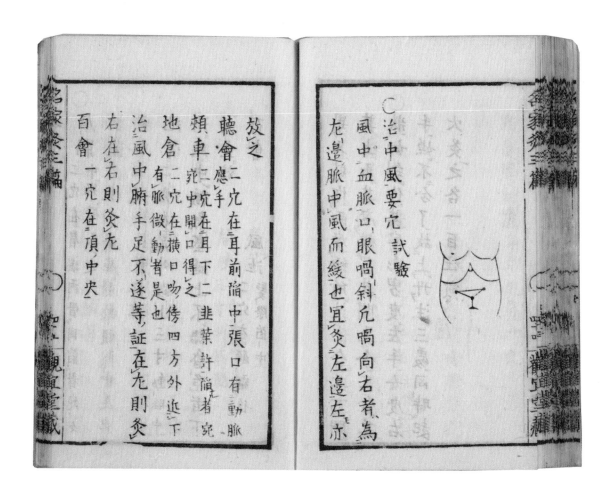

灸图（图见上）

○ 治中风要穴。试验

风中血脉，口眼㖞斜。凡㖞向右者为左边脉中风而缓也，宜灸左边，左亦放之。

听会二穴在耳前陷中，张口有动脉应手。

颊车二穴在耳下二韭叶许陷者宛宛中，开口得之。

地仓二穴在横口吻傍四方外近下，有脉微动者是也。

○ 治风中腑，手足不遂等证，在左则灸右，在右则灸左。

百会一穴在顶中央。

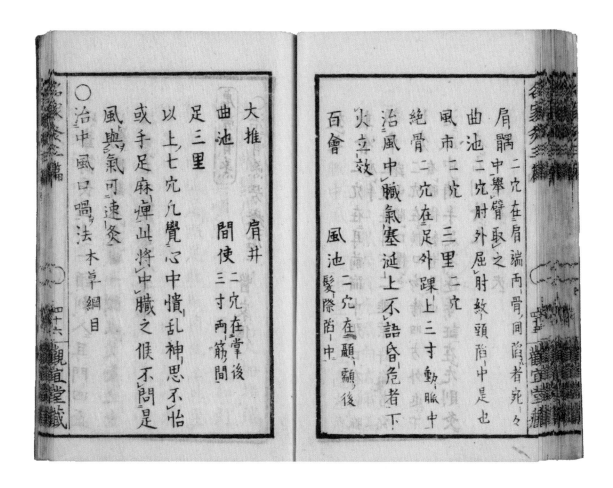

肩髃二穴在肩端两骨间陷者宛宛中，举臂取之。

曲池二穴肘外屈肘纹头陷中是也。

风市二穴。三里二穴。

绝骨二穴在足外踝上三寸动脉中。

○ 治风中脏气塞，涎上不语昏危者，下火立效。

百会、风池二穴在颞颥后发际陷中。

大椎、肩井

曲池、间使二穴在掌后三寸两筋间。

足三里

以上七穴。凡觉心中愦乱，神思不怡，或手足麻痹，此将中脏之候，不

问是风与气，可速灸。

○ 治中风口喝法。《本草纲目》

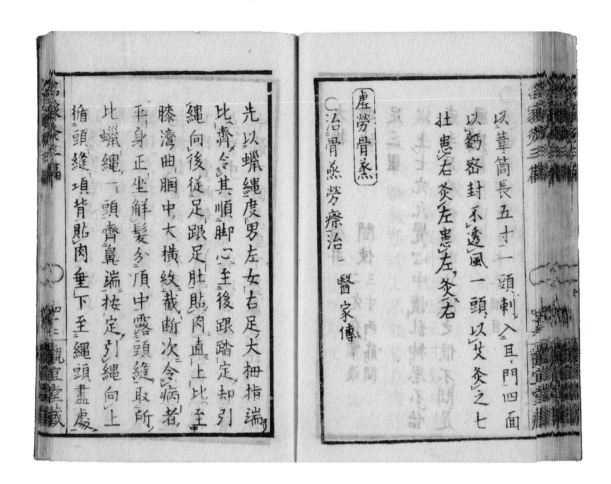

以苇筒长五寸，一头刺入耳门，四面以面密封不透风，一头以艾灸之七壮，患右灸左，患左灸右。

虚劳骨蒸

○ 治骨蒸劳瘵治。医家传

先以蜡绳度，男左女右，足大拇指端比齐，令其顺脚心至后跟踏定，却引绳向后，从足跟、足肚贴肉直上，比至膝湾，曲腘中大横纹截断。次令病者平身正坐，解发分顶中露头缝，取所比蜡绳，一头齐鼻端按定，引绳向上循头缝、项背，贴肉垂下至绳头尽处

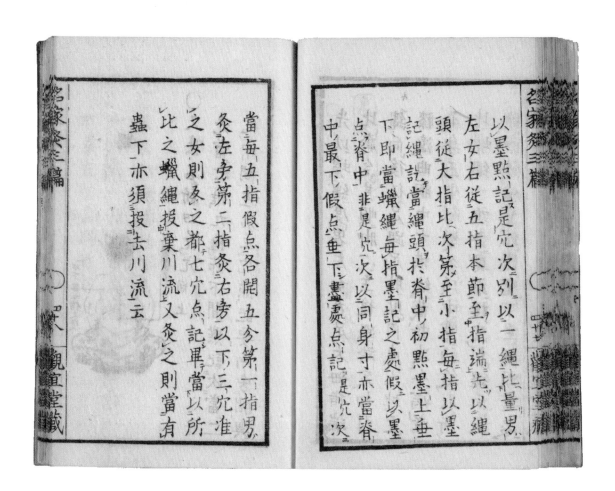

以墨点记是穴。次别以一绳比量，男左女右，从五指本节至指端，先以绳头从大指比，次第至小指，每指以墨记绳讫。当绳头于脊中初点墨上垂下，即当蜡绳每指墨记之处。假以墨点脊中非是穴。次以同身寸，亦当脊中最下假点垂下尽处点记是穴。次当每五指假点各开五分第一指，男灸左旁第二指，灸右旁以下三穴准之，女则反之。都七穴点记毕，当以所比之蜡绳投弃川流。又灸之则当有虫下，亦须投川流云。

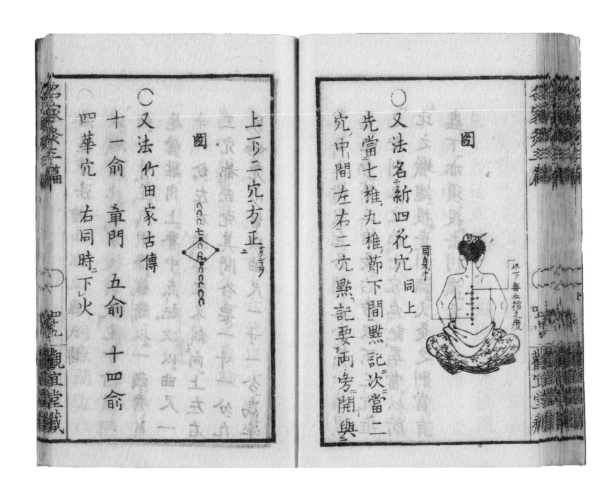

灸图（图见上）

○ 又法，名新四花穴。同上

先当七椎、九椎节下间点记，次当二穴中间左右二穴点记，要两旁开与

上下二穴方正。

灸图（图见上）

○ 又法。竹田家古传

十一俞、章门、五俞、十四俞

四华穴，上同时下火。

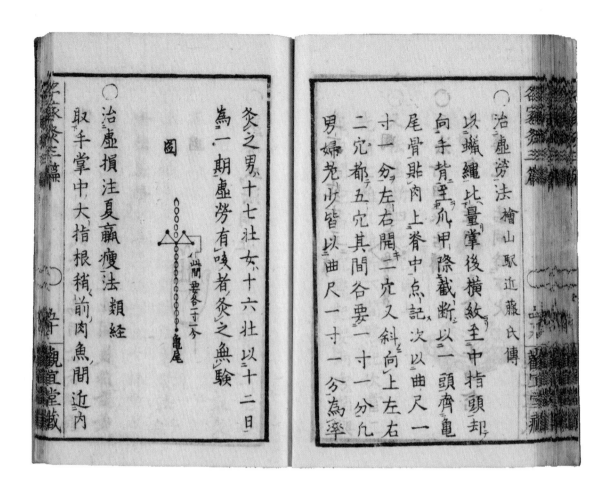

○治虚劳法。桧山驿近藤氏传

以蜡绳比量掌后横纹至中指头，却向手背至爪甲际截断，以一头齐龟尾骨，贴肉上脊中点记。次以曲尺一寸一分，左右开二穴，又斜向上左右二穴，都五穴，其间各要一寸一分。凡男妇老少皆以曲尺一寸一分为率，灸之男十七壮，女十六壮，以十二日为一期。虚劳有咳者灸之。无验。

灸图（图见上）

○　治虚损注夏羸瘦法。《类经》

取手掌中大指根稍前肉鱼间，近内

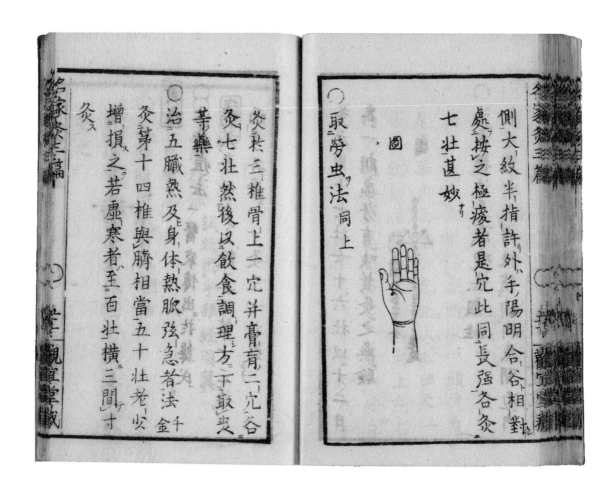

侧大纹半指许外，手阳明合谷相对处，按之极酸者是穴。此同长强各灸七壮，甚妙。

　　灸图（图见上）

○　取劳虫法。_{同上}同上

　　灸于三椎骨上一穴，并膏肓二穴各灸七壮，然后以饮食调理，方下取虫等药。

○　治五脏热及身体热，脉弦急者法。《千金》

　　灸第十四椎与脐相当五十壮，老少增损之。若虚寒者至百壮，横三间寸灸。

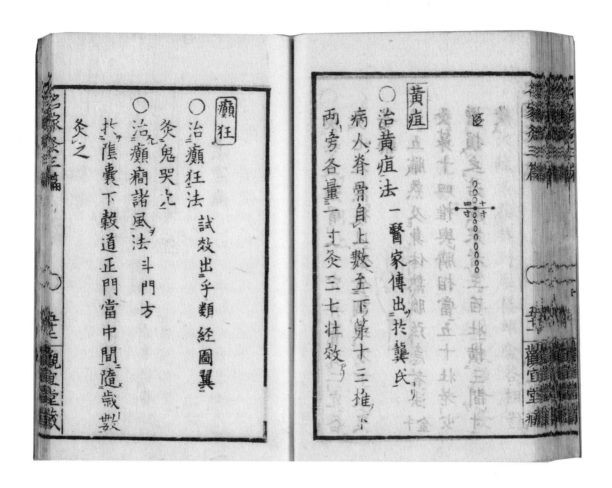

灸图（图见上）

黄疸

○ 治黄疸法。一医家传，出于龚氏

病人脊骨自上数至下第十三椎下，两旁各量一寸，灸三七壮效。

癫狂

○ 治癫狂法。试效，出乎《类经图翼》

灸鬼哭穴。

○ 治癫痫诸风法。《斗门方》[1]

于阴囊下谷道正门当中间，随岁数灸之。

---

①斗门方：古代方书，约成书于北宋之前，卷数、撰人不详，已佚。条目散见于《证类本草》《古今医统大全》《本草纲目》中。

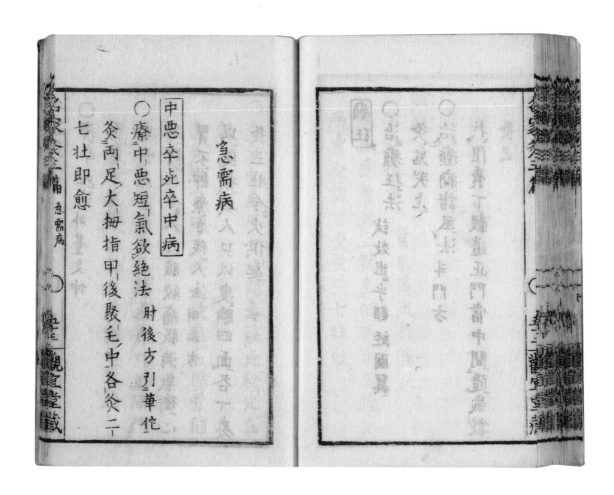

急需病

中恶卒死卒中病

○ 疗中恶短气欲绝法。《肘后方》引华佗

灸两足大拇指甲后聚毛中，各灸二七壮即愈。

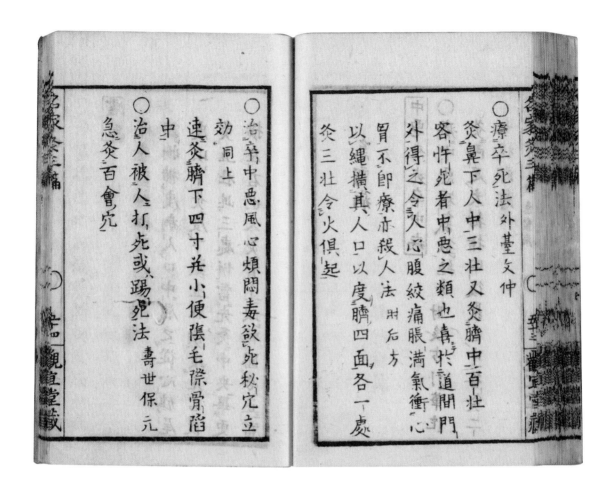

○ 疗卒死法。《外台·文仲》

　　灸鼻下人中三壮，又灸脐中百壮。

○ 客忤死者，中恶之类也，喜于道间门外得之。令人心腹绞痛胀满，气冲
心胃，不即疗亦杀人法。《肘后方》

　　以绳横其人口，以度脐四面各一处，灸三壮，令火俱起。

○ 治卒中恶风心烦闷毒欲死秘穴，立效。同上

　　速灸脐下四寸，并小便阴毛际骨陷中。

○ 治人被人打死或踢死法。《寿世保元》

　　急灸百会穴。

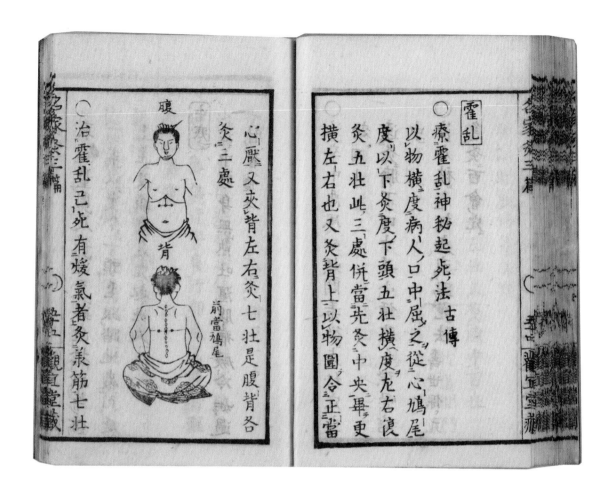

霍乱

○ 疗霍乱神秘起死法。古传

以物横度病人口中，屈之从心鸠尾度以下，灸度下头五壮。横度左右，复灸五壮。此三处并当先灸，中央毕更横左右也。又灸背上以物围，令正当心厌。又夹背左右，灸七壮。是腹背各灸三处。

灸图（图见上）

○ 治霍乱已死，有暖气者，灸承筋七壮。

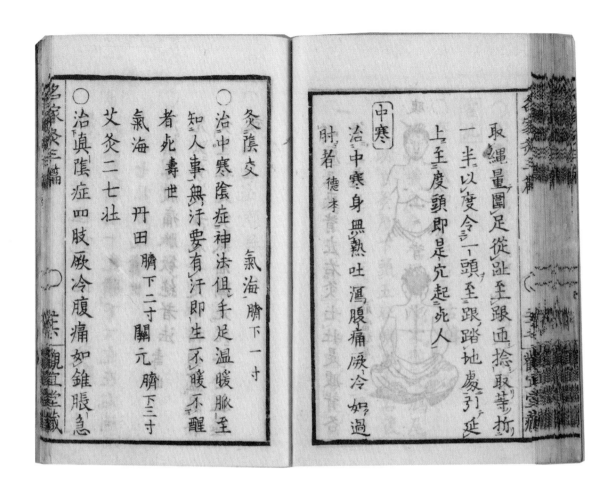

取绳量围足从趾至跟匝，捻取等折一半以度，令一头至跟踏地处，引延
上至度头即是穴。起死人。

中寒

○ 治中寒，身无热，吐泻腹痛，厥冷如过肘者。德本

灸阴交、气海脐下一寸。

○ 治中寒阴症神法，但手足温暖、脉至、知人事、无汗，要有汗即生，不
暖不醒者死。《寿世》

气海、丹田脐下二寸。关元脐下三寸。艾灸二七壮。

○ 治真阴症，四肢厥冷，腹痛如锥，胀急，

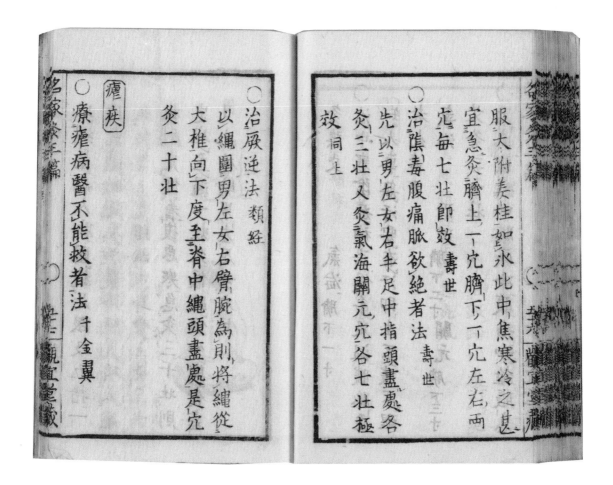

服大附、姜、桂如水，此中焦寒冷之甚。宜急灸脐上一穴，脐下一穴，左右
两穴，每七壮即效。《寿世》

○ 治阴毒腹痛，脉欲绝者法。《寿世》

先以男左女右，手足中指头尽处各灸三壮。又灸气海、关元穴各七壮，
极效。同上

○ 治厥逆法。《类经》

以绳围男左女右臂腕为则，将绳从大椎向下度至脊中，绳头尽处是穴，
灸二十壮。

疟疾

○ 疗疟病，医不能救者法。《千金翼》

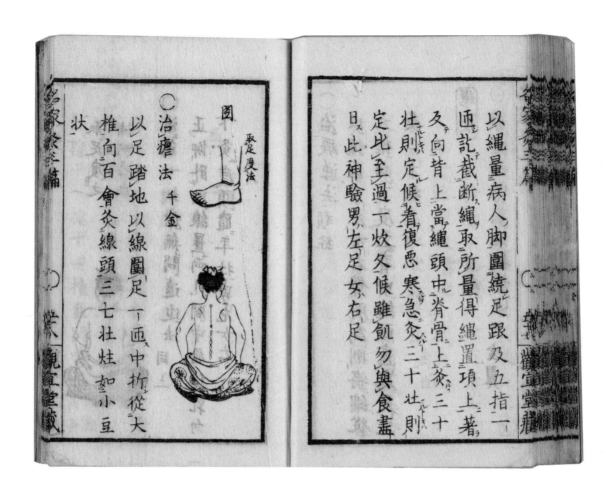

以绳量病人脚围，绕足跟及五指一匝讫。截断绳，取所量得绳置项上著，及向背上当绳头中脊骨上灸三十壮，则定候。看复恶寒急灸三十壮则定。此至过一炊久候，虽饥勿与食，尽日。此神验。男左足，女右足。

灸图（图见上）

○ 治疟法。《千金》

以足踏地，以线围足一匝，中折，从大椎向百会灸线头三七壮，炷如小豆状。

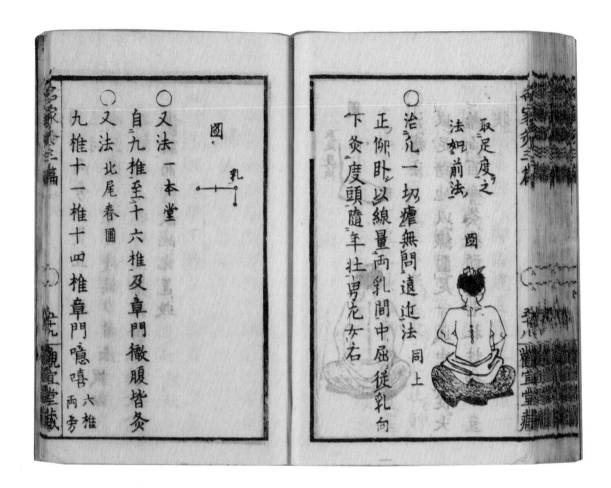

灸图（图见上）取足度之，法如前法。

○ 治凡一切疟，无问远近法。同上

正仰卧，以线量两乳间，中屈，从乳向下灸度头，随年壮，男左女右。

灸图（图见上）

○ 又法。一本堂

自九椎至十六椎及章门彻腹皆灸。

○ 又法。北尾春圃[1]

九椎、十一椎、十四椎、章门、噫嘻六椎两旁

---

[1] 北尾春圃：1659—1741，日本江户时期医家。

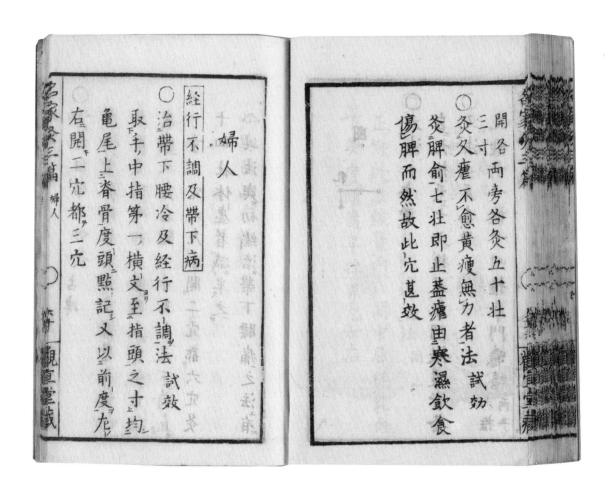

开各三寸，两旁各灸五十壮。

○ 灸久疟不愈，黄瘦无力者法。试效

灸脾俞七壮即止。盖疟由寒湿、饮食伤脾而然，故此穴甚效。

妇人

经行不调及带下病

○ 治带下腰冷及经行不调法。试效

取手中指第一横纹至指头之寸，均龟尾上脊骨度头点记，又以前度，左右开二穴，都三穴。

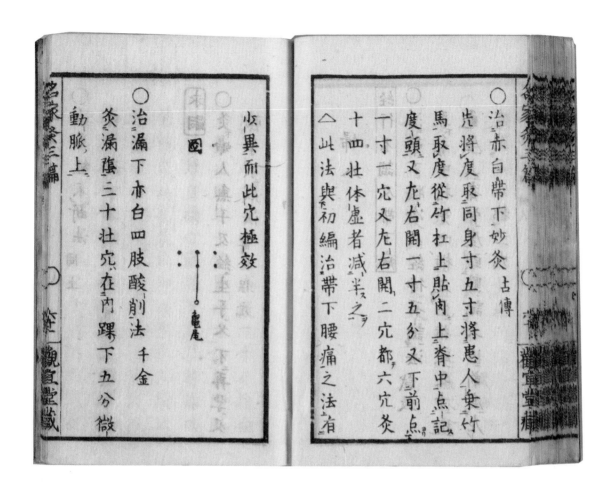

○ 治赤白带下，妙灸。_{古传}

先将度取同身寸五寸，将患人乘竹马取度，从竹杠上贴肉上脊中点记度。
头又左右开一寸五分，又下前点一寸一穴，又左右开二穴，都六穴，灸十四
壮。体虚者减半之。

△此法与《初编》治带下腰痛之法有少异，而此穴极效。

灸图（图见上）

○ 治漏下亦白，四肢酸削法。《千金》

灸漏阴三十壮。穴在内踝下五分，微动脉上。

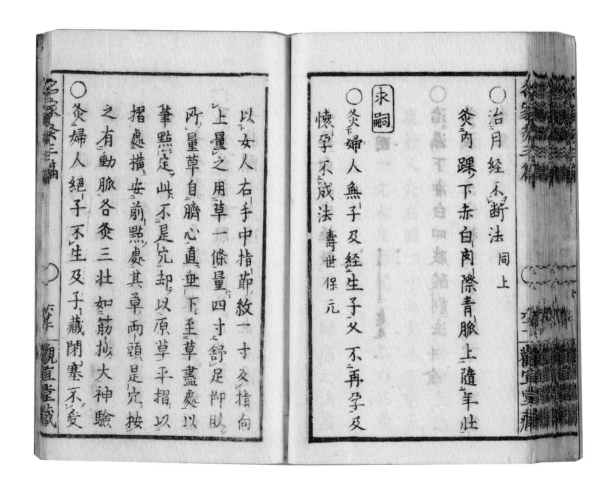

○ 治月经不断法。同上

灸内踝下赤白肉际青脉上，随年壮。

求嗣

○ 灸妇人无子，及经生子久不再孕，及怀孕不成法。《寿世保元》

以女人右手中指节纹一寸，及指向上量之用草一条量四寸，舒足仰卧，所量草自脐心直垂下至草尽处，以笔点定，此不是穴，却以原草平摺，以摺处横安前点处，其草两头是穴，按之有动脉，各灸三壮。如筋抄大。神验。

○ 灸妇人绝子不生，及子脏闭塞，不受

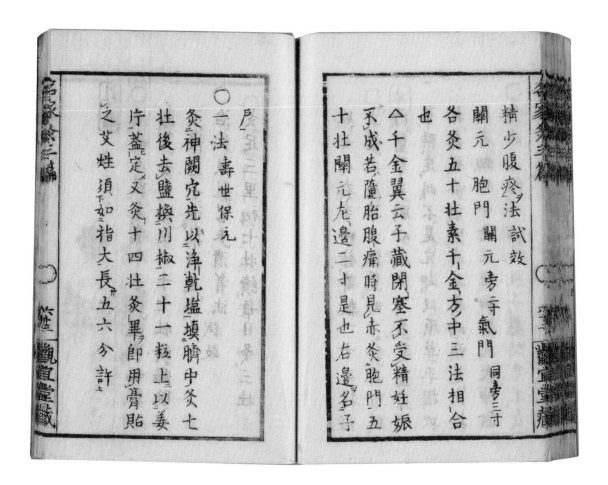

精，少腹疼法。试效

关元、胞门关元旁二寸、气门同旁三寸。

各灸五十壮，素《千金方》中三法相合也。

△《千金翼》云：子脏闭塞不受精，妊娠不成，若堕胎、腹痛时见赤，灸胞门五十壮，关元左边二寸是也。右边名子户。

○　一法。《寿世保元》

灸神阙穴，先以净干盐填脐中，灸七壮后去盐，换川椒二十一粒，上以姜片盖定。又灸十四壮，灸毕即用膏贴之。艾炷须如指大，长五六分许。

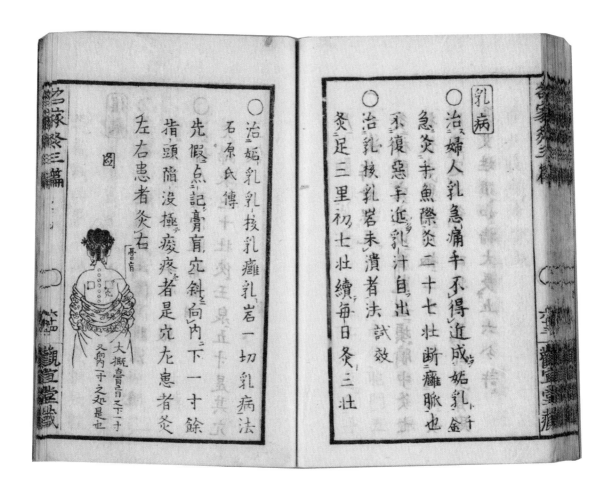

乳病

○ 治妇人乳急痛，手不得近，成妒乳。《千金》

　　急灸手鱼际，灸二十七壮，断痛脉也。不复恶手近，乳汁自出。

○ 治乳核、乳岩未溃者法。试效

　　灸足三里，初七壮，续每日灸三壮。

○ 治妒乳、乳核、乳痈、乳岩，一切乳病法。石原氏传

　　先假点记膏肓穴，斜向内下一寸余，指头陷没极酸疼者是穴。左患者灸

左，右患者灸右。

　　灸图（图见上）

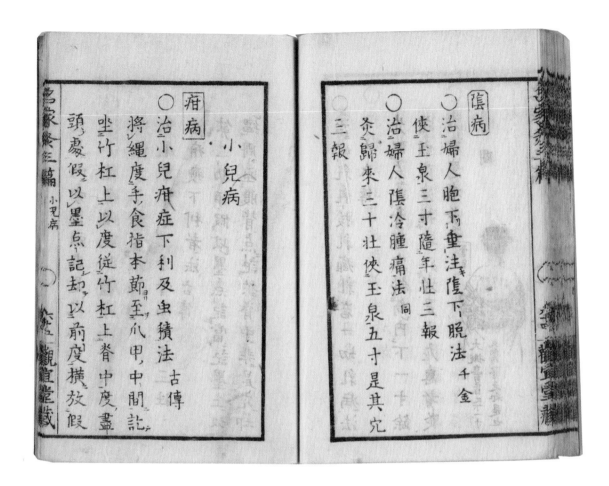

○ 治妇人胞下垂，注阴下脱法。《千金》

  侠玉泉三寸，随年壮，三报。

○ 治妇人阴冷肿痛法。同

  灸归来三十壮，侠玉泉五寸是其穴，三报。

小儿病

疳病

○ 治小儿疳症下利，及虫积法。古传。

  将绳度手食指本节至爪甲中间讫，坐竹杠上，以度从竹杠上脊中度尽头

处假以墨点记，却以前度横放假

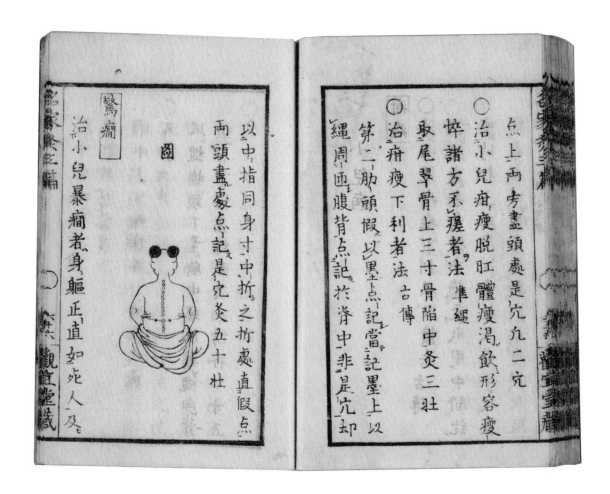

点上，两旁尽头是穴。凡二穴。

○ 治小儿疳瘦、脱肛、体瘦、渴饮、形容瘦悴，诸方不瘥者法。《准绳》

取尾翠骨上三寸，骨陷中灸三壮。

○ 治疳瘦下利者法。古传

第二肋头假以墨点记，当记墨上以绳周匝腹背点记，于脊中非是穴，却以中指同身寸中折之折处直假点，两头尽处点记是穴，灸五十壮。

灸图（图见上）

惊痫

○ 治小儿暴痫者，身躯正直如死人，及

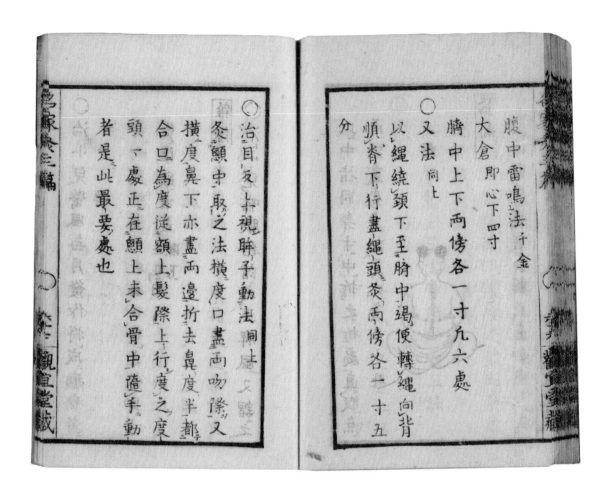

腹中雷鸣法。《千金》

　　大仓即心下四寸。

　　脐中上下两傍各一寸，凡六处。

○　又法。同上

　　以绳绕颈下，至脐中竭，便转绳向背顺脊下行，尽绳头灸两傍各一寸

五分。

○　治目反上视，眸子动法。同上

　　灸囟中。取之法横度口，尽两吻际。又横度鼻下，亦尽两边。折去鼻度

半，都合口为度。从额上发际上行，度之度头一处，正在囟上未合骨中，随

手动者是此最要处也。

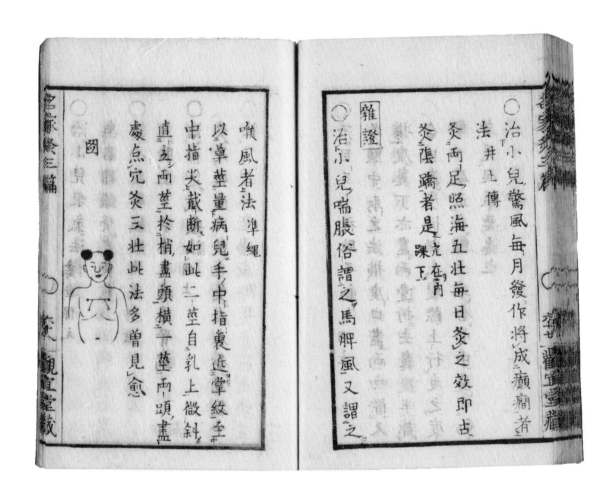

○ 治小儿惊风，每月发作，将成癫痫者法。_{井上传}

　　灸两足照海五壮，每日灸之效。即古灸阴跷者是_{穴在内踝下}。

杂证

○ 治小儿喘胀，俗谓之马脾风，又谓之喉风者法。《准绳》

　　以草茎量病儿手中指里近掌纹，至中指尖截断，如此二茎自乳上微斜，
直至两茎于梢尽头横一茎，两头尽处点穴，灸三壮。此法多曾见愈。

　　灸图（图见上）

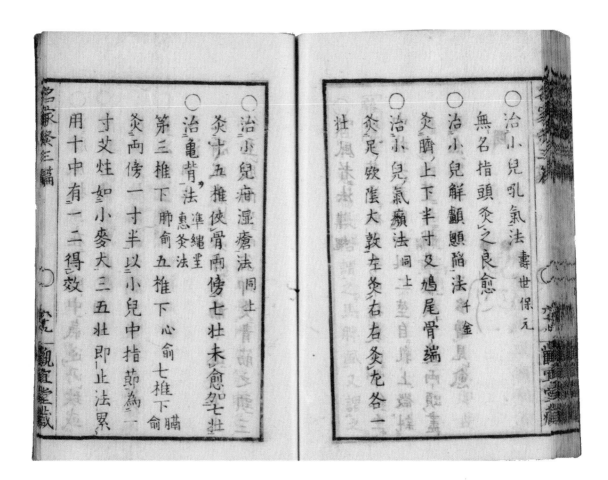

○　小儿吼气法。《寿世保元》

无名指头灸之，良愈。

○　治小儿解颅囟陷法。《千金》

灸脐上下半寸，及鸠尾骨端。

○　治小儿气癫法。同上

灸足厥阴大敦，左灸右，右灸左，各一壮。

○　治小儿疳湿疮法。同上

灸十五椎侠骨两傍七壮，未愈加七壮。

○　治龟背法。《准绳》圣[①]惠灸法

第三椎下肺俞。五椎下心俞。七椎下膈俞。灸两傍一寸半，以小儿中指

节为一寸，艾炷如小麦大，三五壮即止。法累用，十中有一二得效。

---

①圣：原作"塗"，本法文字出自《太平圣惠方》卷一〇〇引《明堂》，《准绳·幼科》引自《太平圣惠方》，故称"圣惠灸法"。塗乃形误。

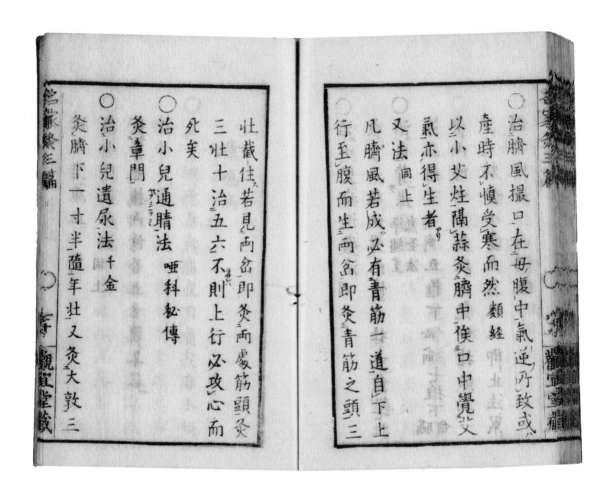

○ 治脐风撮口，在母腹中气逆所致，或产时不慎受寒而然。《类经》

以小艾炷隔蒜灸脐中，俟口中觉艾气，亦得生者。

○ 又法。同上

凡脐风若成，必有青筋一道自下上行至腹。而生两岔，即灸青筋之头三壮截住；若见两岔，即灸两处筋头灸三壮。十治五六。不则上行，必攻心而死矣。

○ 治小儿通睛法。《哑科秘传》

灸章门。

○ 治小儿遗尿法。《千金》

灸脐下一寸，随年壮。又灸大敦三

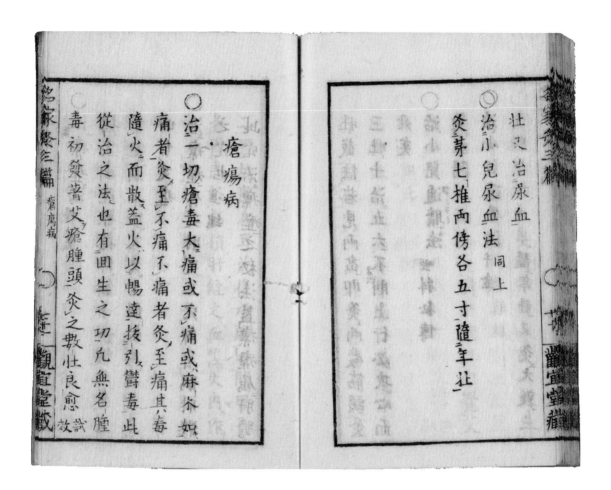

壮。又治尿血。

○ 治小儿尿血法。同上

    灸第七椎两傍各五寸，随年壮。

疮疡病

○ 治一切疮毒大痛，或不痛，或麻木。如痛者灸至不痛，不痛者灸至痛，其毒随火而散。盖火以畅达，拔引郁毒，此从治之法也，有回生之功。凡无名肿毒初发，著艾疮肿头灸之，数壮良愈。试效

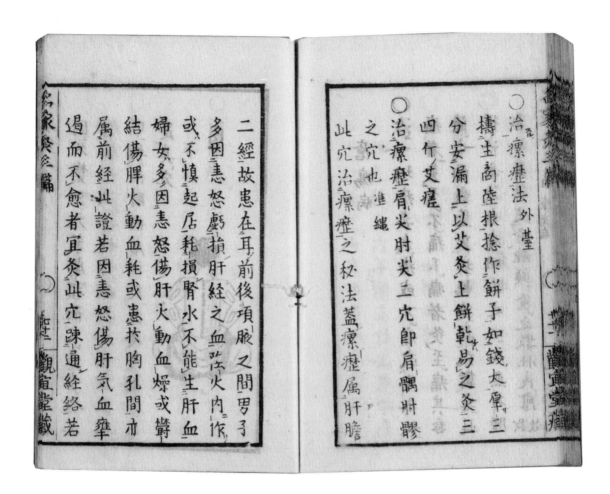

○ 治瘰疬法。《外台》

搗生商陆根，捻作饼子，如钱大，厚三分，安漏上，以艾灸上，饼干易之，灸三四斤艾瘥。

○ 治瘰疬。肩尖、肘尖二穴，即肩髃、肘髎之穴也。《准绳》

此穴治瘰疬之秘法。盖瘰疬属肝、胆二经，故患在耳前后项腋之间。男子多因恚怒亏损肝经之血，阴火内作，或不慎起居，耗损肾水，不能生肝血。妇女多因恚怒伤肝，火动血燥；或郁结伤脾，火动血耗；或患于胸孔间，亦属前经。此证若因恚怒伤肝，气血壅遏而不愈者，宜灸此穴疏通经络。若

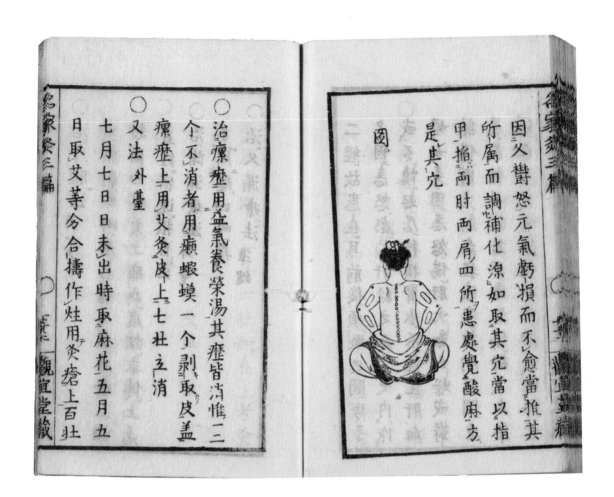

因久郁怒，元气亏损而不愈，当推其所属，而调补化源。如取其穴，当以指甲掐两肘、两肩四所患处，觉酸麻方是其穴。

灸图（图见上）

○治瘰疬，用益气养荣汤，其疬皆消。惟一二个不消者，用癞蛤蟆一个，剥取皮盖瘰疬上，用艾灸皮上七壮，立消。

○ 又法。《外台》

七月七日，日未出时取麻花，五月五日取艾，等分合捣作炷用，灸疮上百壮。

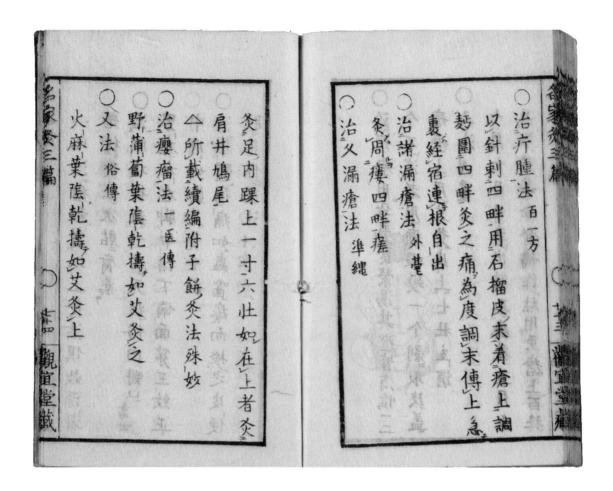

○ 疗疗肿法。《百一方》

以针刺四畔，用石榴皮末着疮上，调面围四畔灸之，痛为度。调末传上
急里，经宿连根自出。

○ 治诸漏疮法。《外台》

灸周瘘四畔瘥。

○ 治久漏疮法。《准绳》

灸足内踝上一寸六壮。如在上者灸肩井、鸠尾。

△所载《续编》附子饼灸法，殊妙。

○ 治瘰瘤法。一医传

野萝卜叶阴干，捣如艾灸之。

○ 又法。俗传

火麻叶阴干，捣如艾灸上。

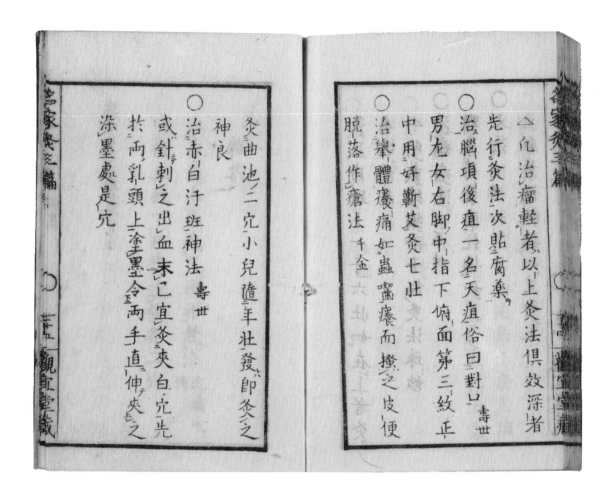

△凡治瘤，轻者以上灸法俱效，深者先行灸法，次贴腐药。

○ 治脑项后疽，一名天疽，俗曰对口。《寿世》

男左女右，脚中指下俯面第三纹正中，用好蕲艾灸七壮。

○ 治举体痒痛如虫啮，痒而搔之，皮便脱落作疮法。《千金》

灸曲池二穴，小儿随年壮。发即灸之，神良。

○ 治赤白汗斑神法。《寿世》

或针刺之出血末已。宜灸侠白穴，先于两乳头上涂墨，令两手直伸夹之，

涂墨处是穴。

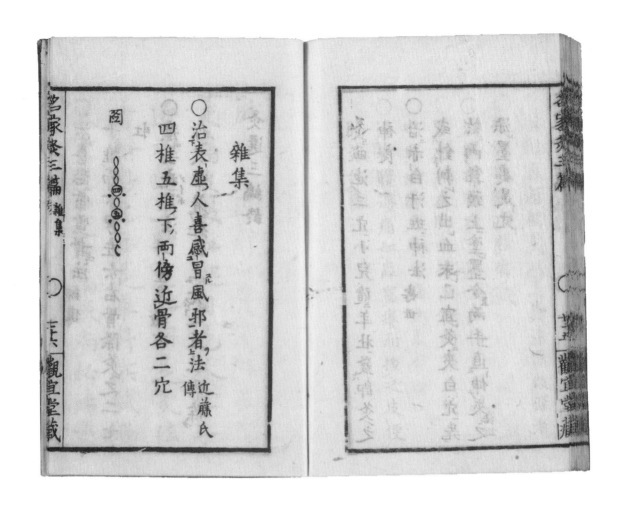

杂集

○ 治表虚，人喜感冒风邪者法。_{近藤氏传}

　　四椎、五椎下两傍，近骨各二穴。

　　穴图（图见上）

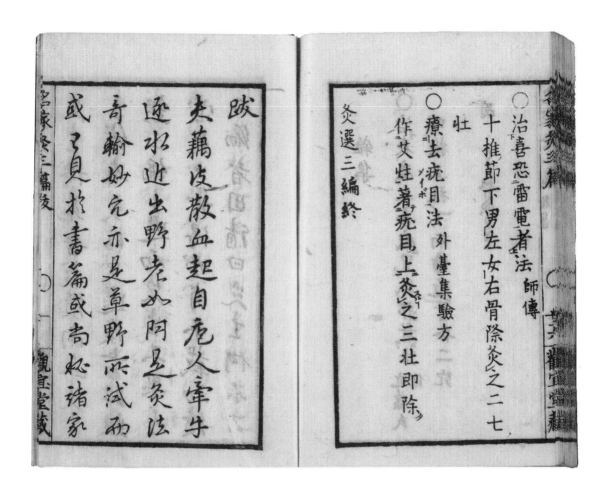

○ 治喜恐雷电者法。_{师传}

十椎节下，男左女右，骨际灸之二七壮。

○ 疗去疣目法。《外台》_{集验方}

作艾炷著疣目上，灸之三壮即除。

灸选三编终

跋

　　夫藕皮散血，起自庖人；牵牛逐水，近出野老。如阿是灸法，奇输妙穴，亦是草野所试。而或见于书篇，或尚秘诸家。

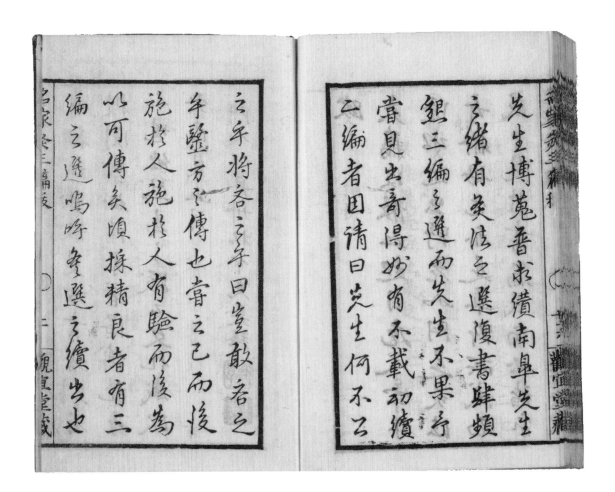

先生博搜普求，缵南皋先生之绪，有灸法之选。复书肆频恳三编之选，而先生不果予。尝见出奇得妙有不载初续二编者，因请曰：先生何不出之乎？将吝之乎？曰：岂敢吝之乎？医方之传也，尝之己，而后施于人，施于人有验而后为以可传矣。顷采精良者有三编之选。呜呼，灸选之续出也。

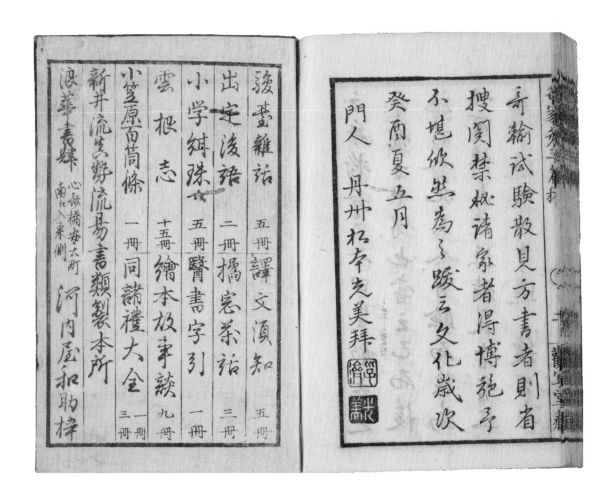

奇输试验，散见方书者，则省搜阅；禁秘诸家者，得博施予。不堪欣然为之跋云。

　　　　　　　　　　　文化岁次癸酉夏五月

　　　　　　　　　　　门人　丹州松本光美拜

清·金镕 钞传，雷丰 补说　王旭东 校订

灸法秘传

清光绪九年刻本

　　《灸法秘传》一卷，署金镕（字冶田）钞传，雷丰（字少逸）补说，知府刘国光乐善堂刊行于清光绪九年（1883）。全书包括三部分内容：一、正面穴图、背面穴图、指节图、灸盏图、灸药神方、灸法禁忌、九宫尻神歌；二、应灸七十证的灸法与取穴；三、刘国光附入的太乙神针、雷火针法。其中将特制药艾放入银灸盏中进行灸疗之法，实为后世温灸器之滥觞，其应用灸器而隔物施灸的方法，别具特色，值得借鉴。行文浅显，语言凝练，医理简明，配穴少而精，方法便捷，疗效显著。惜所传不广，业界少有知悉。今以本书初刻本——清光绪九年刘氏乐善堂刻本影印并录出校订。

灸法秘传序

　　雷君少逸，衢之名医也。余守是郡，因病邀诊，遂与之善。其人秉至性，多读书，以医世，其家著作甚富。余尝序其《时病论》一书行之。一日，复出其戚金君冶田所藏《灸法秘传》见示。云：得自蜀僧，施治颇验。原书谫陋不文，经雷君取所列诸证分门而为之说，言简意赅，深得经旨，诚济世之良术也。检阅方书，其论穴治病，则从太乙神针神明而出，实近今所罕见之本。余恐秘本无传，因付手民，以公诸书，并附刊太乙神针诸方于后，俾阅是书者参互考证而信从焉。刊成爰缀数语于简端，以见可传者。之不能终秘，亦以嘉雷君与金君之急急于传也。是为序。

　　　　　　　　　　光绪九年十一月望日尽先补用道知衢州府事楚北刘国光宾臣氏撰

一用灸先審其是何病症取何穴道再以
病人中指節爲一寸量準寸分以墨點
其穴候灸。

一灸法用生薑一大片厚二分許將灸盞
之足釘在薑片之上照灸盞之孔將銀
針穿通薑片平放應灸穴上卽將艾絨
捏作一團置於盞內再上藥料將艾點
燃少頃則藥氣卽可透入如覺熱甚難
禁可將銀盞提起片時仍卽放下看盞
內藥將燃盡卽取起另換每一次換藥
三四回便可收止每日或一次或兩次
弗論。

一用灸宜天氣溫和密室無風之所焚一
爐香照法用灸若遇人神所在不宜灸
之切須忌避孕婦亦不宜用。

灸法秘傳凡例

五

灸法秘传凡例

○用灸，先审其是何病症，取何穴道，再以病人中指节为一寸，量准寸分，以墨点其穴，候灸。

○灸法，用生姜一大片，厚二分许，将灸盏之足钉在姜片之上，照灸盏之孔，将银针穿通姜片，平放应灸穴上。即将艾绒捏作一团，置于盏内，再上药料，将艾点燃。少顷，则药气即可透入。如觉热甚难禁，可将银盏提起片时，仍即放下，看盏内药将燃尽，即取起另换。每一次，换药三四回，便可收止。每日或一次，或两次弗论。

○用灸，宜天气温和，密室无风之所，焚一炉香，照法用灸。若遇人神所在，不宜灸之，切须忌避。孕妇亦不宜用。

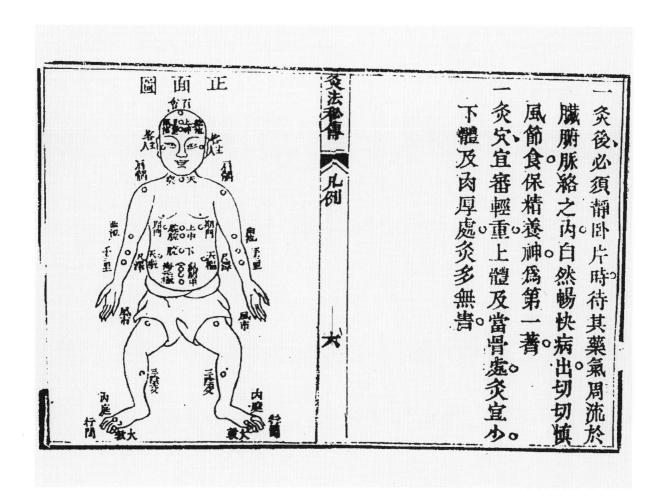

一、灸後、必須靜臥片時待其藥氣周流於臟腑脈絡之內白然暢快病出切切慎風節食保精養神爲第一著。

一、灸穴宜審輕重上體及當骨處灸宜少。

一、下體及肉厚處灸多無害。

○灸后，必须静卧片时，待其药气周流于脏腑脉络之内，自然畅快病出，切切慎风节食、保精养神，为第一著。

○灸穴，宜审轻重。上体及当骨处，灸宜少。下体及肉厚处，灸多无害。

正面图（图见上）

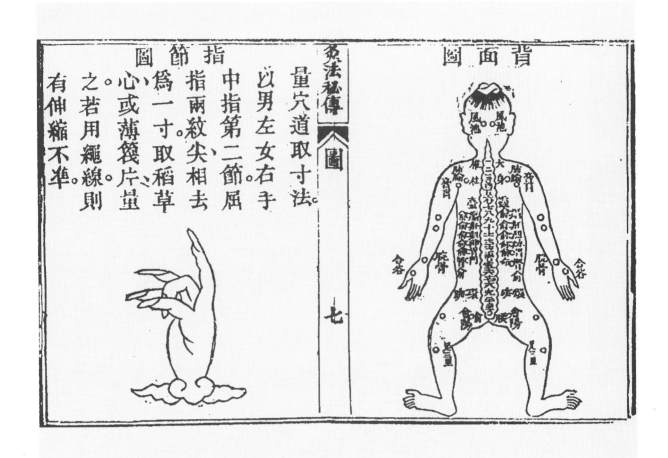

背面图（图见上）

指节图（图见上）

量穴道取寸法，以男左女右手中指第二节，屈指两纹尖，相去为一寸。取稻草心或薄篾片，量之。若用绳线，则有伸缩不准。

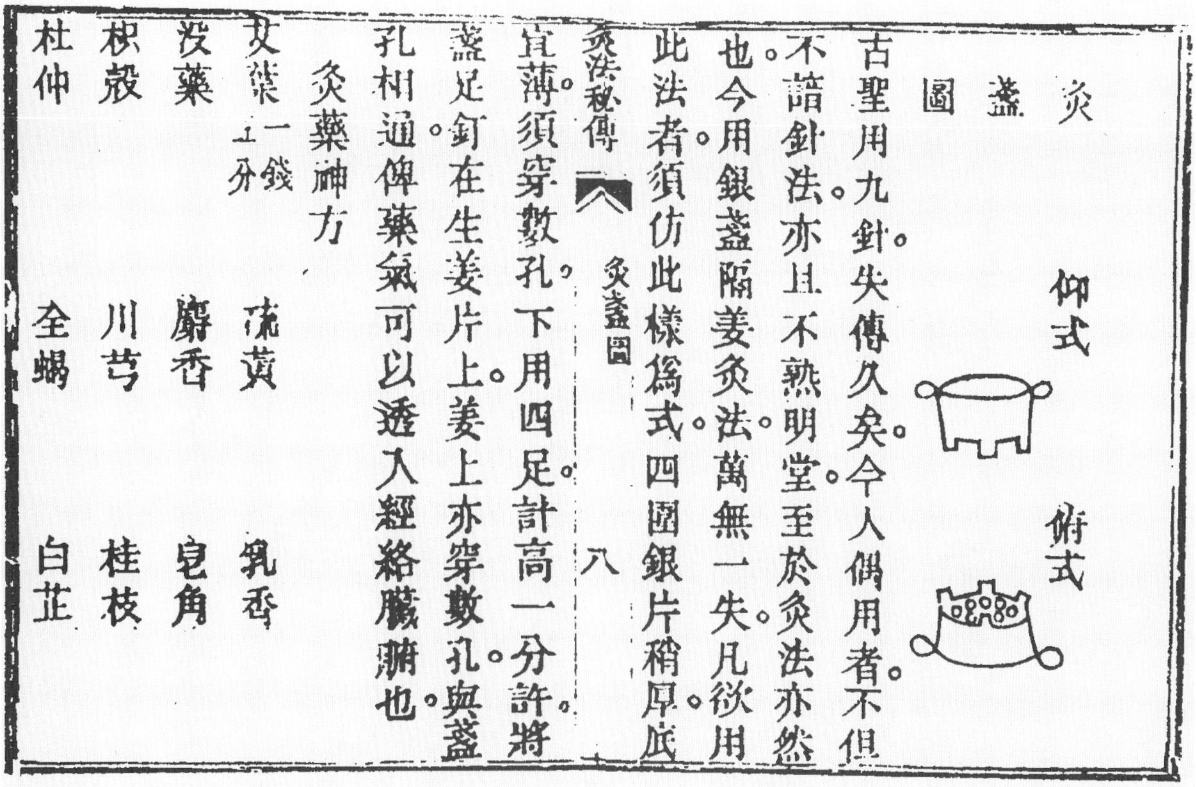
灸盞圖

仰式

俯式

古聖用九針。失傳久矣。今人偶用者。不但不諳針法。亦且不熟明堂。至於灸法亦然也。今用銀盞隔姜灸法。萬無一失。凡欲用此法者。須仿此樣爲式。四圍銀片稍厚。底宜薄。須穿數孔。下用四足。計高一分許。將盞足釘在生姜片上。姜上亦穿數孔。與盞孔相通。俾藥氣可以透入經絡臟腑也。

灸法秘傳 灸盞圖 八

灸藥神方

艾葉一錢五分 硫黄 乳香
沒藥 麝香 皂角
枳殼 川芎 桂枝
杜仲 全蝎 白芷

灸盏图（图见上）

古圣用九针，失传久矣。今人偶用者，不但不谙针法，亦且不熟明堂。至于灸法亦然也。今用银盏隔姜灸法，万无一失。凡欲用此法者，须仿此样为式，四围银片稍厚，底宜薄，须穿数孔，下用四足，计高一分许。将盏足钉在生姜片上，姜上亦穿数孔，与盏孔相通，俾药气可以透入经络脏腑也。

灸药神方

艾叶一钱五分	硫黄	乳香
没药	麝香	皂角
枳壳	川芎	桂枝
杜仲	全蝎	白芷

细辛　　松香　　雄黄

独活　　穿山甲以上各五分

右药秤准分两，各为末，和丸，固藏，弗泄气。

方解：艾药、揉捣如绵，谓之熟艾。熟艾性热，能通十二经，走三阴，以之灸火，能除百病。硫黄之性，纯阳，能援阳气暴脱、命欲垂危。没药、乳香通行十二经络。麝香、皂角宣开上下窍关。枳壳破一切气滞，川芎行一切血凝。桂枝调卫和营，杜仲舒筋壮骨。定厥阴之风，全蝎有力。化痈疡之毒，白芷多功。细辛通窍散寒，松香祛风止痛。雄黄杀百毒。独活搜伏风。更以穿山甲，通行经络，直达病所。方中诸品。无处不行，所以主治诸痾，效如桴鼓。

细辛　　松香　　雄黄

独活　　穿山甲以上各五分

上药秤准分两，各为末，和丸，固藏，弗泄气。

方解：艾叶，揉捣如绵，谓之熟艾。熟艾性热，能通十二经，走三阴，以之灸火，能除百病。硫黄之性，纯阳，能援阳气暴脱、命欲垂危。没药、乳香通行十二经络。麝香、皂角宣开上下窍关。枳壳破一切气滞，川芎行一切血凝。桂枝调卫和营，杜仲舒筋壮骨。定厥阴之风，全蝎有力。化痈疡之毒，白芷多功。细辛通窍散寒，松香祛风止痛。雄黄杀百毒。独活搜伏风。更以穿山甲，通行经络，直达病所。方中诸品。无处不行，所以主治诸痾，效如桴鼓。

人神在日不宜灸單

初一在足大指　初二在外踝　初三在股內
初四在腰　初五在口　初六在手
初七在內踝　初八在腕　初九在尻
初十在腰背　十一在鼻梁　十二在髮際
十三在牙齒　十四在胃脘　十五在徧身
十六在胸　十七在氣衝　十八在股內
十九在足　二十在內踝　二十一在手小指

二十二在外踝　二十三在肝及足　二十四在手陽明
二十五在足陽明　二十六在胸　二十七在膝
二十八在陰　二十九在膝脛　三十在足趺

十二時人神所在不宜鍼灸歌

子踝丑腰寅在目。卯面辰頭巳三屬。午胸未腹申在心。酉背戌頭亥股續。

十二支日人神所在不宜鍼灸歌

子不治頭君須認。丑日腰耳寅胸應。

人神在日不宜灸单

初一在足大指　初二在外踝　初三在股内　初四在腰　初五在口

初六在手　初七在内踝　初八在腕　初九在尻　初十在腰背

十一在鼻梁　十二在发际　十三在牙齿　十四在胃脘　十五在遍身

十六在胸　十七在气冲　十八在股内　十九在足　二十在内踝

二十一在手小指　二十二在外踝　二十三在肝及足　二十四在手阳明

二十五在足阳明　二十六在胸　二十七在膝　二十八在阴

二十九在膝胫　三十在足趺

十二时人神所在不宜针灸歌

子踝丑腰寅在目，卯面辰头巳三属，午胸未腹申在心，酉背戌头亥股续。

十二支日人神所在不宜针灸歌

子不治头君须认，丑日腰耳寅胸应。

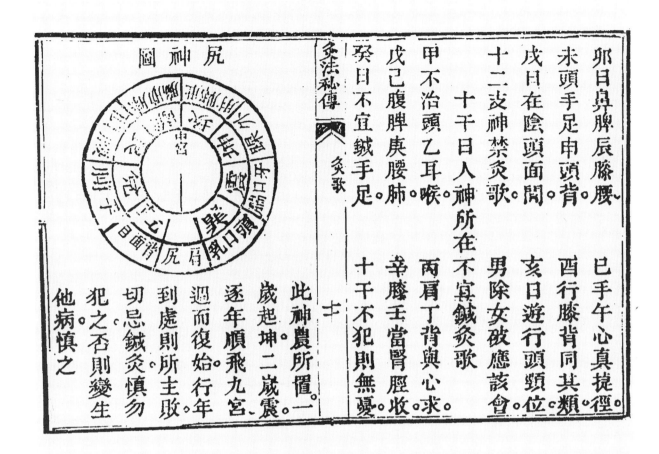

卯日鼻脾辰膝腰，巳手午心真捷径。未头手足申头背，酉行膝背同其类。

戌日在阴头面间，亥日游行头颈位。十二支神禁灸歌，男除女破应该会。

十干日人神所在不宜针灸歌

甲不治头乙耳喉，丙肩丁背与心求。戊己腹脾庚腰肺，辛膝壬当肾胫收。

癸日不宜针手足，十干不犯则无忧。

尻神图（图见上）

此神农所置。一岁起坤，二岁震，逐年顺飞九宫，周而复始。行年到处则所主败，切忌针灸，慎勿犯之，否则变生他病。慎之！

九宫尻神歌

尻神所在有根由，坤内外踝圣人留。震宫牙口腨宜记，巽位还居乳口头，

中宫肩骨连尻骨，背面目从干上游。手膊兑宫难砭灸，艮宫腰顶也须休。

离膝肋胁针难下，坎肘还连肚脚求。为医精晓尻神诀，万病无干禁忌忧。

以上避忌，以逐日人神所在为主。如遇急病，其余不必避也。

灸法秘传

楚北　乐善堂刘氏刊
冶田金镕钞传
柯城　少逸雷丰补脱
抱一江诚校字

中风

中风者，卒然中倒，人事无知，口眼㖞斜是也。方书有中经、中络、中脏、中腑之分。医之而乏效者，必须用灸。或未经疗治者，急灸无妨。当其初中之时，先灸百会，或灸尺泽。如口噤者，灸风池。左瘫右痪者，灸风市。如两额暴痛，口眼歪斜，牙关紧闭，失音不语，灸客主人。如因痰而中者，灸环跳穴可也。

百会穴从鼻直上入发际五寸，旋毛陷中，可容指处。《医宗金鉴》云：直上耳尖顶陷中是也。

尺泽穴肘中动脉处，即肘弯内横纹当中，屈肘纹见，《金鉴》云：屈肘横纹筋骨罅中。

风市穴端立，垂手于股外，中指尖到处。

客主人两耳前骨上宛中间，开口即穴处。

环跳穴在髀枢中，侧卧，屈上足、伸下足取之。大腿曰股，股上曰髀，楗骨之下、大腿之上、两骨合縫之所、曰髀樞、當環跳穴處。風池穴在耳後陷中、按之引耳內。

尸厥

《金鑑》云：尸厥者、類中風之稱也。謂其形厥而氣不厥、口鼻無氣、狀類死尸而脉自動也。延醫不及、急宜灸大敦穴。倘有四肢厥冷、宜灸內庭、又灸行間、不可悮也。

大敦穴，足大指端、去爪韭菜許毛中。《金鑑》云：外側聚毛中。

內庭穴，足大指內、次指本節前歧骨外間陷中。

行間，足大指次指歧骨縫間動脉應手陷中。

偏風

偏風者，或左肢不遂、或右肢不遂。在左者為癱、血虛也。右者為瘓、氣虛也。左癱右瘓者、氣血兩虛也。總宜先灸百會、次灸合谷。如一偏疼痛、手臂不仁、拘攣難伸、灸手三里、兼灸腕骨。倘痛甚不能挑物、灸肩髃。兩手攣痛、臂細無力、灸曲池。半身不遂、灸環

合缝之所，曰髀枢，当环跳穴处。

风池穴在耳后陷中，按之引耳内。

尸厥

《金鉴》云：尸厥者，类中风之称也。谓其形厥而气不厥，口鼻无气，状类死尸，而脉自动也。延医不及，急宜灸大敦穴。倘有四肢厥冷，宜灸内庭，又灸行间，不可误也。

大敦穴足大指端，去爪韭菜许毛中。《金鉴》云：外侧聚毛中。

内庭穴足大指内，次指本节前歧骨外间陷中。

行间足大指次指歧骨缝间动脉应手陷中。

偏风

偏风者，或左肢不遂，或右肢不遂。在左者为瘫，血虚也。右者为瘓，气虚也。左瘫右瘓者，气血两虚也。总宜先灸百会，次灸合谷。如一偏疼痛，手臂不仁，拘挛难伸，灸手三里，兼灸腕骨。倘痛甚不能提物，灸肩髃。两手挛痛，臂细无力，灸曲池。半身不遂，灸环

跳。按穴灸之，目然却病。

合谷大指次指歧骨間陷中、即虎口、兩叉骨縫中、
手三里曲池下二寸銳骨端、按之肉起、
腕骨手外側腕前起骨下陷中、即小指直上處、
肩髃肩端兩骨間、
曲池屈手按胸、肘弯横紋尖盡處、
環跳見中風、

眩暈

眩、目花也。晕、頭昏也。其病之因有五。一曰無火不晕、一曰木動生風、一曰無痰不眩、

灸法秘傳　偏風　眩暈　圭

一曰水不涵木、一曰土虚木搖是也。醫者
莫分、藥多罔效、灸神庭穴、自獲安全。若未
中機、再灸肝俞必驗。
神庭即從鼻上直入髮際五分、肝俞下各
開二寸。

痿症

經曰肺熱葉焦發為痿躄、痿躄者足軟而
不能步也。其症有五、不可不明。盖痿躄屬

跳。按穴灸之，自然却病。

百会穴见中风。

合谷大指次指歧骨间陷中，即虎口，两叉骨缝中。

手三里曲池下二寸锐骨端，按之肉起。

腕骨手外侧腕前起骨下陷中，即小指直上处。

肩髃肩端两骨间。

曲池屈手按胸，肘弯横纹尖尽处。

环跳见中风。

眩晕

眩，目花也。晕，头昏也。其病之因有五：一曰无痰不眩，一曰无火不晕，一曰木动生风，一曰水不涵木，一曰土虚木摇是也。医者莫分，药多罔效，灸神庭穴，自获安全。若未中机，再灸肝俞必验。

神庭从鼻上直入发际五分，即眉心上三寸五分。

肝俞八节下，各开二寸。

痿症

经曰：肺热叶焦发为痿躄，痿躄者，足软而不能步也。其症有五，不可不明。盖痿躄属

肺○脉痿属心○筋痿属肝○肉痿属脾○骨痿属肾也○总当先灸足三里○甚则灸三阴○灸法得宜○较汤散为胜也○

足三里　膝下三寸，行外廉，以手掌按膝头中指到处，股外旁也。膝盖骨下三寸，在䯒骨外廉两筋肉分宛宛中，平坐垂足，取之在背，《金鉴》作大筋肉。

三阴　足内踝上三寸，大骨下陷中。

痿症　痹症

痹症

痹者○即俗称为风气也○症由风寒湿三气杂合为病○盖风胜为行痹寒胜为痛痹湿胜为着痹往往蔓延不愈○倘三气痹痛○灸环跳兼灸脾俞肾俞○足痹不仁○灸腰俞如手臂作痛不能提举○灸尺泽○两腿麻木不能步履○灸风市按图而灸○庶乎肢体自若耳○

环跳见中风
脾俞十脊骨下各开二寸肾俞十三脊下各开二寸亦有一寸半金鉴云与脐平腰俞尾尻骨节上窔间尺泽

肺，脉痿属心，筋痿属肝，肉痿属脾，骨痿属肾也。总当先灸足三里，甚则灸三阴。灸法得宜，较汤散为胜也。

足三里　膝下三寸，行外廉，以手掌按膝头中指到处，股外旁也。膝盖骨下三寸，在䯒骨外廉两筋肉分宛宛中，平坐垂足，取之在背，《金鉴》作大筋肉。

三阴足内踝上三寸，大骨下陷中。

痹症

痹者，即俗称为风气也，症由风寒湿三气杂合为病。盖风胜为行痹，寒胜为痛痹，湿胜为着痹，往往蔓延不愈。倘三气痹痛，灸环跳，兼灸脾俞、肾俞。足痹不仁，灸腰俞。如手臂作痛，不能提举，灸尺泽。两腿麻木，不能步履，灸风市。按图而灸，庶乎肢体自若耳。

环跳见中风。

脾俞十脊骨下，各开二寸。

肾俞十三脊下，各开二寸，亦有一寸半。《金鉴》云：与脐平。

腰俞尾尻骨节上窔间。

尺泽

风市皆见中风。

劳伤

五劳者，烦冗劳心，谋虑劳肝，过思劳脾，过忧劳肺，色欲劳肾。七伤者，久视伤血，久行伤筋，久坐伤肉，久卧伤气，久立伤骨，房劳思虑伤心肾也。至于骨蒸劳热，药石乏效者，先灸大椎，并灸胆俞。久嗽劳热者，灸肺俞。久虚不食者，灸上脘。真气虚弱者，灸气海。男子血损者，灸天枢。女子阴虚，灸足三里。凡有一切虚损劳瘵，及至形神大惫，惟灸膏肓穴，可冀挽回，否则无救矣。

大椎三节颈项下，第一脊骨上间。

胆俞第九脊下，各开二寸。《金鉴》云：各俞皆去脊中二寸，故不从寸半之说。

肺俞三椎骨下，两旁各开一寸五分。《金鉴》云：以手搭肩，左取右，右取左，当中指末处。

上脘脐上五寸。

气海脐下一寸五分。

天枢脐两旁，各开二寸许陷中。

足三里见瘵症。

膏肓四椎骨下，两旁各开三寸五分，《金鉴》云：正坐曲脊，从髀骨上角，摸索至髀骨下头，其间当有四肋三间。按其中一间空处，是其穴也。

咳嗽

先贤论咳嗽，以有声为咳，有痰为嗽，有声有痰为咳嗽。其初起，多因于风寒，延久多成于虚损。若咳甚欲吐，灸身柱。因痰而嗽，灸足三里。气促咳逆，觉从左升，易于动怒者，灸肝俞。咳嗽见血者，灸肺俞，或灸行间。吐脓者，灸期门。日久成劳者，灸膏肓弗误。

身柱大椎穴下三节骨下间，按其宛中。

足三里见痿症。

肝俞见眩晕。

肺俞见劳伤。

行间见尸厥。

期门两乳下，第二肋骨端。

膏肓见劳伤。

喘症

喘病之因有四：有因寒邪入肺而喘者，有因病阻肺气而喘者，有因水停心下而喘者，有因肾不纳气而喘者。统宜先灸天突，次灸中脘，甚则兼灸肺俞。所有哮喘不得卧者，须灸灵台。行动遂喘急者，须灸气海。得能按穴灸之，去沉疴犹拔刺耳。

天突 结喉下二寸陷中。

中脘 脐上四寸。

肺俞 见劳伤。

灵台 六节骨下窆中。

气海 见劳伤。

血症

书谓：吐血成升斗者，属胃血也，其余咯血属心，呕血属肝，咳血属肺，唾血属肾。凡有一概血症，总当先灸胆俞。血痰灸其上脘。咯血喉中有声，灸其天突。如五劳七伤，诸虚百损而患血者，灸其膏肓，弗可缓也。据管见，暴患之血症，实火为多，不宜辄灸。久患之血症，虚火不少，用灸无妨，切须辨之。

胆俞、上脘 并见劳伤。

天突 见喘症。

膏肓 见劳伤。

汗症

汗有自盗之分，不可以不知也。盖自汗为

阳虚，不因劳动而自出也。盗汗为阴虚，睡而汗出，醒而收也。灸其尺泽，可以奏勋。设未效者，膈俞灸之，必然全愈。

尺泽见中风。

膈俞七脊下，各开二寸，正坐取之。

肺痿

久嗽肺虚，而成肺痿。痿者萎也，犹枝叶之萎落也。时吐涎沫，声音不扬，或嗽血丝，形容枯槁。斯症属虚者多，非肺痈属实之可比。当先灸其肺俞，兼灸膏肓可也。

肺俞、膏肓皆见劳伤。

肺痈

久咳不已，胸中隐隐而疼，吐痰腥臭，或吐血脓，是为肺痈。痈者，壅也。良由风寒内郁，郁久成火，火刑金脏而成。法当灸其天突，兼服清肺之方，庶几有效。

天突见喘症。

灸 法 秘 传　四〇三
清光绪九年刻本

正傳曰驚悸者忽然若有驚惕惕然心中
不宁其動也有時怔忡者心中惕惕然
搖不靜其作也無時醫家雖有辨別總灸
上脘穴為宜
上脘見勞傷
健忘
忘前失後曰健忘也良由精神短少神志
不交所致亦有因思慮過度者或因所願
不遂者或因痰溷心包者病因雖異皆當
灸百會一穴而記憶自強矣
百會見中風
陽痿
陽痿者陽物痿軟而不舉也年老之人則
常有之若少壯之人是為真火衰憊法當
灸其氣海

惊悸怔忡

《正传》曰：惊悸者，忽然若有惊，惕惕然心中不宁，其动也有时；怔忡者，心中惕惕然，动摇不静，其作也无时。医家虽有辨别，总灸上脘穴为宜。

上脘见劳伤。

健忘

忘前失后，曰健忘也。良由精神短少、神志不交所致，亦有因思虑过度者，或因所愿不遂者，或因痰溷心者包。病因虽异，皆当灸百会一穴而记忆自强矣。

百会见中风。

阳痿

阳痿者，阳物痿软而不举也。年老之人，则常有之。若少壮之人，是为真火衰惫，法当灸其气海。

気海見勞傷、

阴痿

阳物收缩，卵阴入腹，皆为阴症也。法宜先灸气海，再灸大椎。

气海见劳伤。

大椎见尸厥。

臌胀

倪氏论臌，有气、血、虫、水、单是也，论胀，有寒、热、虚、实、湿、食、瘀、积、肝、肾是也。方家必分五臌若何十胀若何？余谓：臌胀在上，灸于上脘，在中，灸于中脘；在下，灸于下脘，或灸气海。至若胀及两胁者，灸于期门。胀及背腰者，灸于胃俞。胀至两腿者，灸足三里。胀至两足者，灸行间可也。

上脘见劳伤。

中脘见喘症。

下脘脐上二寸。

气海见劳伤。

期门见喘症。

胃俞十一节下，各开二寸。

足三里见痿症。

行间见尸厥。

先聖曰。諸濕腫滿。皆屬於脾。蓋脾主水穀。
虛而失運水穀停留。故成腫滿也。後賢分
而為四。一曰水腫皮薄色嫩。按之即起也。一曰風
腫走注腫疼皮膚麻木也。一曰瘀腫而紅
紅亮有血縷痕也。以上諸腫宜灸內庭。如
罔驗者行間大敦皆可灸之

內庭 行間 大敦 三穴皆見尸厥

瘕瘕
癥有七蛟蛇鱉虱肉米髮也。瘕有八。青黃、
燥血脂狐蛇鱉也。其實癥者徵也。有塊可
徵。瘕者假也。假物成形。總之不外乎氣血
交滯。倘因氣滯而成者灸氣海。因血凝而
致者灸天樞可耳

氣海 天樞並見勞傷

肿满

先圣曰：诸湿肿满，皆属于脾。盖脾主水谷，虚而失运，水谷停留，故成肿满也。后贤分而为四：一曰水肿，皮薄色嫩，按之成凹也，一曰气肿，皮厚色苍，按之即起也；一曰风肿，走注肿疼，皮肤麻木也；一曰瘀肿，肿而红亮，有血缕痕也。以上诸肿，宜灸内庭。如罔验者，行间、大敦皆可灸之。

内庭、行间、大敦 三穴皆见尸厥。

癥瘕

癥有七，蚊、蛇、鳖、虱、肉、米，发也。瘕有八，青、黄、燥、血、脂、狐、蛇、鳖也。其实癥者，徵也，有块可徵。瘕者，假也，假物成形。总之不外乎气血交滞。倘因气滞而成者，灸气海。因血凝而致者，灸天枢可耳。

气海、天枢 并见劳伤。

痃癖

痃者。弦也。有若弓弦。腹有一條扛起。現於肌肉之外。癖者。僻也。隱僻於膂脊腸胃之後。皆宜灸下脘。或灸足三里。

下脘見臌脹。足三里見痿症。

疝氣

疝有七寒水氣血筋狐癲是也。時俗統稱為小腸氣。張子和謂疝氣雖有七種。總不離乎肝病也。七疝之症。先宜灸氣海。繼宜灸中極。或灸三陰。若陰囊偏腫者。灸大敦見有效。

氣海見勞傷。中極臍下四寸。三陰見痿症。大敦見尸厥。

伏梁

伏梁者心積也。起於臍上。大如臂。上至心下。久則令人煩心。當灸上脘。或灸中脘可

痃癖

痃者，弦也，有若弓弦，腹有一条扛起，现于肌肉之外。癖者，僻也，隐僻于膂脊肠胃之后。皆宜灸下脘，或灸足三里。

下脘见臌胀。

足三里见痿症。

疝气

疝有七，寒、水、气、血、筋、狐、癫，是也。时俗统称为小肠气。张子和谓疝气虽有七种，总不离乎肝病也。七疝之症，先宜灸气海，继宜灸中极，或灸三阴。若阴囊偏肿者，灸大敦有效。

气海见劳伤。

中极脐下四寸。

三阴见痿症。

大敦见尸厥。

伏梁

伏梁者，心积也，起于脐上，大如臂，上至心下，久则令人烦心。当灸上脘，或灸中脘可

安。

上脘見勞傷。中脘見喘症。

奔豚

奔豚者，腎積也。發於少腹，上至於心，如豚奔走狀，上下無時，久則喘逆，骨痿少氣。先灸氣海，兼灸中極為是。

氣海見勞傷。中極見疝氣。

脚氣

灸法秘傳　八、伏梁　奔豚　脚氣　廿五

脚氣者，兩脚浮腫而重，濕脚氣也。不紅不腫而痛，乾脚氣也。不拘乾濕，皆宜灸風市穴。倘或紅腫，行步艱難，灸大敦穴可愈。

風市見中風。大敦見尸厥。

腹鳴

腹鳴者，腹中鳴響也。其因痰飲者，灸上脘穴。因胃寒而腸鳴者，灸胃俞穴，或灸足三里穴。

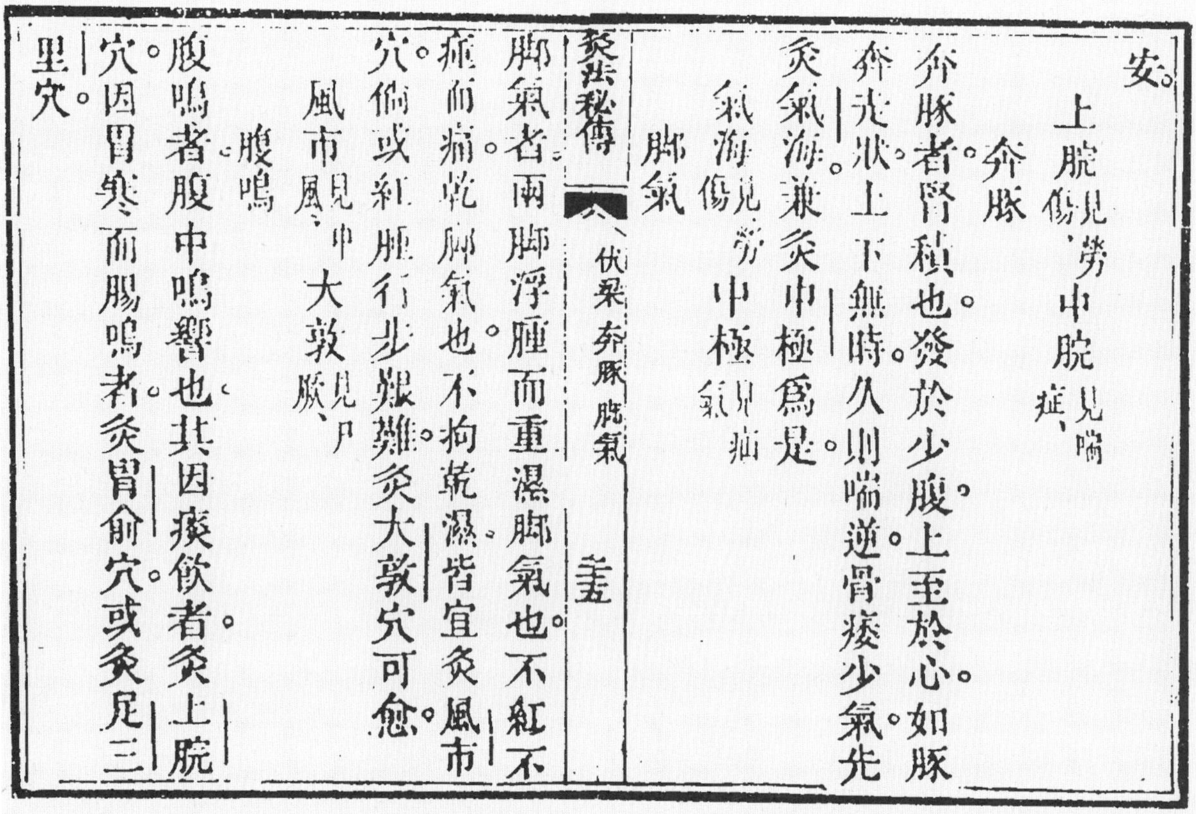

安。

上脘见劳伤。

中脘见喘症。

奔豚

奔豚者，肾积也，发于少腹，上至于心，如豚奔走状，上下无时，久则喘逆，骨痿少气。先灸气海，兼灸中极为是。

气海见劳伤。

中极见疝气。

脚气

脚气者，两脚浮肿而重，湿脚气也。不红不肿而痛，干脚气也。不拘干湿，皆宜灸风市穴。倘或红肿，行步艰难，灸大敦穴可愈。

风市见中风。

大敦见尸厥。

腹鸣

腹鸣者，腹中鸣响也。其因痰饮者，灸上脘穴。因胃寒而肠鸣者，灸胃俞穴，或灸足三里。

灸法秘传

上脘俞见劳胃俞胀见臌足三里症见痿

噎膈

噎膈之因有五。有气滞者。有血瘀者。有火炎者。有痰凝者。有食积者。虽分五种总属七情之变。凡药不能效者。上宜灸天突。中灸中脘。下灸足三里为要。

天突中脘症见喘足三里症见痿

反胃〔腹鸣噎膈反胃〕

反胃者饮食能入。入而反出。故曰反胃。良由脾胃阳虚。运行失职。不能熟腐水谷。变化精微朝食暮吐。暮食朝吐。即王太仆云。食入反出。是无火也。法当灸中脘下脘。兼灸脾俞胃俞。甚则灸

中脘症见喘。下脘胀见臌膈俞症见汗。脾俞脾见脾足三里症见痿
胃俞胀见臌足三里症见痿

上脘见劳伤。

胃俞见臌胀。

足三里见痿症。

噎膈

噎膈之因有五：有气滞者，有血瘀者，有火炎者，有痰凝者，有食积者。虽分五种，总属七情之变。凡药不能效者，上宜灸天突，中宜灸中脘，下灸足三里为要。

天突、中脘见喘症。

足三里见痿症。

反胃

反胃者，饮食能入，入而反出，故曰反胃。良由脾胃阳虚，运行失职，不能熟腐水谷，变化精微，朝食暮吐，暮食朝吐。即王太仆云：食入反出，是无火也。法当灸中脘、下脘，兼灸膈俞。若未效者，再灸脾俞胃俞，甚则灸足三里。

中脘见喘症。

下脘见臌胀。

膈俞见汗症。

脾俞见痹症。

胃俞见臌胀。

足三里见痿症。

霍乱

霍乱症，猝然心腹作痛，上吐下泻，谓之湿霍乱也。欲吐不吐，欲泻不泻，谓之干霍乱也。急灸期门可愈。

期门见臌胀。

头痛

头痛者，有外感、内伤之分。如痛无休息者，为外感，时痛时止者，属内伤。若因头风而痛，宜灸百会，并灸神庭，合谷、胆俞皆可灸之。若头痛如破，或因内伤，宜灸命门自痊。

百会见中风。

神庭见眩晕。

合谷大指次指歧骨间陷中，即虎口两叉骨缝中。

胆俞见劳伤。

命门十四节骨下宛中。

心腹痛

真心痛者不可治。今云心痛者，皆胸中胃脘痛也。若胸腹痛者灸上脘，痛而不已灸行间，并灸膈俞。脐下冷痛，灸气海、关元。少腹寒痛，灸中极。夹脐而痛，上冲心痛，灸天枢。

上脘 见劳伤。

行间 见尸厥。

膈俞 见汗症。

气海 见劳伤。

中极 见疝气。

天枢 见劳伤。

关元 脐下三寸。

背痛

太阳之脉行身之背，忽被风湿所侵，则背脊强痛，宜灸身柱则瘳。

身柱 见咳嗽。

胁痛

胁痛在左，肝经受邪；在右，肝邪入肺。宜灸临池可愈。

临池 从两目中直上，入发际五分陷中。

腰痛

腰痛有四，当分灸之。如因房劳过度，则肾虚，灸肾俞穴。偶然欲跌则闪挫，灸气海穴。负重损伤，不能转侧，灸环跳穴。湿气下注，不能俯仰，灸腰俞穴。倘连腹而引痛者，灸命门穴则安。

肾俞见痹症。

气海见劳伤。

环跳见中风。

腰俞见痹症。

命门见头痛。

耳聋耳鸣

《绳墨》曰：肾气充盛则耳聪，肾气虚败则耳聋，肾气不足则耳鸣，肾气结热则耳聋。经谓耳为肾窍，肾虚耳聋宜灸肾俞，耳鸣宜灸风池。初患者先灸百会为是。

肾俞见痹症。

风池、百会并见中风。

目疾

眼科治目有五轮之分：两眦属心，曰血轮；乌珠属肝，曰风轮；两胞属脾，曰肉轮；白精属肺，曰气轮；瞳神属肾，曰水轮。其实肝开窍于目，总病实在乎肝。目初病者，先灸百会、上星、神庭三穴。日久内障起翳者，当灸临池。目眽眽而不了者，必须灸肾俞也。

百會見中風、上星從髮際直上一寸、神庭見頭痛、臨泣見脅痛、腎俞見痺症、

咽喉

咽、乃飲食之道、喉、乃呼吸之區、不容纖邪所客、否則遂成喉症矣、咽喉疼痛者當灸內庭、喉瘡喉風者當灸天突為亟、

內庭見尸厥、天突見喘症、

齒痛

齒乃骨之餘腎主病也、然則因陽明火熾而痛者、有因風因蟲而痛者、亦有因虛而痛者、方藥莫能奏捷必當用灸、倘頰腫牙痛灸於風池、紅腫牙痛灸於手三里、齒齲須灸內庭也、

風池見中風、手三里見偏風、內庭見尸厥、

鼻血

鼻血者因於肺肝有火也、肺竅在鼻、肝臟

百会见中风。

上星从发际直上一寸，或眉心上四寸。

神庭见头痛。

临泣见胁痛。

肾俞见痹症。

咽喉

咽乃饮食之道，喉乃呼吸之区，不容纤邪所客，否则遂成喉症矣。咽喉疼痛者，当灸内庭。喉疮、喉风者，当灸天突为亟。

内庭见尸厥。

天突见喘症。

齿痛

齿乃骨之余，肾主病也。然则因阳明火炽而痛者，有因风因虫而痛者，亦有因虚而痛者，方药莫能奏捷，必当用灸。倘颊肿牙痛灸风池，红肿牙痛灸手三里，齿龋须灸内庭也。

风池见中风。

手三里见偏风。

内庭见尸厥。

鼻血

鼻血者，因于肺肝有火也。肺窍在鼻，肝脏

藏血二經有火內熾則血沸騰乘鼻竅而
出者也急宜灸合谷穴一壯
合谷穴見偏風、
腦漏
胆移熱於腦腦漏黃濁之水由鼻而出甚
則腥穢亦有鼻塞不聞香臭者均宜灸上
星穴可也、
上星見目病

灸法秘傳　鼻血　腎篇　　卌三

脫頷
頷者口之下唇至末之處俗名下把也有
因氣虛而脫者有因呵欠而脫者皆可灸
風池穴、
風池見中風、
遺精
書謂有夢精出為夢遺無夢自遺為精滑
大凡夢遺者由於相火之強精滑者由於

藏血，二经有火内炽则血沸腾，乘鼻窍而出者也。急宜灸合谷穴一壮。

合谷穴见偏风。

脑漏

胆移热于脑，脑漏黄浊之水，由鼻而出，甚则腥秽。亦有鼻塞不闻香臭者。均宜灸上星穴可也。

上星见目病。

脱颏

颏者，口之下唇至末之处，俗名下巴也。有因气虚而脱者，有因呵欠而脱者，皆可灸风池穴。

风池见中风。

遗精

书谓有梦精出为梦遗，无梦自遗为精滑。大凡梦遗者，由于相火之强。精滑者，由于心肾之损。拟方当分虚实，灸法统宜于关元、中极及三阴交。设未瘳者，再灸肾俞可耳。

关元见心腹痛。

中极见疝气。

三阴交见瘰症。

肾俞见痹症。

浊症

丹溪曰：浊症之因有二，肥人多湿热，瘦人多肾虚。总之肾虚之质，下焦空豁，则湿热阻于精窍而成赤白浊也。当灸关元，兼灸行间自痊。

关元见心腹痛。

行间见尸厥。

淋痛

滴沥涩痛谓之淋，急满不通谓之闭。五淋之别，虽有气、砂、血、膏、劳之异，然皆肾虚而膀胱生热也。若小便赤涩，灸其下脘。小便痛沥，灸其关元。五淋之症，皆宜灸其中极。

下脘見脹、關元腹痛、中極氣

溺血

經謂胞移熱於膀胱則溺血。是症未有不本於熱者當灸關元數壯。

關元見心腹痛、

遺溺

遺溺者由於中氣虛衰。不能攝固所致。老年下元不足孩提脬氣不固多有之總當

灸其三陰若小便頻數者灸大敦小兒遺尿者灸氣海。

三陰見痿症、

大敦見尸厥、氣海見勞

便血

便血之症有腸風有臟毒如下鮮血大便燥結名曰腸風血色黯濁大便溏瀉名曰臟毒臟毒者灸腎俞腸風者灸會陽

腎俞見痺症、

會陽尾尻骨兩旁各開二寸尻骨節上兩旁各開二寸

下脘见脏胀。

关元见心腹痛。

中极见疝气。

溺血

经谓胞移热于膀胱则溺血，是症未有不本于热者。当灸关元数壮。

关元见心腹痛。

遗溺

遗溺者，由于中气虚衰，不能摄固所致。老年下元不足，孩提脬气未固多有之。总当灸其三阴。若小便频数者，灸大敦，小儿遗尿者灸气海。

三阴见痿症。

大敦见尸厥。

气海见劳伤。

便血

便血之症，有肠风，有脏毒。如下鲜血，大便燥结，名曰肠风。血色黯浊，大便溏泻，名曰脏毒。脏毒者灸肾俞，肠风者，灸会阳。

肾俞见痹症。

会阳尾尻骨两旁，各开二寸，尻骨节上两旁，各开寸

可半亦

脱肛

肺與大腸相爲表裏。故肺熱則肛藏。肺虛則肛脱。或因腸風痔漏。或因久痢久瀉。或因產婦用力太早。或因小兒叫啼傷氣總須上灸百會下灸會陽。

百會見中風。

會陽見便血、

痔瘡

古人論痔。有牝、牡、蟲、血、之分。其實皆大腸積熱所致當灸會陽幾牡庶冀而安。

會陽見便血。

泄瀉

泄瀉有五。乃脾虛、腎虛、濕寒、濕熱、食積也。脾虛則食少便頻腎虛則五更作瀉、濕寒則便溏溺白濕熱則下利腸垢食瀉則吞酸噯腐在醫家當分而治在灸家先取天

半亦可。

脱肛

肺与大肠相为表里，故肺热则肛藏，肺虚则肛脱。或因肠风痔漏，或因久痢久泻，或因产妇用力太早，或因小儿叫啼伤气。总须上灸百会，下灸会阳。

百会见中风。

会阳见便血。

痔疮

古人论痔，有牝、牡、虫、血之分。其实皆大肠积热所致。当灸会阳几壮，庶冀而安。

会阳见便血。

泄泻

泄泻有五，乃脾虚、肾虚、湿寒、湿热、食积也。脾虚则食少便频，肾虚则五更作泻，湿寒则便溏溺白，湿热则下利肠垢，食泻则吞酸嗳腐。在医家当分而治，在灸家先取天

枢，其次会阳之穴。

天枢见劳伤。

会阳见便血。

痢疾

古人以赤痢为湿热，伤于血分；白痢为湿寒，伤于气分。凡初患赤白痢积者，法当灸其天枢，兼之中脘。如日久不愈，脾肾两伤者当灸脾俞，兼之会阳也。

天枢见劳伤。

中脘见喘症。

脾俞见痹症。

会阳见便血。

伤寒

伤寒者，由冬令伤于寒邪，法当辛散。其误治也，变为结胸，宜灸期门。若妇人经水适来，邪热入于血室，昼则明了，夜则谵语，亦灸期门之穴。若饮水过多腹胀者，灸其中脘。余热解不尽者，当灸曲池可也。

期门见咳嗽。

中脘见喘症。

曲池见偏风。

热病

经曰：冬伤于寒，春必病温，至夏为热病。热病者，皆伤寒之类也。当用辛凉之剂。设未效者，当灸上脘。若烦闷者，须灸行间。

上脘见劳伤。

行间见尸厥。

疟疾

疟疾之病，由夏令先受暑邪，至秋时发为疟疾。秋风欲入，伏暑欲出，表里交争，寒热成矣。连日发者则浅，隔日发者则深，隔两日发者则更深矣。诸般疟疾，法当先灸大椎。痰盛之体，灸其尺泽。日久不已，灸其内庭。按穴灸之，则疟自遁。

大椎见劳伤。

尺泽见中风。

内庭见尸厥。

黄疸

黄疸有五，曰阳黄、阴黄、酒疸、谷疸及女劳疸。其病本皆不离乎湿也。应灸之穴有四，即上脘肝俞膽俞脾俞是也。

上脘見勞傷，肝俞見眩暈，膽俞傷見勞，脾俞傷見痺症、

癲病

經謂重陰者癲癲則多喜若痴若呆。或泣緣於所謀不遂而致也當灸身柱一穴。

身柱見咳嗽。

痫症

痫症者忽倒無知神昏牙閉角弓反張抽搐涎流。古人分為五痫有馬鳴羊嘶牛吼犬吠猪啼等語究屬痰涎蓄於經絡也灸家不須細別當其初發之時先灸百會兼灸上脘。每發每灸日漸自差。

百會見中風，上脘見勞傷、

癲病

竇漢傳 六 黃垣癲痫 毛

即上脘、肝俞、胆俞、脾俞是也。

上脘见劳伤。

肝俞见眩晕。

胆俞见劳伤。

脾俞见痹症。

癫病

经谓重阴者癫，癫则多喜，若痴若呆，或笑或泣，缘于所谋不遂而致也。当灸身柱一穴。

身柱见咳嗽。

痫症

痫症者，忽倒无知，神昏牙闭，角弓反张，抽搐涎流。古人分为五痫，有马鸣、羊嘶、牛吼、犬吠、猪啼等语，究属痰涎蓄于经络也。灸家不须细别，当其初发之时，先灸百会，兼灸上脘。每发每灸，日渐自瘥。

百会见中风。

上脘见劳伤。

癫病

癩病癘風也俗稱爲大麻風良由濕勝則
生風風勝則生蟲所以皮膚脫落肌肉浮
紫滿軀作癢狀若蟲行宜灸曲池可愈
曲池見偏風
疹病
肌發紅點有若蚊咬者爲熱疹細粒透顯
者爲風疹不透出者爲隱疹隱疹宜灸曲
池風疹熱疹宜平合谷環跳
曲池見偏風
合谷見偏風
環跳見中風
痰疾
痰屬濕津液所化也流則爲津行則爲液
聚則爲痰上則爲涎其實百病兼痰爲多
也灸其上脘痰自化矣
上脘見勞傷
飲食
胃司納受脾主消導一納一消運行不息

癞病，疠风也，俗称为大麻风。良由湿胜则生风，风胜则生虫，所以皮肤脱落，肌肉浮紫，满躯作痒，状若虫行。宜灸曲池可愈。

曲池见偏风。

疹病

肌发红点，有若蚊咬者为热疹，细粒透显者为风疹，不透出者为隐疹。隐疹宜灸曲池，风疹、热疹宜乎合谷、环跳。

曲池见偏风。

合谷见偏风。

环跳见中风。

痰疾

痰属湿，津液所化也。流则为津，行则为液，聚则为痰，上则为涎。其实百病兼痰为多也，灸其上脘，痰自化矣。

上脘见劳伤。

饮食

胃司纳受，脾主消导，一纳一消，运行不息。

设脾胃衰弱，则失消纳之权。若饮食不思，灸其上脘。饮食少减，灸其中脘。饮食不化，灸其下脘，或灸天枢。食不下、欲干呕者，宜灸胆俞穴也。

上脘见劳伤。

中脘见喘症。

下脘见臌胀。

天枢见劳伤。

胆俞见劳伤。

调经

月经者，一月一至也。超前退后，谓之不调。女子经水不调者，当灸气海，兼灸中极。妇人月水枯闭者，当灸腰俞可愈。

气海见劳伤。

中极见疝气。

腰俞见痹症。

血崩

血崩之症，良由肝脾两伤。盖肝不能藏，脾不能统，所以经血忽崩。宜灸气海、大敦二穴。

气海见劳伤。

大敦见尸厥。

古人治帶有五色之論。而分五臟之療。又
以赤屬血白屬氣之說。其實帶下之病本
在乎帶脉以帶脉橫於腰間如束帶然故
名也法當灸關元數壯。

關元見心腹痛。

種子

女人不孕之故由傷其衝任也若三因之
邪傷其衝任之脉則有月經不調漏崩帶
下或因宿血積於胞中或因胞寒胞熱或
因體盛痰多脂膜壅塞胞中皆不能成孕
也當灸中極為要。

中極見疝氣。

胎漏

懷胎數月而經水偶下者謂之胎漏也由
於勞力損傷或由衝脉有熱或由氣怒傷

带下

古人治带，有五色之论，而分五脏之疗。又以赤属血、白属气之说。其实带下之病，本在乎带脉，以带脉横于腰间，如束带然，故名也。法当灸关元数壮。

关元见心腹痛。

种子

女子不孕之故，由伤其冲任也。若三因之邪伤其冲任之脉，则有月经不调、漏崩带下。或因宿血积于胞中，或因胞寒、胞热，或因体盛痰多，脂膜壅塞胞中，皆不能成孕也。当灸中极为要。

中极见疝气。

胎漏

怀胎数月，而经水偶下者，谓之胎漏也。由于劳力损伤，或由冲脉有热，或由气怒伤肝，皆能致之也。宜灸关元自止。

关元见心腹痛。

产后

产后之 ，莫能尽述，应灸之症，姑略详之。恶露不行，宜灸中极。恶露不止，宜灸气海，或灸关元。关元、中极只离一寸，一欲其行，一欲其止，分寸不准，灾害并至矣。

中极见疝气。

气海见劳伤。

关元见心腹痛。

胞衣不下

胞衣停滞者，或因气力疲败，或因恶露所阻，皆令不下也。服诸药罔效者，当灸中极立下。

中极见疝气。

惊风

惊风者，有急慢之分焉。急惊者，忽然搐搦，身体壮热，面红唇赤，牙闭痰迷，兼之二便不通，宜灸身柱、曲池。慢惊者，缓缓搐搦，身体温和，面色淡黄，或睡露睛，兼之大便青色，宜灸腕骨、尺泽。若闭目、摇头、额汗、昏睡、面青、肢厥、频吐清水，此慢脾风，不可救也。

身柱见咳嗽。

曲池见偏风。

腕骨手外侧腕前起骨下陷中，即小指直上处。

尺泽见中风。

疳劳

小儿疳劳之症，面黄形瘦，肚大露筋，尿如米泔，午后潮热。皆因肥甘无节，停滞中州，传化迟滞，肠胃内伤，则生积热，热盛生疳。宜灸下脘、胃俞，自然告痊。

下脘、胃俞并见臌胀。

以上七十症，按穴灸之，自无差忒。若遇跌打损伤、瘀血疼痛、痰核疬串、无名肿毒，皆于患处灸之，使痛者灸至不痛，不痛者灸至痛，即愈。

太乙神针

药方

艾绒三两　硫黄　麝香　乳香　没药　丁香　松香　桂枝　杜仲　枳壳　皂角　细辛　芎藭　独活　雄黄　炮甲以上各一钱

上药各秤足为末，与艾绒揉和，用绵夹纸一张，约长五寸、宽方尺，将绒药铺掺于纸上，用力实卷，如大指粗，即为一条。如绒药尚多，即多作几条，外再加纸三四层裹之，以鸡子清通刷外层三次，阴干收藏，勿使泄气。

用针法

○ 用针先审病证，取何穴道，用墨涂记其上，以红布七层盖穴上，候针。

將鍼向燈燭上燒透，對正穴道放於紅布上，若覺大熱，將鍼略提起，俟熱定再鍼，以七記數，小則一七，多則七七亦可。

用過藥鍼，以極乾竹筒封藏，猶可後用。

穴道取寸法

以男左女右手，中指第一節第二節，相去為一寸圖見前。

正面穴道 圖見前

炙法秘傳 用鍼法

百會穴 從鼻直上入髮際五寸，旋毛中陷，可容指處。督脉。

凡中風、頭風、風癲、角弓反張、忘前失後、氣絕、脫肛、目淚、耳聾，鍼此穴。

上星穴 從髮際入一寸，直上可容豆處。督脉。

凡腦冷、鼻塞、腦漏、汗不出、目睛痛，鍼此穴。

神庭穴 從鼻上直入髮際五分。督脉。

凡頭疼、目眩、出淚、流涕，鍼此穴。

天突穴 結喉下二寸陷中，低首取之。

○将针向灯烛上烧透，对正穴道放于红布上，若觉大热，将针略提起，俟热定再针。以七记数，小则一七，多则七七亦可。

○用过药针，以极干竹筒封藏，犹可后用。

穴道取寸法

以男左女右手，中指第一节第二节，相去为一寸图见前。

正面穴道 (图见前)

百会穴 从鼻直上入发际五寸，旋毛中陷，可容指处。督脉。

凡中风、头风，风癫、角弓反张、忘前失后、气绝、脱肛、目泪、耳聋，针此穴。

上星穴 从发际入一寸，直上可容豆处。督脉。

凡脑冷、鼻塞、脑漏、汗不出、目睛痛，针此穴。

神庭穴 从鼻上直入发际五分。督脉。

凡头疼、目眩、出泪、流涕，针此穴。

天突穴 结喉下二寸陷中，低首取之。任脉。

凡喉瘡、喉風、哮喘、氣噎、肺癰、咯血、喉中有聲鍼此穴。

上脘穴臍上五寸。

凡心腹疼痛、驚悸、痰疾、伏梁、氣蠱狀如覆盆、風癇等證鍼此穴。

中脘穴臍上四寸。

凡反胃、吐食、心下脹滿、狀如伏梁、傷寒飲水過多、腹脹、氣喘、寒癖鍼此穴。

灸法秘傳 正面穴道

下脘穴臍上二寸。

凡腹脹堅硬、痃癖氣塊、小便赤澀、身體羸瘦鍼此穴。

氣海穴臍下一寸五分。

凡男子陽事久憊、婦人經水不調、及滯氣成塊、狀若覆盆鍼此穴。

關元穴臍下三寸。

凡男子遺精白濁、臍下冷痛、小便痛澀、婦

凡喉疮、喉风、哮喘、气噎、肺痈、咯血、喉中有声，针此穴。

上脘穴脐上五寸，任脉。

凡心腹疼痛，惊悸，痰疾、伏梁、气蛊状如覆盆、风痫等证，针此穴。

中脘穴脐上四寸，任脉。

凡反胃、吐食、心下胀满，状如伏梁、伤寒饮水过多、腹胀、气喘、寒癖，针此穴。

下脘穴脐上二寸。任脉。

凡腹胀坚硬、痃癖气块、小便赤涩、身体羸瘦，针此穴。

气海穴脐下一寸五分。任脉。

凡男子阳事久惫、妇人经水不调，及滞气成块，状若覆盆，针此穴。

关元穴脐下三寸。任脉。

凡男子遗精白浊、脐下冷痛、小便痛涩，妇

人赤白带下、经水不调，针此穴。

中极穴脐下四寸。任脉。

凡男子奔豚抢心、遗沥失精、五淋、七疝、小便赤涩，妇人经水不调、不受胎孕，针此穴。

临池穴从目中上入发际五分陷中，即临泣穴。足少阳。

凡目痛内障、赤白翳、腋肿、胁下痛，针两穴。

客主人一名上关穴，耳前骨上宛中间，开口即空处。足少阳。

凡两额暴痛、口眼歪斜、牙关紧闭、失音不语，针两穴。

期门穴乳下第二肋疼骨端。足厥阴。

凡伤寒结胸、咳嗽吐脓、腹膨、霍乱、吐泻，妇人热入血室、产后饮食不调，针两穴。

天枢穴脐两旁，各开二寸。足阳明。

凡夹脐痛冲少腹、赤白痢疾、泄泻、饮食不化，男子血损，妇人血块，针两穴。

肩髃穴肩端两骨间陷中，举臂取之，手阳明。

灸法秘傳

正面穴道

凡手臂痠痛不能捉物鍼兩穴。

曲池穴屈手按胸肘彎橫紋尖盡處。手陽明。

凡偏風不遂兩手拘攣臂細無力肘內寒
冷而痛鍼兩穴。

手三里穴曲池下二寸、銳肉端。手陽明。

凡手臂不仁肘攣疼痛頰頜紅腫齒痛瘰
癧鍼兩穴。

風市穴膝上七寸、外廉兩筋間、端立垂手於股中指尖到處。足少陽。

凡兩腿麻木、左癱右瘓一切脚氣鍼兩穴。

內庭穴足次指三指歧骨陷中。足陽明。

凡水腫厥逆咽喉痛久瘧不食惡聞人聲。
口歪齒齲鍼兩穴。

行間穴足大指次指歧骨縫間動脈應手陷中。足厥陰。

凡白濁尿難腹脹心疼欬逆吐血煩悶短
氣手足浮腫四肢厥冷鍼兩穴

凡手臂痠痛不能捉物，针两穴。

曲池穴屈手按胸，肘弯横纹尖尽处。手阳明。

凡偏风不遂、两手拘挛、臂细无力、肘内寒冷而痛，针两穴。

手三里穴曲池下二寸，锐肉端。手阳明。

凡手臂不仁、肘挛疼痛、颊颔红肿、齿痛、瘰疬，针两穴。

风市穴膝上七寸。外廉两筋间，端立垂手于股，中指尖到处。足少阳。

凡两腿麻木、左瘫右痪、一切脚气，针两穴。

内庭穴足次指三指歧骨陷中。足阳明。

凡水肿、厥逆、咽喉痛、久疟不食、恶闻人声、口歪、齿龋，针两穴。

行间穴足大指次指歧骨缝间动脉应手陷中。足厥阴。

凡白浊、尿难、腹胀、心疼、咳逆、吐血、烦闷、短气、手足浮肿、四肢厥冷，针两穴。

灸法秘傳　背面穴道

大敦穴足大指端去爪甲韭葉許三毛中。足厥陰。

凡小腸疝氣、陽上入腹、陰痛偏大、臍腹腫脹而痛、尸厥如死、脚氣紅腫、婦人血崩、鍼兩穴。

背面穴道（圖見前）

大椎穴第三節頸骨下第一節上間。督脈。

凡勞疾徧身發熱、諸瘧、鍼此穴。

身柱穴大椎穴下三節骨下間。督脈。

凡脊脊強痛、咳吐、瘰癧、發熱、鍼此穴。

命門穴十四節骨下間。督脈。

凡腰腹引痛、頭疼如破、里急瘰癧、鍼此穴。

肺俞穴三椎骨下，兩旁各開二寸。足太陽。

凡傳尸骨蒸、肺痿、吐血、咳嗽、氣喘、鍼兩穴。

風池穴耳後陷中，按之引耳內。足少陽。

凡耳聾虛鳴、脫頷、口噤、頰痛牙疼、並腫、鍼兩穴。

大敦穴足大指端去爪甲韭叶许三毛中。足厥阴。

凡小肠疝气、小便频数、阳上入腹、阴痛偏大、脐腹肿胀而痛、尸厥如死、脚气红肿、妇人血崩，针两穴。

背面穴道证治（图见前）

大椎穴第三节颈骨下第一节上间。督脉。

凡劳疾徧遍身发热、诸疟、针此穴。

身柱穴大椎穴下三节骨下间。督脉。

凡脊脊强痛、咳吐、瘰癧、发热，针此穴。

命门穴十四节骨下间。督脉。

凡腰腹引痛、头疼如破、里急瘰癧，针此穴。

肺俞穴三椎骨下，两旁各开二寸。足太阳。

凡传尸骨蒸、肺痿、吐血、咳嗽、气喘，针两穴。

风池穴耳后陷中，按之引耳内。足少阳。

凡耳聋虚鸣、脱颌、口噤、颊痛牙疼，并肿，针两穴。

膏肓穴四椎节下两旁各开三寸五分。足太阳。

凡劳伤虚损、肺痿、咯血、咳嗽吐痰、寒热、四肢无力，针两穴。

脾俞穴十一椎节下，两旁各开二寸。足太阳。

凡诸般黄疸、四肢不收、痹痛膈疼、泄痢翻胃、积聚、痰疟，针两穴。

肾俞穴十四椎节下，两旁各开二寸。足太阳。

凡腰痛如折、便血、出精、阴痛、身热、耳聋、目晄、膝挛足寒，针两穴。

环跳穴在髀枢中，侧卧屈上足、伸下足取之。大腿曰股，股上曰髀，楗骨之下、大腿之上、两骨合缝之所曰髀枢，当环跳穴处也。楗健上声。足少阳。

凡中风、中痰、半身不遂、腰胯强直、股痛引肋、不得转身，针两穴。

会阳穴尾尻骨两旁，各开二寸。足太阳。

凡痔疮、肠癖、两肾尖痛、久泻、久痢、阴汗湿癃脱肛鍼两穴。

足三里穴膝下三寸行外廉，以手掌按膝头、中指尖到处、股外旁也。足阳明。

凡翻胃、气膈、肠鸣膨胀、疝癖、胸胃畜血、咳嗽稠痰、足痿失屐、鍼两穴。

太乙神针正面背面穴道诗

看穴先准鼻当中、上入发际三穴踪、神庭入发五分上星入发倍，一寸百会入发五寸旋毛宫三穴俱督脉。天突在结喉下二寸陷中，三脘音管、胃上中下脐上量平声以通，上脘五寸中渐减，中四下二勿朦胧。气海脐下寸余五，关元即丹田两股三寸足函容，再下又加其一寸，穴称中极当中穷七穴俱任脉。左右两旁共临池足少阳从目中直上入发五十厘，两客主人足少阳耳前骨，开口即空而便知。期门足厥阴在乳下第二肋，疼骨之端试揣之。天枢足阳明以

灸法秘傳（二）　穴道詩

脐為則子，兩旁二寸各開馳。肩髃肩端兩骨縫，肘灣有穴覷茫微，肘灣橫紋尖盡處。必須屈手按胷乃見紋尖之曲池。曲池之下手三里三穴，俱手陽明，曲池相去，二寸銳肉端頭視次平聲。正立垂手兩股間，中指尖處風市上聲，足少陽歸。內庭足陽明乃在兩足指，次三歧骨陷中耳。大指次指動中間，謂之行間須載紀。再若大指去爪甲如韭葉許，從三毛中大敦穴二俱是厥陰是。大椎以上骨為項二骨，大椎骨自項骨算起，大椎當起第三以下為脊骨第一，第三節下身柱名，十四節下命門督脈三穴俱地。風池足少陽耳後寸陷中，按之則引耳內知的實。肺俞在兩飯匙骨縫中脾俞腎俞三穴俱足太陽場，脊骨各開二寸切，言不移，脊骨第三椎下為肺十一脾，十四又將腎俞列。四椎節下號膏肓足太陽，各開三寸五分疆。環跳足少陽正在髀樞處，務

脐为则子，两旁二寸各开驰。肩髃肩端两骨缝，肘弯有穴视茫微，肘弯横纹尖尽处。必须屈手按胸乃见纹尖之曲池。曲池之下手三里三穴，俱手阳明，曲池相去，二寸锐肉端头视次平声。正坐垂手两股间，中指尖处风市上声，足少阳归。内庭足阳明乃在两足指，次三歧骨陷中耳。大指次指动中间，谓之行间须载记。再若大指去爪甲如韭叶许，从三毛中大敦二穴俱是厥阴是。大椎以上有二骨为项二骨，大椎自项骨算起，大椎当第三以下为脊骨第一，第三节下身柱名，十四节下命门三穴俱督脉地。风池足少阳耳后寸半陷中存，按之则引耳内知的实。肺俞在两饭匙骨缝中脾俞肾俞三穴俱足太阳场，脊骨各开二寸切，言不移，脊骨第三椎下为肺十一脾，十四又将肾俞列。四椎节下号膏肓足太阳，各开三寸五分疆。环跳音条，足少阳正在髀枢处，务

要侧身眠在床，伸其下足屈上足，以取之乃可识其乡。尻骨两边各开二寸，问讯穴名曰会阳阴，足太阳。膝下三寸外廉畔，足三里足阳明与手殊方，掌按膝头中指尖尽处，诲人认法剧精详。穴道取寸法折衷，男左女右手指中，中指第一第二节，相距即寸于此逢。

按穴治病，针无不愈。方自范毓畸而后，王大德、沈士元、周雍和诸人皆用之，实予人以易从，切勿以其浅近而忽之也。此法及诗，自古今医诗集中录出。刘国光识。

附雷火针法

治一切闪挫、诸骨节痛及寒湿诸气而畏刺者。方用

沉香　木香　乳香　茵陈　羌活　干姜　穿山甲以上各三钱　麝少许

灸法秘傳〔一〕　雷火鍼法　三

蘄艾二兩，以綿紙半尺，先鋪艾、茵於上，次將各藥末摻上，捲極緊，收用。按定痛穴，筆點記，外用紙六七層隔穴。將捲取太陽真火，用圓珠、火鏡皆可燃紅，用燈燭燒燃亦可，按穴上，良久取起，剪去灰，再燒再按，九次即愈。灸一次念呪一遍。先燃火在手，念呪曰：雷霆官將，火德星君，藥奏奇功，方得三界六府之神，鍼藏烈燄，煉成於仙都九轉之門，蠲除痛患，掃蕩妖氛，吾奉南斗六星、太上老君，急急如律令。呪畢，即以雷火鍼按穴灸之。此酒孫真人所製，流傳至今，頗為靈驗。製藥時，毋令婦女、雞、犬見。其方載鍼灸大全。《御纂醫宗金鑑》有雷火神鍼方，藥祇三味。歌曰：雷火神鍼攻寒濕，附骨疽痛鍼

蘄艾二两

以绵纸半尺，先铺艾、茵于上，次将各药末掺上，卷极紧，收用。

按定痛穴，笔点记，外用纸六七层隔穴。将卷取太阳真火，用圆珠、火镜皆可燃红用灯烛烧燃亦可，按穴上，良久取起，剪去灰，再烧再按，九次即愈。灸一次，念咒一遍。先燃火在手，念咒曰：

雷霆官将，火德星君，药奏奇功，方得三界六腑之神，针藏烈焰，炼成于仙都九转之门，蠲除痛患，扫荡妖氛，吾奉南斗六星、太上老君，急急如律令。

咒毕，即以雷火针按穴灸之。

此乃孙真人所制，流传至今，颇为灵验。制药时，毋令妇女、鸡、犬见。其方载《针灸大全》。

又按：《御纂医家金鉴》，有雷火神针方，药只三味。歌曰：雷火神针攻寒湿，附骨疽痛针

之宜。丁麝二香共蘄艾。燃鍼痛處功
效奇。景岳新方因陳内亦有二方。註
明治風寒濕毒之氣留滯經絡而爲
痛爲腫不能散者其一於五月五日。
取東引桃枝去皮、長一二寸兩頭削
如雞子尖向燈上燃著。隨於患處隔
紙數層以鍼按灸。一則方法藥味與
太乙神鍼相同。惟多白芷一味。蓋命
名雖異而治病則有同功焉。因並録
之劉國光識

雷火鍼法

三四

之宜，丁麝二香共蕲艾，燃针痛处功效奇。景岳新方因阵内亦有二方，注明治风寒湿毒之气，留滞经络，而为痛为肿，不能散者。其一于五月五日，取东引桃枝皮，长一二寸，两头削如鸡子尖，向灯上燃着，随于患处隔纸数层，以针按灸。一则方法药味与太乙神针相同，惟多白芷一味。盖命名虽异，而治病则有同功焉。因并录之刘国光识。

图书在版编目（ＣＩＰ）数据

中国针灸大成. 灸法卷. 备急灸法 ；灸法要穴 ；灸焫要览 ；灸草考 ；名家灸选大成 ；灸法秘传 / 石学敏总主编 ；王旭东，陈丽云，梁尚华执行主编. — 长沙 ：湖南科学技术出版社，2020.12
  ISBN 978-7-5710-0812-3

  Ⅰ．①中… Ⅱ．①石… ②王… ③陈… ④梁… Ⅲ.①《针灸大成》②灸法－中国－古代
Ⅳ．①R245②R245.8

中国版本图书馆 CIP 数据核字(2020)第 205116 号

中国针灸大成 灸法卷
BEIJI JIUFA JIUFA YAOXUE JIURUO YAOLAN JIUCAOKAO MINGJIA JIUXUAN DACHENG JIUFA MICHUAN
备急灸法　灸法要穴　灸焫要览　灸草考　名家灸选大成　灸法秘传

总 主 编：石学敏
执行主编：王旭东 陈丽云 梁尚华
责任编辑：李　忠　王跃军
出版发行：湖南科学技术出版社
社　　　址：长沙市湘雅路 276 号
网　　　址：http://www.hnstp.com
湖南科学技术出版社天猫旗舰店网址：
　　　　http://hnkjcbs.tmall.com
邮购联系：本社销售部 0731-84375808
印　　　刷：长沙超峰印刷有限公司
　　　　（印装质量问题请直接与本厂联系）
厂　　　址：宁乡县金洲新区泉洲北路 100 号
邮　　　编：410600
版　　　次：2020 年 12 月第 1 版
印　　　次：2020 年 12 月第 1 次印刷
开　　　本：889mm×1194mm　1/16
印　　　张：28.75
字　　　数：683 千字
书　　　号：ISBN 978-7-5710-0812-3
定　　　价：287.50 元